Claus Vögele
Klinische Psychologie: Körperliche Erkrankungen
Workbook

Claus Vögele

Klinische Psychologie: Körperliche Erkrankungen

Workbook

Mit Internet-Support

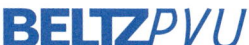

Anschrift des Autors:

Prof. Dr. Claus Vögele
Director Clinical and Health Psychology Research Centre
School of Human and Life Sciences
Roehampton University
Whitelands College
Holybourne Avenue
London SW 15 4JD
UK
E-Mail: C.Vogele@roehampton.ac.uk

1. Auflage 2008

© Beltz Verlag, Weinheim, Basel 2008
Programm PVU Psychologie Verlags Union
http://www.beltz.de

Lektorat: Volker Drüke
Herstellung: Julia Lütge
Umschlaggestaltung: Federico Luci, Odenthal
Umschlagbild: Getty Images, München
Satz und Bindung: Druckhaus „Thomas Müntzer", Bad Langensalza
Druck: Druck Partner Rübelmann, Hemsbach

Printed in Germany

ISBN 978-3-621-27637-5

Inhalt

Anhang 141

Vorwort

Warum ein Buch zur Anwendung der Klinischen Psychologie im Bereich körperlicher Erkrankungen?

Ausgangssituation

Immer häufiger haben es Psychologen und Psychotherapeuten mit Patienten zu tun, die sich mit den Folgen von chronischen körperlichen Erkrankungen wie Krebs, HIV, Diabetes oder Rheuma auseinandersetzen müssen. Chronische körperliche Krankheiten haben eine psychologische Gemeinsamkeit: Das Leben der Betroffenen ändert sich grundlegend. Nie wieder können die Betroffenen die Unbeschwertheit erfahren, mit der sie vor ihrer Erkrankung Gesundheit als selbstverständlich wahrgenommen haben. Die Diagnose ist für die meisten Patienten ein einschneidendes und belastendes Ereignis. Oft erleben Erkrankte sich selbst vorübergehend oder dauerhaft als Personen, die die Kontrolle über ihr Leben verloren haben. Dies ist besonders dann der Fall, wenn mit der Erkrankung eine Todesbedrohung verbunden ist oder wenn sie weitreichende Veränderungen in der Lebensführung nötig macht.

Auch die medizinische Behandlung kann belastende körperliche und psychische Folgen haben. Lebensperspektiven verändern sich, der Beruf kann unter Umständen nicht mehr ausgeübt werden, und es kommt zu einer Verunsicherung hinsichtlich der sozialen Rollen und Aufgaben. Eine Folge davon kann sein, dass das emotionale Gleichgewicht ins Wanken gerät und eine psychische Störung entsteht. Depressionen und Ängste sind häufige, aber oft unerkannt und somit unbehandelt bleibende Begleiterkrankungen von chronischen körperlichen Krankheiten. Dabei wären sie aus zwei wichtigen Gründen behandlungsbedürftig:

▶ Zum einen schränken psychische Beschwerden und Störungen die Lebensqualität der Patienten noch stärker ein, als dies durch die chronische körperliche Erkrankung schon der Fall ist.

▶ Zum anderen verschlechtern sie in den meisten Fällen die Krankheitsprognose und tragen so zu einem rascheren Fortschreiten der Erkrankung und einer geringeren Lebenserwartung bei.

Psychologische Diagnostik und Behandlung

Aus den genannten Gründen muss die erfolgreiche Behandlung von chronisch Kranken psychische Faktoren berücksichtigen. Die klinisch-psychologische Diagnostik liefert wichtige Informationen über den Krankheitswert von psychischen Beschwerden und hat damit Konsequenzen für die Behandlung. Die psychologische Behandlung bei chronischen Krankheiten umfasst die Behandlung psychischer Störungen, die Gesundheitsförderung und Maßnahmen zur Unterstützung bei der Krankheitsbewältigung. Die klinisch-psychologische Intervention ist dabei keine Konkurrenz zur medizinischen Therapie, sondern ein unverzichtbarer Beitrag zu einer erfolgreichen Behandlung. Die ausreichende psychologische Versorgung von chronisch Kranken ist allerdings schon jetzt nicht mehr gewährleistet. Aufgrund der steigenden Zahl von chronisch körperlich kranken Menschen in den nächsten Jahren wird der Bedarf an psychologisch ausgebildeten Fachkräften an Krankenhäusern der Allgemeinversorgung, in Fach- und Rehabilitationskliniken, in Beratungsstellen und in der ambulanten Versorgung sogar noch wachsen.

Nach den gegenwärtigen Hochrechnungen müssten in Zukunft pro Jahr über 1.000 Psychotherapeuten approbiert werden, um nur den Status quo zu sichern. Schon jetzt schließen aber pro Jahr sehr viel weniger Personen die Psychotherapie-Ausbildung ab. Damit ist eine Bedarfsdeckung langfristig gefährdet, und die psychologische Versorgung einer wachsenden Zahl von Menschen ist nicht gewährleistet. Hinzu kommt, dass es in Deutschland noch keine staatlich anerkannte Qualifikation zum Gesundheitspsychologen gibt.

Warum in dieser Form? Aufbau und Gestaltung des Buchs

Im deutsch- und englischsprachigen Raum gibt es bereits einige sehr gute Lehrbücher der Verhaltensmedizin, der Gesundheitspsychologie, der „Clinical Health Psychology" und der Medizinischen Psychologie. In der Regel sind diese Bücher als Lehrbücher konzipiert, die versuchen, einen möglichst vollständigen Überblick über die Bandbreite der Themen und den aktuellen Forschungsstand zu geben. Diesem Anspruch werden sie gerecht, jedoch bedeutet der Umfang dieser Bücher auch ihre (notwendige) Beschränkung auf eine eher wissenschaftliche Darstellung des Forschungsstands. Zumindest im deutschsprachigen Raum erfolgte eine Übertragung dieser wissenschaftlichen Erkenntnisse in die Praxis nur in wenigen Fällen.

Das Besondere am Workbook „Klinische Psychologie: Körperliche Erkrankungen" liegt in der Verbindung der Therapieansätze aus der Klinischen Psychologie mit Krankheitsbildern aus der Medizin. Hier klaffte bislang eine Lücke in der deutschen Literatur, weil die Klinische Psychologie traditionellerweise die psychischen Störungen als ihren Tätigkeitsbereich ansieht, während die Gesundheitspsychologie in Deutschland die Theorieentwicklung zum Gesundheitsverhalten (d. h. ausdrücklich bei Nicht-Erkrankten) zum Gegenstand hat. Lehrbücher der Gesundheitspsychologie sind in der Regel grundlagenorientiert, mit einer mehr oder weniger starken Betonung der gesundheitspsychologischen Theorien, die zum größten Teil veränderte Verhaltensmodelle aus der kognitiven Sozialpsychologie darstellen. Behandlungsaspekte werden häufig – gemäß der fachlichen Orientierung der meisten Autoren – nur verkürzt dargestellt.

Das Workbook bietet eine komprimierte Darstellung des Kenntnisstands zum Beitrag der Klinischen Psychologie zu chronischen körperlichen Erkrankungen, in deren Ätiologie, Verlauf oder Behandlung psychische Faktoren eine wichtige Rolle spielen. Dazu werden Meta-Analysen herangezogen, die Einzeluntersuchungen zusammenfassen und die Beurteilung von Effektstärken ermöglichen. Einzelstudien werden nur vorgestellt, wenn sie von großer Bedeutung für den Forschungsstand sind. Ein besonderes Augenmerk liegt dabei auf der Einbettung der Behandlungsmaßnahmen in den Kontext der Gesundheitsversorgung. Jedes Störungskapitel (Kapitel 2 bis 9) bietet einen Überblick sowohl zur Ätiologie als auch zum Krankheitsverlauf und beschreibt den derzeitigen Forschungsstand zur Bedeutung psychischer Faktoren. Im Zentrum jedes Kapitels steht jedoch eine konkrete Darstellung der klinisch-psychologischen Diagnostik und der psychotherapeutischen Behandlungsmethoden. Insgesamt liegt der Fokus auf einer beispielhaften Illustration klinisch-psychologischen Handelns, um so den Lesern eine praktische Hilfe zu bieten. Ein Internet-Support zu jedem Kapitel bietet detaillierte Informationen und Empfehlungen zu den Verfahren, die sich in der Diagnostik und Behandlung der jeweiligen Störungen bewährt haben. Anhand von ausführlichen Fallbeispielen kann das diagnostische und therapeutische Vorgehen geübt werden. Übungsfragen und Vorschläge zum therapeutischen Vorgehen helfen dabei, Behandlungspläne zu entwerfen.

An wen wendet sich das Workbook?

Das Buch will einen Beitrag dazu leisten, wesentliche Inhalte des Wissens über die klinisch-psychologische Diagnostik und Behandlung bei chronischen körperlichen Krankheiten zu vermitteln. Die erfolgreiche Anwendung wissenschaftlich fundierter psychologischer Verfahren in der klinisch-psychologischen Diagnostik, Behandlung und Gesundheitsförderung setzt eine solide Kenntnis der entsprechenden Literatur sowie klinisch-psychologische Fertigkeiten voraus, die in der Regel durch ein Studium der Psychologie und eine Approbation zum Psychologischen Psychotherapeuten erworben werden.

Deshalb richtet sich das Buch vor allem an Lehrende und Studierende der Psychologie im Master-Studium (MSc) und in der postgradualen Ausbildung in Psychotherapie. Andere Zielgruppen sind Studierende der Humanmedizin, in der Praxis tätige Klinische Psychologen und Gesundheitspsychologen, Ärzte, Pflegepersonal und interessierte Laien. Darüber hinaus hoffe ich, dass auch Interessenten aus Gesundheits- und Erziehungswesen, Kostenträger (Krankenkassen) und Politiker angesprochen werden. Das Buch ist allgemeinverständlich geschrieben und bietet somit auch wertvolle Informationen für betroffene Patienten und deren Angehörige. Ein Ersatz für psychologische Hilfe und Behandlung ist es jedoch nicht.

Danksagungen

Die Idee zu diesem Buch entstand vor einigen Jahren aufgrund einer persönlichen Erfahrung: Immer wieder fand ich mich mit der von klinisch-psychologischen Kollegen als Frage vorgebrachten Meinung konfrontiert, dass ich doch kein „richtiger" Klinischer Psychologe sei, weil ich doch über körperliche Erkrankungen forsche. Ebenso gab es dieses Unbehagen bei der anderen Fachgruppe, den Gesundheitspsychologen, die mein Engagement in der Anwendung klinisch-psychologischer Behandlungsverfahren argwöhnisch betrachteten und das Fehlen gesundheitspsychologisch fundierter theoretischer Modelle beklagten. In vielen Gesprächen mit Freunden und Kollegen wurde ich ermutigt, dieses Unbehagen der mangelnden Passung meines beruflichen Profils mit dem als „klassisch" empfundenen Fächerkanon in eine Stärke – nämlich ein Buch – zu verwandeln. Stellvertretend für diese Freunde und Kollegen möchte ich Silvia Schneider danken, die mich zu diesem Buchprojekt ermutigt hat. Ebenfalls gedankt sei Susan Michie, Marie Johnston, Winfried Rief und Andrea Kübler, die mich zu verschiedenen Entwicklungsstadien dieses Projekts beraten haben. Von Verlagsseite haben Heike Berger und Volker Drüke das Buchprojekt kompetent, geduldig und aufmunternd begleitet. Ihre zahlreichen Vorschläge haben das vorliegende Buch in Konzeption und Präsentation entscheidend verbessert. Dafür danke ich ihnen herzlich.

Das vorliegende Buch wäre nicht ohne die Unterstützung einiger mir nahe stehender Menschen möglich gewesen. An wichtigster Stelle möchte ich meinem langjährigen Lebenspartner Christian Osmer danken, dessen moralische und emotionale Unterstützung meinen Blick in Zeiten der akuten Arbeitsüberlastung und des Selbstzweifels auf das Wesentliche gelenkt hat.

Ich widme dieses Buch meinen akademischen Lehrern und Freunden Andrew Steptoe und Irmela Florin, von denen ich vieles und sehr Verschiedenes gelernt habe. Andrew Steptoe hat meine wissenschaftliche Laufbahn entscheidend geprägt, indem er vor vielen Jahren mein Interesse an Fragen und Methoden der kardiovaskulären Psychophysiologie, der Verhaltensmedizin und der Gesundheitspsychologie geweckt hat. Irmela Florin hat mich – wie viele andere – für die Klinische Psychologie begeistert, die sie als eine der prominentesten Vertreterinnen dieses Fachs in Deutschland und über seine Grenzen hinaus geprägt und bekannt gemacht hat. Angesichts der ungeheuren Aufgaben und Herausforderungen, die durch die große Anzahl chronisch kranker Menschen auf uns zukommen, sei ein Satz der Nobelpreisträgerin Rita Levi-Montalcini zitiert, an den Irmela uns oft erinnerte:

„Der Schlüssel zum Erfolg liegt in der Neigung, Schwierigkeiten zu unterschätzen."

London, im März 2008   *Claus Vögele*

Weiterführende Literatur

Ayers, S., Baum, A., McManus, C., Newman, S., Wallston, K., Weinman, J. & West, R. (Eds.) (2007). Cambridge Handbook of Psychology, Health and Medicine (2nd rev. ed.). Cambridge: Cambridge University Press.
Aktuelle, breit angelegte Übersicht zum Beitrag der Psychologie zur Medizin, die sich vorwiegend an Mediziner wendet. Die zahlreichen Kapitel sind kurzgefasst und eignen sich gut für einen Einstieg in das jeweilige Thema.
Ehlert, U. (Hrsg.) (2003). Verhaltensmedizin. Berlin: Springer.
Ausgezeichnetes Lehrbuch mit breit angelegtem Überblick über Grundlagen und spezifische Anwendungsfelder der Verhaltensmedizin.
Faltermaier, T. (2005). Gesundheitspsychologie. Stuttgart: Kohlhammer-Urban.
Systematische Einführung in die Gesundheitspsychologie. Neben einer aktuellen Übersicht über zentrale gesundheitspsychologische Theorien und wichtige Ergebnisse der Forschung werden vor allem Prävention und Gesundheitsförderung praxisnah beschrieben.
Härter, M., Baumeister, H. & Bengel, J. (Hrsg.) (2007). Psychische Störungen bei körperlichen Erkrankungen. Berlin: Springer.
Informative Zusammenfassung der Grundlagen und Behandlung von psychischen Störungen bei körperlichen Erkrankungen, die sich zum großen Teil auf die eigene Forschung der Autoren bezieht. Sehr interessant sind zwei Kapitel zum Wissenstransfer und zu Möglichkeiten der Fort- und Weiterbildung.
Kerr, J., Weitkunat, R. & Moretti, M. (Hrsg.) (2006). ABC der Verhaltensänderung. München: Elsevier, Urban & Fischer.
Wie können Patienten motiviert werden, ein gesünderes Leben zu führen und ihr Verhalten gezielt zu verändern? Das Buch gibt einen Überblick über alle maßgeblichen Faktoren der Verhaltensänderung: persönliche, psychische Faktoren, soziale und umweltbedingte Faktoren sowie Kommunikationsprobleme und Hindernisse, die bei Maßnahmen zur Verhaltensänderung entstehen.
Köllner, V. & Broda, M. (Hrsg.) (2005). Praktische Verhaltensmedizin. Stuttgart: Thieme.
Praxisorientierte, kurzgefasste Darstellung spezifischer Bereiche der Verhaltensmedizin, die sich gut zum Einstieg für wenig psychologisch vorgebildete Leser eignet.
Llewelyn, S. & Kennedy, P. (Eds.) (2003). Handbook of Clinical Health Psychology. Chichester: Wiley.
Ausführliche Darstellung des Forschungsstands zu Anwendungsfeldern der Klinischen Gesundheitspsychologie. Besonders interessant ist ein Abschnitt zu psychologischen Modellen der Behandler- und Patientenperspektive, Kommunikationsprozessen und der Rolle von Familienangehörigen.
Renneberg, B. & Hammelstein, P. (Hrsg.) (2006). Gesundheitspsychologie. Berlin: Springer.
Didaktisch gut konzipiertes Lehrbuch, das die Tätigkeitsfelder des Fachgebiets praxisnah beschreibt (Verminderung des Konsums von Nikotin und Alkohol, Ernährung und Dentalhygiene, Bewegungsverhalten

und Stress-Management, sexuelles Kontaktverhalten). Eignet sich gut für den Einstieg in die Gesundheitspsychologie.

Schwarzer, R. (Hrsg.) (2005). Gesundheitspsychologie. Enzyklopädie der Psychologie: Gesundheitspsychologie, Band 1. Göttingen: Hogrefe.

Lehrbuch, das einen detaillierten Überblick über die Themen der Gesundheitspsychologie bietet. Dazu gehören die Grundlagen von gesundheitsfördernden bzw. -mindernden Verhaltensweisen, also einerseits ausgewogener Ernährung und sportlicher Aktivität, andererseits von Rauchen sowie Alkohol- und Drogenkonsum. Auch Themen wie Stressbewältigung, soziale Unterstützung und Prävention werden behandelt. Referenzwerk für Fachwissenschaftler, fortgeschrittene Studierende und Doktoranden aus Psychologie und Medizin. Die Kapitel bieten einen hervorragenden Einstieg für alle, die sich intensiver zu einzelnen Fragestellungen der Gesundheitspsychologie informieren wollen.

Schwarzer, R., Jerusalem, M. & Weber, H. (Hrsg.) (2002). Gesundheitspsychologie von A bis Z. Göttingen: Hogrefe.

Umfassender Überblick über Konzepte, Theorien, Forschungsthemen und Befunde der Gesundheitspsychologie und benachbarter Gebiete wie Public Health und Verhaltensmedizin. Mit einer Auswahl von 173 alphabetisch geordneten Stichworten informieren die jeweiligen Kapitel kurz und prägnant über den aktuellen Forschungsstand.

Strauß, B., Berger, U., von Troschke, J. & Brähler, E. (Hrsg.) (2004). Lehrbuch Medizinische Psychologie und Medizinische Soziologie. Göttingen: Hogrefe.

Lehrbuch zu Grundlagen der psychosozialen Aspekte von Gesundheit und Krankheit, einschließlich eines Teils zu „Ärztlichem Handeln" und zur „Förderung und Erhaltung von Gesundheit". Richtet sich vor allem an Studierende der Medizin.

Teil I

Teil I: Grundlagen
- ▶ Krankheiten und Todesursachen im 21. Jahrhundert
- ▶ Psychische Störungen und globale Krankheitslast
- ▶ Psychische Störungen und chronische körperliche Krankheiten
- ▶ Klinisch-psychologische Diagnostik
- ▶ Klinisch-psychologische Behandlung
- ▶ Integration medizinischer und psychologischer Behandlung
- ▶ Ausbildung und Arbeitsbereiche

Teil II: Spezifische Störungs- und Anwendungsbereiche
- ▶ Herz-Kreislauf-Erkrankungen
- ▶ Chronisch-obstruktive Lungen- erkrankung (COPD)
- ▶ Übergewicht und Adipositas
- ▶ Diabetes mellitus
- ▶ Krebserkrankungen
- ▶ HIV und AIDS
- ▶ Rheumatische Erkrankungen und chronische Schmerzen
- ▶ Neurologische Erkrankungen

1 Keine Gesundheit ohne psychische Gesundheit

Was Sie in diesem Kapitel erwartet

Mehr Menschen als je zuvor sterben heute an vermeidbaren chronischen Erkrankungen des Herz-Kreislauf-Systems, der Lunge oder des Stoffwechsels. Psychische Faktoren leisten einen entscheidenden Beitrag zur Entstehung und Aufrechterhaltung dieser Krankheiten. Darüber hinaus sind psychische Störungen für den Hauptanteil der globalen Krankheitslast verantwortlich. Würden die Risikofaktoren für diese Erkrankungen durch Verhaltensänderungen reduziert, würde sich die Lebenserwartung weltweit um fast zehn Jahre erhöhen. In diesem Kapitel geht es darum, wie klinisch-psychologische Verfahren dabei helfen können, dieses Ziel zu erreichen und die Lebensqualität der Betroffenen entscheidend zu verbessern.

1.1 Krankheiten und Todesursachen im 21. Jahrhundert

1.1.1 Epidemiologie

Seit dem Ende des 18. Jahrhunderts zeichnet sich ein Wandel in der Häufigkeit bestimmter Erkrankungen und Todesursachen in der Bevölkerung großer Staaten ab. Waren noch vor 150 Jahren Infektionskrankheiten für die meisten Todesfälle verantwortlich, sind es im ausgehenden 20. und beginnenden 21. Jahrhundert die nichtübertragbaren chronisch-degenerativen Erkrankungen. Heute sind 86 Prozent der Todesfälle und 77 Prozent der Krankheitslast in der Europäischen Region der WHO (europäische Staaten, die Nachfolgestaaten der UdSSR sowie die Türkei und Israel) auf chronische Erkrankungen zurückzuführen. Zu dieser Gruppe von Erkrankungen gehören Herz-Kreislauf-Erkrankungen, Krebs, psychische Gesundheitsprobleme, Diabetes mellitus, chronische Atemwegserkrankungen und Muskel-Skelett-Erkrankungen. Herz-Kreislauf-Erkrankungen stehen hierbei an erster Stelle: Sie verursachen mehr als die Hälfte aller Todesfälle in der Europäischen Region. In allen Mitgliedsstaaten ist entweder Herzkrankheit oder Schlaganfall die führende Todesursache.

Mitverantwortlich für diese Entwicklung ist die erfolgreiche Prävention und Behandlung von Infektionskrankheiten, die – im Zusammenspiel mit anderen Faktoren, z. B. besserer Hygiene und Ernährung – dazu geführt hat, dass die Lebenserwartung ständig gestiegen ist und die Bevölkerung immer älter wird. Damit ist auch die Anzahl der Menschen gestiegen, die an altersassoziierten chronischen Krankheiten leiden. Diese Entwicklung ist jedoch nicht allein verantwortlich für die Zunahme an chronischen Krankheiten.

!

Chronische Krankheiten sind in der Europäischen Region der WHO für 86 Prozent der Todesfälle und 77 Prozent der Krankheitslast verantwortlich.

1.1.2 Verhaltensfaktoren

Sieben führende Risikofaktoren – Bluthochdruck, Tabak, Alkohol, hohe Cholesterinwerte, Übergewicht, geringer Verzehr von Obst und Gemüse sowie Bewegungsmangel – sind die Hauptverantwortlichen für fast 60 Prozent der Krankheitslast in der Region. Bluthochdruck ist hierbei in Bezug auf die Todesfälle der wichtigste Risikofaktor, Tabak der in Bezug auf die Krankheitslast. Alkohol ist – besonders bei jungen Menschen in der Region – der wichtigste Risikofaktor in Bezug auf Krankheitslast und Mortalität.

Willet (2002) berechnete für vier typische Erkrankungsbilder die Prozentraten an vermeidbaren Erkrankungen, wenn konsequent Verhaltensänderungen erfolgen würden:

▶ Typ-2-Diabetes (über 80 Prozent)
▶ Koronare Herzerkrankungen (80 Prozent)
▶ Dickdarmkrebs (über 70 Prozent)
▶ Schlaganfall (über 70 Prozent)

Diese Krankheiten wären in den meisten Fällen vermeidbar, wenn die Personen nicht rauchen würden, normalgewichtig und pro Tag mindestens 30 Minuten körperlich aktiv wären, ausreichend Folsäure zu sich nähmen, weniger als drei alkoholische Getränke pro Tag konsumierten und weniger als dreimal pro Woche rotes Fleisch äßen.

Diese Zahlen belegen eindrücklich, wie bei körperlichen Erkrankungen über Verhaltensweisen ein wesentlicher Einfluss auf den Krankheitsverlauf ausgeübt wird. Dadurch können Verhaltensaspekte nicht nur für die erfolgreiche Behandlung bei chronischen Krankheiten eine hohe Bedeutung haben, sondern auch für die Prävention. Ezzati et al. (2003) stellten Berechnungen an, in welchen Bereichen sich präventive Maßnahmen zur Verhaltensänderung besonders lohnen. Gerade bei den entwickelten Ländern stehen dabei Erkrankungen wie ischämische Herzerkrankungen, Depressionen oder Schlaganfall an vorderster Stelle der vermeidbaren Erkrankungen. Würden die Risikofaktoren für diese Erkrankungen reduziert, würde sich die Lebenserwartung weltweit um durchschnittlich 9,3 Jahre erhöhen.

1.1.3 Konsequenzen für Gesundheits- und Sozialsysteme

Chronische Krankheiten stellen die Gesundheitssysteme vor erhebliche Herausforderungen und nehmen große Mengen an Mitteln in Anspruch. So entfallen in Dänemark nach Schätzungen etwa 70 bis 80 Prozent der Gesundheitsausgaben auf chronische Erkrankungen, in Großbritannien sind acht der elf häufigsten Ursachen für Krankenhauseinweisungen chronische Erkrankungen.

Die wirtschaftlichen Folgen chronischer Krankheiten gehen über die Kosten für die Gesundheitsversorgung hinaus. Indirekte Kosten, etwa durch Produktivitätseinbußen, können ebenso hoch, manchmal sogar höher sein als die unmittelbaren Kosten. Darüber hinaus müssen die Patienten und ihre Angehörigen einen wesentlichen Teil an den Gesamtpflegekosten selbst tragen. So sind etwa in Schweden laut Berechnungen über 90 Prozent der Gesamtkosten für Erkrankungen des Muskel-Skelett-Systems indirekte Kosten: 31,5 Prozent für krankheitsbedingte Fehlzeiten und 59 Prozent für den Vorruhestand.

Durch den vorzeitigen Tod von Hauptverdienern und Facharbeitern sind nicht nur die Einkommen von Privathaushalten, sondern die Volkswirtschaften ganzer Länder betroffen. In der Russischen Föderation waren chronische Krankheiten im Jahr 2005 nach Schätzungen für einen Verlust von 1 Prozent beim Bruttoinlandsprodukt (BIP) verantwortlich; Schlaganfälle und Diabetes verursachten demnach einen geschätzten Einkommensverlust von 11 Milliarden US-Dollar.

In den mittleren (z. B. Baltische Staaten, Rumänien, Ukraine, Weißrussland) und östlichen Ländern der Europäischen Region (z. B. Staaten der Russischen Föderation) sterben die Menschen in wesentlich jüngeren Jahren an chronischen Erkrankungen als im westlichen Teil. Das Altern der Bevölkerung in der Region bringt zusätzliche Probleme mit sich. Es wird erwartet, dass bis 2050 mehr als ein Viertel der Bevölkerung der Region über 65 Jahre alt sein wird. Nach einschlägigen Untersuchungen leiden mindestens 35 Prozent der Männer über 60 Jahre an zwei oder mehr chronischen Erkrankungen. Die Gesundheitsversorgung muss in der Lage sein, diese langfristigen Erkrankungen zu bewältigen.

Durch chronische Krankheiten entstehen Privathaushalten und Volkswirtschaften ganzer Länder jährliche Kosten in Milliardenhöhe.

1.1.4 Unterschiede zwischen sozio-ökonomischen Gruppen

Innerhalb der Länder kommen chronische Krankheiten und ihre Ursachen in ärmeren und gefährdeteren Bevölkerungsschichten besonders häufig vor. Angehörige von Gruppen mit niedrigem sozio-ökonomischen Status tragen ein mindestens doppelt so hohes Risiko, ernsthaft zu erkranken und vorzeitig zu sterben als Angehörige von Gruppen mit höherem Status. Dort, wo es zu Verbesserungen der Gesundheitssituation kommt, ist der Nutzen ungleich verteilt. Angehörige von Gruppen mit höherem sozio-ökonomischen Status reagieren oft positiver auf gesundheitliche Interventionen bzw. ziehen einen größeren Nutzen daraus.

1.2 Psychische Störungen und globale Krankheitslast

Seit dem Entwicklungsbericht der Weltbank im Jahre 1993 gibt es ein Konzept, das die Bedeutung verschiedener Krankheiten für Gesellschaften misst. Dabei werden die mit einer Behinderung gelebte Lebenszeit und die durch vorzeitigen Tod verlorene Lebenszeit in der Maßeinheit Disability Adjusted Life Year (DALY) kombiniert. Durch vorzeitigen Tod verlorene Lebensjahre (Years of Life Lost, YLL) entsprechen im Wesentlichen der Anzahl von Todesfällen, multipliziert mit der verbliebenen Lebenserwartung in dem Alter, in dem der Tod vorzeitig eintritt. Doch wird nicht nur die Sterblichkeit, sondern auch die Beeinträchtigung des normalen, beschwerdefreien Lebens durch eine Krankheit (Years of Life with Disability, YLD) durch das DALY erfasst und in einer Maßzahl zusammengerechnet: DALY = YLL + YLD. Hierbei steht YLL für „durch vorzeitigen Tod verlorene Lebensjahre" und YLD für „mit Behinderung gelebte Lebensjahre".

Bezogen auf das Jahr 2005 schätzt die Weltgesundheitsorganisation, dass weltweit fast ein Drittel (31,7 Prozent) der durch vorzeitigen Tod verlorene und mit Behinderung gelebte Lebensjahre (DALY) auf Kosten von psychischen Störungen gingen. Damit stehen psychische Krankheiten an erster Stelle der nichtübertragbaren Krankheiten, die entscheidend zur globalen Krankheitslast beitragen.

Die fünf psychischen Störungen, die am meisten zur Krankheitslast beitragen, sind:

▶ unipolare Depressionen (11,8 Prozent)
▶ Alkoholabhängigkeit (3,3 Prozent)
▶ schizophrene Störungen (2,8 Prozent)
▶ bipolare Störungen (2,4 Prozent)
▶ Demenzerkrankungen (1,6 Prozent)

1.3 Psychische Faktoren und chronische körperliche Krankheiten

1.3.1 Konzepte und Disziplinen

Die Annahme, dass psychische Faktoren zur Entwicklung körperlicher Krankheiten beitragen könnten, hat eine lange Tradition in den Gesundheitswissenschaften. Verschiedene Teildisziplinen der Psychologie wie die Klinische Psychologie und die Gesundheitspsychologie oder interdisziplinäre Fachgebiete wie die Verhaltensmedizin widmen sich der Untersuchung ätiologisch bedeutsamer oder aufrechterhaltender Faktoren des menschlichen Verhaltens und Erlebens, um Erkenntnisse über Ursache-Wirkungs-Zusammenhänge zu gewinnen und auf dieser Basis Diagnose- und Behandlungsmethoden zu entwickeln.

War man früher der Meinung, dass es bestimmte (körperliche) Krankheiten gibt, bei denen psychische Faktoren besonders ins Gewicht fallen oder gar ausschließlich die Ätiologie erklären, so ist man heute aufgrund gesicherter empirischer Ergebnisse der Auffassung, dass psychische Faktoren bei allen bekannten Krankheiten – psychischen und körperlichen – zur Entstehung oder Aufrechterhaltung der Störung beitragen können. Die Dichotomie „psychisch bedingt" versus „körperlich verursacht" wird vollständig aufgegeben. Die Bedeutung psychischer Faktoren in der Krankheitsentstehung und psychologischer Interventionsmöglichkeiten in der Behandlung und Prävention ist für viele chronische Erkrankungen nachgewiesen – auch bei Krankheiten, die eindeutig körperlich verursacht sind.

! Psychische Faktoren spielen in der Entstehung oder Aufrechterhaltung aller chronischen Krankheiten eine Rolle.

1.3.2 Wechselwirkungen

Psychische Faktoren können an der Krankheitsentstehung beteiligt sein, eine Folge der körperlichen Erkrankung darstellen und/oder deren Verlauf beeinflussen.

Krankheitsentstehung

In Bezug auf die Beteiligung psychischer Faktoren bei der Entstehung von Krankheiten existieren vier verschiedene Modelle:

▶ Psychische Störungen und Beschwerden haben direkte krankheitsrelevante physiologische Konsequenzen. Beispielsweise gehen Depressionen mit neurobiologischen Veränderungen einher, die das Risiko für die Entstehung eines chronischen Schmerzsyndroms (z. B. Veränderung des Serotoninstoffwechsels), einer Koronaren Herzkrankheit (z. B. sympathikotone Überaktivierung) oder einer Brustkrebserkrankung (z. B. reduzierte Immunfunktionen) erhöhen.

- Psychische Störungen erhöhen das Risiko für gesundheitsgefährdendes Verhalten, z. B. übermäßiger Genussmittelkonsum (Rauchen, Alkoholkonsum), falsche Ernährung, körperliche Inaktivität und sexuelles Risikoverhalten.
- Die chronische körperliche Erkrankung und die psychische Störung haben gemeinsame, aber unabhängige Risikofaktoren (so genanntes „shared underlying aetiology model"). So tauchen z. B. zerebrale Gefäßveränderungen bei der Depression und der Alzheimer-Krankheit auf. Der dahinter vermutete Prozess ist ein lang andauernder Entzündungsprozess, der durch Immunbotenstoffe vermittelt wird.
- Die medikamentöse Behandlung der psychischen Störung kann chronische körperliche Erkrankungen begünstigen. Beispielsweise begünstigen einige Antidepressiva eine Gewichtszunahme oder haben kardiovaskuläre Nebenwirkungen.

Folge

Einige körperliche Erkrankungen betreffen das Gehirn direkt:
- Infektionskrankheiten (z. B. HIV)
- zerebrale Gefäßerkrankungen (z. B. Schlaganfall aufgrund von Bluthochdruck oder Arteriosklerose)
- Basalganglienerkrankungen (z. B. Parkinson-Krankheit)
- Lungenerkrankung (neurokognitive Auffälligkeiten wegen Sauerstoffunterversorgung bei der Chronisch-obstruktiven Lungenerkrankung, COPD)

Die Diagnose einer unheilbaren, chronischen Erkrankung ist für die meisten Patienten ein einschneidendes und belastendes Ereignis. Dies ist insbesondere dann der Fall, wenn mit der Erkrankung eine Todesbedrohung verbunden ist oder wenn sie weitreichende Lebensstiländerungen notwendig macht. Dies kann die Entstehung einer psychischen Störung begünstigen (z. B. Anpassungsstörung bei HIV, Hypoglykämie-Angst bei Typ-1-Diabetes, Panikstörung mit Agoraphobie bei COPD).

Psychische Beschwerden können auch durch Behandlungsnebenwirkungen entstehen. Beispielsweise kann die Einnahme von bestimmten Medikamenten zu Angst und Depressivität führen, etwa die von Schmerzmitteln (NRSA), Bluthochdruckmedikamenten, Zellteilungshemmern (Zytostatika) und Kortikosteroiden (Kortison).

Krankheitsverlauf

Ist eine körperliche Erkrankung erst einmal aufgetreten, ist der weitere Krankheitsverlauf oder die Prognose gerade bei chronischen Krankheiten in hohem Ausmaß dadurch geprägt,
- welche Einstellungen Personen zu ihrer Erkrankung haben (z. B. subjektives Krankheitsmodell),
- welche Verhaltensweisen die Personen im Umgang mit ihrer Erkrankung zeigen (Medikamentenadhärenz, Schonverhalten etc.),
- ob Risikoverhaltensweisen vorliegen (Rauchen, erhöhter Alkoholkonsum, ungesunde Ernährung),
- ob belastende Lebensbedingungen den Krankheitsverlauf negativ beeinflussen (z. B. Stress, ungünstige Arbeitsbedingungen),
- ob eine psychische Begleiterkrankung vorliegt.

Inzwischen zeigen viele Untersuchungen, dass Patienten mit psychischen Beschwerden oder Störungen einen schlechteren Krankheitsverlauf haben als Patienten ohne psychische Beschwerden.

1.4   Was ist zu tun?

Viele Leitlinien zur Behandlung von chronischen Erkrankungen betonen die Bedeutung von psychischen Faktoren. Allerdings sind die Art und die zu vermittelnde Qualität der Verhaltensinterventionen oftmals nicht näher spezifiziert, trotz ihrer hohen Bedeutung. Welche psychischen Faktoren müssen besonders berücksichtigt werden, um eine ausreichende Behandlungsqualität zu gewährleisten?

1.4.1   Klinisch-psychologische Diagnostik

Die klinisch-psychologische Diagnostik liefert wichtige Informationen über den Krankheitswert psychischer Beschwerden und zieht damit Behandlungskonsequenzen nach sich. In der Verhaltens- und Bedingungsanalyse werden die individuellen Faktoren identifiziert, die Krankheitsprozesse aufrechterhalten und die Verbesserung des Gesundheitszustandes verhindern. Lernprozesse im Umgang mit der körperlichen Erkrankung, Verstärkungsprozesse für Krankheitsverhalten, Auslösesituationen etc. sind nur einige Beispiele von Aspekten, die später auch in der Therapie zu berücksichtigen sind. Viele chronische Krankheitsverläufe zeigen situative Einflussfaktoren bzw. Variationen, die stimulusorientierte Interventionen nahe legen.

Subjektive Krankheitsmodelle

Von zentraler Bedeutung für den weiteren Verlauf, die persönliche Umgangsweise mit der körperlichen Erkrankung sowie die Beeinträchtigung in verschiedenen Lebensbereichen ist das subjektive Krankheitsmodell. Personen mit ein und derselben medizinischen Erkrankung können bezüglich der Behandelbarkeit, der Prognose, der Einschränkung von Leistungsfähigkeit, der Notwendigkeit von Arbeitsunfähigkeit etc. selbst bei gleichem medizinischen Krankheitsstatus höchst unterschiedliche Sichtweisen haben. Zum subjektiven Krankheitsmodell gehört die persönliche Einschätzung dessen,
- ▶ was die Ursache der Erkrankung ist,
- ▶ welche körperlichen Symptome als mögliche Krankheitszeichen zu werten sind,
- ▶ wie sich der Krankheitsverlauf gestalten wird,
- ▶ welche Einschränkungen mit der Erkrankung verbunden sind,
- ▶ welche Beeinflussungsmöglichkeiten für den Erkrankungsverlauf existieren.

Eine wichtige Frage betrifft beispielsweise, ob die Heilungserwartung primär mit dem Verhalten von anderen Personen (z. B. Ärzten) verbunden wird oder ob auch eigene Beeinflussungsmöglichkeiten gesehen werden. Wenn eigene Coping-Strategien erkannt werden (unabhängig davon, ob diese „in Wirklichkeit" effektiv sind), hat dies in aller Regel einen positiven Einfluss auf den weiteren Genesungsverlauf.

Das subjektive Krankheitsmodell bestimmt beispielsweise zu einem wesentlichen Anteil, ob und wann Patienten nach einem Herzinfarkt wieder in das Arbeitsleben zurückkehren (Petrie et al., 1996). Auch bei neurologischen Erkrankungen wie der Multiplen Sklerose sind die subjektiven Krankheitsvorstellungen der Patienten die wichtigsten Prädiktoren für das Ausmaß an sozialer Beeinträchtigung, Erschöpfung, Selbstwertgefühl und psychischen Beeinträchtigungen (Jopson & Moss-Morris, 2003). Interventionen zur Optimierung des subjektiven Krankheitsmodells können den Genesungsverlauf nach einem Herzinfarkt bedeutend verbessern (Petrie et al., 2002).

Neben dem Aspekt des subjektiven Krankheitsmodells sind auch weitere kognitive Prozesse bei Patienten wichtig. Sowohl Katastrophisierung als auch Bagatellisierung von körperlichen Beschwerden können eine adäquate Behandlung behindern. Aus diesem Grund ist die Diagnostik kognitiver Stile im Umgang mit körperlichen Erkrankungen und Missempfindungen wichtig und muss bei Interventionen gegebenenfalls berücksichtigt werden (Van Damme et al., 2004).

Krankheitsverhalten und Behandlungsadhärenz

Bei gleicher körperlicher Erkrankung und Erkrankungsschwere verhalten sich Menschen im Umgang mit ihrer Erkrankung sehr unterschiedlich. Die Palette an Bewältigungsformen reicht von Verleugnung über Kooperation bis hin zu überängstlicher Besorgtheit. Dies hat natürlich Folgen für den Krankheitsverlauf und somit für die Lebensqualität der Betroffenen.

Ein Beispiel für eine häufige Form des Krankheitsverhaltens ist das Schonverhalten, das einer Verbesserung des Gesamtzustands oft im Wege steht, etwa bei rheumatischen Erkrankungen. Es ist sehr wichtig, Schonverhalten rechtzeitig zu diagnostizieren. Das Schonverhalten aufzugeben führt allerdings oft zu einer kurzfristigen Verschlechterung der Beschwerden. Patienten dazu zu motivieren, dies für eine Besserung auf mittlere und längere Frist in Kauf zu nehmen, bedarf oftmals besonderer therapeutischer Fähigkeiten.

Ein besonders wichtiger Bereich des Krankheitsverhaltens ist das Befolgen von medizinischen Anweisungen (z. B. Medikamenteneinnahme, Kooperation bei chemotherapeutischen Maßnahmen bei Krebs-Patienten, Insulinversorgung bei Diabetes-Patienten etc.). Um die aktive Beteiligung von Patienten an den Entscheidungsprozessen zu betonen, hat sich immer stärker der Begriff „Adhärenz" anstelle von „Compliance" durchgesetzt.

> Fehlende Adhärenz ist kein Versagen des Patienten, sondern ein Versagen der therapeutischen Intervention: Es ist die Aufgabe der behandelnden Ärzte und Therapeuten, Interventionen so zu vermitteln, dass Patienten sie möglichst erfolgreich für sich umsetzen können.

Diagnostik von Ressourcen

Entsprechend dem salutogenetischen Ansatz (Antonovsky, 1997) sollen auch die Ressourcen einer betroffenen Person sowie die ihres sozialen Umfeldes in die Interventionsplanung eingehen. Beispielsweise können auch Personen mit schweren Krebserkrankungen oder einer Amyotrophen Lateralsklerose eine hohe subjektive Zufriedenheit und Lebensqualität empfinden, abhängig davon, ob soziale Unterstützung vorliegt, ob positive Veränderungen im Krankheitsverlauf (z. B. neue Einsichten) benannt werden können oder die Person verschiedene Stärken in ihren Verhaltens- und Erlebnisweisen hat, die Beeinträchtigungen durch die Erkrankung kompensieren können.

1.4.2 Psychologische Behandlung

Behandlung psychischer Störungen

Verzweiflung, Demoralisierung und psychische Begleiterkrankungen wie Angst und Depression verschlechtern den Krankheitsverlauf bei körperlichen Erkrankungen, und zwar sowohl direkt über krankheitsrelevante physiologische Prozesse als auch indirekt über die Verschlechterung der Behandlungsadhärenz und gesundheitliches Risikoverhalten. Beispielsweise haben Herzinfarkt-Patienten mit einer Depression eine wesentlich schlechtere Prognose als Patienten ohne eine depressive Störung. Jedoch sollten psychische Probleme nicht nur aus diesem Grund adäquat behandelt werden, d. h. mit Methoden, deren Wirkung empirisch belegt ist. Psychische Störungen sind auch unabhängig von ihrer prognostisch ungünstigen Wirkung auf die chronische körperliche Krankheit behandlungsbedürftig, weil sie die Lebensqualität der Betroffenen entscheidend einschränken.

Psychotherapie. Die psychologischen Behandlungsmöglichkeiten von psychischen Begleiterkrankungen bei chronischen körperlichen Erkrankungen umfassen alle psychotherapeutischen Interventionen, die derzeit in der Therapie psychisch Erkrankter eingesetzt werden. Kognitiv-verhaltenstherapeutische Methoden sind nachweislich die erfolgreichsten Verfahren zur Behandlung von Depressionen und Angststörungen. Allerdings muss das Vorgehen manchmal an die spezifischen Voraussetzungen, die durch die körperliche Erkrankung vorgegeben werden, angepasst werden. Beispielsweise können körperliche Symptome wie Atemnot, Herzrasen, Schwitzen und Schwindelgefühle auch eine Folge der chronischen Krankheit sein, also nicht nur das Resultat katastrophisierender Gedanken. In der kognitiven Neubewertung körperlicher Beschwerden müssen Patienten deshalb lernen, Symptome, die plötzlich, ohne erkennbaren äußeren Anlass, auftreten (Panik) von denen zu unterscheiden, die mit einer Krankheitsverschlechterung einhergehen (z. B. stärkere Atemnot aufgrund eines Infekts, Zittern und Schwitzen bei Unterzuckerung etc.). Eine wichtige Rolle spielt auch das Erkennen von unrealistischen, katastrophisierenden Gedanken wie „Jetzt sterbe ich gleich" oder „Weil ich kurzatmig bin, heißt das, dass ich jetzt ersticke". Das Ziel der Kognitiven Verhaltenstherapie bei chronischen körperlichen Erkrankungen besteht darin, den Patienten zu ermöglichen, besser einzuschätzen wie (un-)realistisch solche Annahmen sind, besonders im Hinblick auf die Erkrankungsschwere. Beispiele für solche Modifikationen sind die Achtsamkeitsbasierte Kognitive Therapie in der Behandlung von Angststörungen und Depression bei COPD-Patienten sowie das Blutzuckerwahrnehmungstraining bei Diabetikern mit Hypoglykämie-Angst.

Pharmakotherapie. Psychopharmaka werden zur Behandlung psychischer Störungen bei chronisch körperlich erkrankten Menschen mit unterschiedlichem Erfolg eingesetzt. Erfolgreich eingesetzt werden vor allem selektive Serotonin-Wiederaufnahmehemmer (SSRI), und zwar bei der Depressionsbehandlung von Alzheimer- und Parkinson-Patienten, bei Patienten mit einer Koronaren Herzerkrankung, HIV oder rheumatischen Erkrankungen. Zu berücksichtigen sind allerdings immer die spezifischen Nebenwirkungen dieser Medikamente (kardiovaskuläre Nebenwirkungen, Gewichtszunahme etc.). Zudem kehren nach Absetzen der Medikamente die Beschwerden häufig zurück.

In einigen Fällen, beispielsweise in der Therapie von Depressionen bei Diabetikern, werden kognitiv-verhaltenstherapeutische Methoden mit einer psychopharmakologischen Behandlung kombiniert, um mit einer anfänglichen Medikation mit Antidepressiva eine Stimmungsaufhellung und Antriebssteigerung zu erreichen. Damit sollen die Chancen auf eine erfolgreiche kognitiv-behaviorale Behandlung erhöht werden. Die Antidepressiva können dann zumeist schrittweise wieder abgesetzt werden, ohne dass die Gefahr einer Rückkehr der depressiven Symptomatik besteht.

Gesundheitsförderung und Unterstützung bei der Krankheitsbewältigung

Stressbewältigungsprogramme. Stressbewältigungsprogramme haben eine positive Wirkung auf das Immunsystem, auf neuroendokrine Reaktionen und weitere Aspekte des Krankheitsverlaufs. Sie werden u. a. erfolgreich bei der Behandlung von HIV-Patienten und Patienten mit Krebserkrankungen eingesetzt. Allerdings ist ihr Erfolg davon abhängig, ob sie professionell und mit hoher Qualität durchgeführt werden.

Diese zumeist in der Gruppe durchgeführten Interventionen kombinieren oft folgende Interventionen:

▶ Entspannungstraining (z. B. Progressive Muskelrelaxation, Hypnose)
▶ kognitive Restrukturierung (Behandlung dysfunktionaler Denkmuster, Anpassung der Bewältigungsstrategie an die realistisch zu erreichenden Ziele)
▶ Wissensvermittlung (z. B. Wirkung von Stress auf das Immunsystem, Medikamentenwirkung und -nebenwirkungen)
▶ Kommunikationstraining (Selbstbehauptungstraining, Ärger-Management)

Erreicht werden soll durch diese Interventionen, dass Patienten ihre Selbstwirksamkeitsüberzeugung und wahrgenommene Kontrolle verbessern sowie funktionale Bewältigungsstrategien und Möglichkeiten zur Verbesserung der sozialen Unterstützung erlernen.

Patientenschulungsprogramme. Konzeptuell eng mit Stressbewältigungsprogrammen verwandt sind Patientenschulungsprogramme. Dabei standen die für Diabetiker entwickelten Patientenschulungsprogramme Pate für entsprechende Programme für andere chronische Erkrankungen, z. B. Herz-Kreislauf-Erkrankungen. Im Mittelpunkt dieser Schulungsprogramme steht nicht (nur) die Wissensvermittlung, sondern auch als ganz wesentliche Komponente die Förderung der Patientenkompetenzen (Empowerment). Dazu werden Prinzipien der motivationalen Gesprächsführung eingesetzt, wie sie sich in der Gesundheitsförderung bei anderen chronischen Erkrankungen bewährt haben. Ein Beispiel für ein im deutschsprachigen Raum entwickeltes und evaluiertes Programm ist das Schulungsprogramm „MEDIAS 2" von Kulzer et al. (2004) für Diabetiker. Das Programm vermittelt alltagsrelevante Hilfen zur Verhaltensmodifikation und verbindet diese mit motivationalen Strategien zur Stärkung der Selbstwirksamkeitsüberzeugung.

Entspannungstrainings. Ähnlich wie bei Stressbewältigungstrainings ist der Erfolg von Entspannungstrainings stark von der Qualität der Durchführung abhängig. Variablen, die über die Wirksamkeit eines Entspannungstrainings entscheiden können, sind beispielsweise:

▶ die Strukturiertheit der Durchführung
▶ die Kompetenz des Entspannungstrainers
▶ die Anpassung an die individuellen Probleme und Gegebenheiten der Patienten

Entspannungstrainings werden erfolgreich in der psychologischen Schmerztherapie (z. B. bei rheumatischen Erkrankungen), zur Reduktion von Behandlungsnebenwirkungen (z. B. bei Chemotherapie und operativen Eingriffen) und in der Therapie neuropsychologischer Defizite (z. B. in der Rehabilitation nach Schädel-Hirn-Trauma) eingesetzt. Eine häufige Form des Entspannungstrainings ist die Progressive Muskelrelaxation, die sehr schnell erlernbar ist.

Biofeedback. Beim Biofeedback werden Körperprozesse, die der Wahrnehmung normalerweise nicht zugänglich sind (z. B. Muskelspannung, Blutdruck), mit Geräten erfasst und dem Patienten durch ein Tonsignal oder ein Bild bewusst gemacht. Damit kann dieser Prozess wahrgenommen und beeinflusst werden. Neuere Meta-Analysen zeigen, dass bei verschiedenen chronischen körperlichen Erkrankungen eine adäquate Biofeedback-Behandlung zu den erfolgreichsten non-invasiven Therapieverfahren zu rechnen ist (Rief & Birbaumer, 2006). Beispiele sind die Migräne-Behandlung, Spannungskopfschmerzen, chronische Rückenschmerzen, Hypertonie, Inkontinenz, Epilepsie oder Tinnitus. Allerdings stellt sich auch hier die Aufgabe, das

Vorgehen noch stärker zu systematisieren und Leitlinien für die konkrete Biofeedback-Behandlung zu entwickeln, um die Behandlungsqualität sicherzustellen.

Therapie operant verstärkten Problemverhaltens

Das Ziel der Therapie operant verstärkten Problemverhaltens ist die Unterbrechung der Verstärkungskette, die zur Vermeidung von Alltagsaktivitäten und zum Problemverhalten führt. Dazu müssen in einer Verhaltensanalyse die positiven und negativen Verstärker identifiziert und in einer anschließenden Verhaltenstherapie die Kontingenzen geändert werden. Dazu ist oft die Mitarbeit der Angehörigen hilfreich, weil diese häufig, aber unabsichtlich das Problemverhalten des Patienten verstärken. Besonders erfolgreich eingesetzt werden diese Verfahren in der Therapie chronischer Schmerzen und bei der Behandlung von Patienten mit neurologischen Erkrankungen (z. B. Parkinson-Krankheit, Schlaganfall).

1.4.3 Integration psychologischer und medizinischer Behandlung

Klinisch-psychologische Behandlungsansätze sind keine Konkurrenz zu medizinischen Interventionen, sondern eine wichtige und für den Erfolg der medizinischen Maßnahmen manchmal ausschlaggebende Ergänzung. Deshalb gehört es zu einem guten Therapieplan, alle Behandlungsansätze zu integrieren. Dies betrifft z. B. Fragen der zeitlichen Koordination und Abläufe, jedoch auch Überlegungen, wie sich die positiven Wirkungen verschiedener Ansätze verstärken können.

! Klinisch-psychologische Behandlungsansätze sind keine Konkurrenz zu medizinischen Interventionen, sondern ein unverzichtbarer Beitrag zur erfolgreichen Behandlung.

Motivationale Faktoren

Motivationale Faktoren sind von hoher Bedeutung. Die Beispiele in der Übersicht machen deutlich, dass Motivation kein eindimensionaler Faktor in der Behandlung ist, sondern dass motivationale Faktoren für die verschiedenen krankheits- und behandlungsrelevanten Aspekte einzeln analysiert werden müssen.

Übersicht

Beispiele für motivationale Faktoren

Behandlungsmotivation	Wie können Personen motiviert werden, psychologische Behandlungsangebote anzunehmen?
Veränderungsmotivation	Wollen Personen mit chronischen Erkrankungen überhaupt etwas an ihrem Zustand ändern?
Motivation zur Befolgung medizinischer Interventionen	Medikamentenadhärenz Blutzuckerkontrolle Vorsorgeuntersuchungen
Motivation zur Veränderung von Risikoverhaltensweisen	Reduktion des Rauchens Veränderung der Ernährungsgewohnheiten

Es macht keinen Sinn, Interventionen nahe zu legen, wenn die motivationale Basis für diese Interventionen nicht gegeben ist. Typische negative Beispiele sind das bloße Aussprechen von Empfehlungen („Hören Sie auf zu rauchen!", „Machen Sie mehr Sport!"), ohne die motivationalen Voraussetzungen für diese oftmals schwierigen Verhaltensänderungen zu schaffen. Da Verhaltensänderungen in der Regel nicht einfach umsetzbar sind, bleiben simple Empfehlungen zur Verhaltensänderung meist ohne ausreichend positive Wirkung. Fehlende Motivation wiederum ist nicht ein Versagen des Patienten, sondern eine Herausforderung für die Behandler.

Die „European Guidelines on CVD Prevention" (Third Joint Task Force of European and Other Societies on Cardiovascular Disease Prevention in Clinical Practice, 2003) führen folgende nützliche und wichtige Strategien zur Erhöhung der Effektivität von Verhaltensempfehlungen an:

► Bauen Sie eine therapeutische Beziehung mit dem Patienten auf!
► Motivieren Sie den Patienten zur Erreichung von Lebensstil-Änderungen!
► Stellen Sie sicher, dass der Patient den Zusammenhang zwischen Lebensstil und Krankheit versteht!
► Unterstützen Sie den Patienten darin, Hindernisse in der Veränderung von Lebensstilen zu überwinden!
► Beteiligen Sie den Patienten daran, die Risikofaktoren zu identifizieren, die verändert werden sollten!
► Entwickeln Sie einen Plan zur Veränderung von Lebensstilen!
► Setzen Sie Strategien ein, um die eigene Kompetenz des Patienten zur Veränderung zu verstärken!
► Dokumentieren Sie den Fortschritt in der Veränderung von Lebensstil-Verhaltensweisen während regelmäßiger Nachfolgeuntersuchungen!
► Beziehen Sie andere Anbieter von Gesundheitsdiensten mit ein, wo immer möglich!

1.5   Ausbildung und Arbeitsbereiche

Die psychologische Versorgung von Patienten mit chronischen körperlichen Erkrankungen wird in den nächsten Jahren aufgrund der demografischen Entwicklung weiter an Bedeutung gewinnen. Es ist also zu erwarten, dass der Bedarf an psychologisch ausgebildeten Fachkräften an Krankenhäusern der Allgemeinversorgung, in Fach- und Rehabilitationskliniken, in Beratungsstellen und in der ambulanten Versorgung wachsen wird. Nach den gegenwärtigen Hochrechnungen müssten in Zukunft pro Jahr über 1.000 Psychotherapeuten approbiert werden, um nur den Status quo zu sichern. Schon jetzt schließen aber pro Jahr sehr viel weniger Personen die Psychotherapie-Ausbildung ab. Damit ist eine Bedarfsdeckung langfristig gefährdet, und die psychologische Versorgung einer wachsenden Zahl von Menschen ist nicht gewährleistet. Dazu kommt, dass es in Deutschland noch keine staatlich anerkannte Qualifikation zum Gesundheitspsychologen gibt.

1.5.1   Klinische Psychologie

Gegenstand und Arbeitsbereiche
Die Klinische Psychologie ist längst über ihren klassischen Bereich der Psychopathologie hinausgewachsen und umfasst inzwischen alle psychischen Störungen und Verhaltensstörungen

vom Kindesalter bis ins hohe Alter. Dabei stellt die Beschäftigung mit den traditionellen psychischen Störungen, wie Angststörungen, Depression und Schizophrenie, zwar immer noch einen großen, jedoch nur einen von vielen wissenschaftlichen und praktischen Arbeitsbereichen dar. Jeweils produktive und umfangreiche Beschäftigungs- und Themenfelder sind:

▶ der Suchtbereich
▶ Störungen im Kindes- und Jugendalter
▶ die Klinische Neuropsychologie
▶ der Anwendungsbereich der Klinischen Psychologie bei chronischen körperlichen Erkrankungen

Jeder dieser Bereiche bietet, für sich genommen, Arbeitsplätze mindestens im vierstelligen Umfang an, also in der Regel mehr als jeder andere, nichtklinische Anwendungsbereich der Psychologie.

Das Studium ist bisher so angelegt, als könnte man exemplarisch oder prototypisch das Verständnis einzelner Störungskomplexe vermitteln und dadurch auch den Zugang zu anderen Störungen erleichtern, die nicht mehr eigens gelehrt werden. Längst hat jedoch jeder dieser klinischen Bereiche seine eigenen diagnostischen Verfahren und Interventionsansätze. Wer kompetent im Bereich von Angststörungen ist, hat in der Regel eine nur geringe Kompetenz im Suchtbereich – und umgekehrt. Experten aus der Neuropsychologie haben eine hohe Kompetenz im Bereich der neurologischen Erkrankungen, jedoch nicht notwendigerweise in der klinisch-psychologischen Diagnostik und Therapie von Herz-Kreislauf-Erkrankungen oder Diabetes mellitus. Hinter jedem dieser Teilgebiete steht eine eigene Forschungsaktivität, die sich in einer Vielzahl veröffentlichter Arbeiten widerspiegelt. Hier ist ein in seiner Vielfalt kaum mehr lehrbares Gebiet entstanden, bei dem die Hochschullehrer in Klinischer Psychologie permanent vor dem Dilemma stehen, zu entscheiden, welcher der wissenschaftlich und klinisch relevanten Bereiche nicht gelehrt wird. Ein einzelner Fachvertreter kann das Gesamtfach „Klinische Psychologie" nicht mehr allein überblicken und angemessen Lehrinhalte auswählen; auch sehen bisherige Curricula nicht die Zeit vor, wesentliche Inhalte dieses Wissens an Studierende zu vermitteln.

Qualifikation und sozialrechtliche Situation in Deutschland

Die erfolgreiche Anwendung wissenschaftlich fundierter psychologischer Verfahren in der klinisch-psychologischen Diagnostik, Behandlung und Gesundheitsförderung setzt eine solide Kenntnis der entsprechenden Literatur und klinisch-psychologische Fertigkeiten voraus, die in der Regel durch ein Studium der Psychologie und eine Approbation zum Psychologischen Psychotherapeuten erworben werden.

Durch das Psychotherapeutengesetz sind die Psychologischen Psychotherapeuten sowie Kinder- und Jugendpsychotherapeuten im Gesundheitswesen eine wichtige, gesetzlich verankerte und nicht mehr wegzudenkende Gruppe von Leistungserbringern geworden: Die ambulante psychotherapeutische Versorgung wird heutzutage weit überwiegend durch Diplom-Psychologen mit Approbation erbracht, während dies vor 30 Jahren primär durch Ärzte geleistet wurde. In der Bundespsychotherapeutenkammer sind derzeit etwa 30.000 Mitglieder organisiert, von denen ca. 28.000 approbierte Diplom-Psychologen sind. Hinzu kommen viele nicht in den Kammern organisierte Kolleginnen und Kollegen, die im klinischen Bereich tätig sind (z. B. als Klinikmitarbeiter, psychologische Mitarbeiter in Beratungsstellen, Krankenkassen, an Universitäten und Forschungseinrichtungen, in Ausbildung befindliche Psychologen usw.). Durch das Psychotherapeutengesetz übernehmen Psychologische Psychotherapeuten den Großteil der krankenkassenfinanzierten psychotherapeutischen Versorgung.

1.5.2 Gesundheitspsychologie

Gegenstand und Arbeitsbereiche

Die Gesundheitspsychologie ist ein an Hochschulen initiiertes Fachgebiet der Psychologie, das die Kenntnisse und Kompetenzen verschiedener psychologischer Teilgebiete (z. B. der Klinischen Psychologie, der Psychologischen Diagnostik, der Sozialpsychologie und der Differenziellen Psychologie) für den Gesundheitsbereich nutzbar machen will. Gesundheitspsychologie ist an vielen Hochschulen durch regelmäßige Lehrveranstaltungen repräsentiert und lässt sich in mehreren Psychologischen Instituten als Prüfungsfach wählen. Gesundheitspsychologisch ausgebildete Psychologen arbeiten in der Gesundheitserziehung und -aufklärung, der Prävention von Risikoverhalten, der Förderung von Gesundheitsverhalten und der Rehabilitation. Zu den Aufgaben der Gesundheitspsychologie gehören die Entwicklung, Durchführung und Evaluation von Programmen zum Abbau von Risikoverhalten und zur Förderung von Gesundheit. Dazu gehören beispielsweise Programme zu folgenden Bereichen:

▶ zur Aufklärung über Gesundheitsrisiken
▶ zum Aufbau allgemeiner gesundheitsbezogener Kompetenzen
▶ zur Stressbewältigung
▶ zum Ernährungsverhalten
▶ zu körperlicher Aktivität
▶ zur Raucherentwöhnung

Ein wichtiges Arbeitsgebiet ist zudem der Bereich der Krankheitsbewältigung und der Rehabilitation. Die Umsetzung der Programme erfolgt vor allem in Schulen, in der Arbeitswelt, in Kliniken und auf der Ebene der Kommunen. Die im Bereich der Gesundheitsförderung tätigen Psychologen und Psychologinnen arbeiten als Angestellte von Krankenkassen und anderen Trägern medizinischer und psychologischer Einrichtungen, in öffentlichen Einrichtungen, in Betrieben oder in freier Praxis.

Qualifikation

In Europa existieren verschiedene Qualifikationen für die Arbeit auf dem Gebiet der Gesundheitspsychologie. So gibt es in Deutschland im Gegensatz zum Klinischen Psychologen keine offizielle staatliche oder berufsverbandliche Anerkennung als Gesundheitspsychologe.

In Österreich hingegen ist durch ein Psychologengesetz der Beruf des Klinischen Psychologen und des Gesundheitspsychologen seit 1991 gesetzlich geregelt. Zu einer entsprechenden Qualifizierung dient eine theoretische, durch ein Curriculum geregelte Weiterbildung mit 172 Stunden, die gleichermaßen für Klinische Psychologen und Gesundheitspsychologen gilt, sowie eine Berufspraxis im Umfang von einem Jahr supervidierter Vollzeittätigkeit in einer entsprechenden Einrichtung. Eine schwerpunktmäßige Qualifizierung als Klinischer Psychologe oder Gesundheitspsychologe ergibt sich dann im Praxisjahr aus der Art der Einrichtung und der in ihr vollzogenen psychologischen Berufsaufgaben.

Auch in Großbritannien gibt es eine gesetzesähnliche Anerkennung von Gesundheitspsychologen bzw. eine fachspezifische Eintragung von „Health Psychologists" im Rahmen einer offiziellen beruflichen Anerkennung als „Chartered Psychologist". Diese berufliche Anerkennung erhalten Psychologen nach einem dreijährigen Bachelor-Studium, einem aufbauenden einjährigen Master-Studium und zwei weiteren Praxisjahren supervidierter Berufstätigkeit. Die Studiengänge müssen von der British Psychological Society für diese Ausbildung akkreditiert sein.

In einigen weiteren europäischen Ländern, z. B. in der Schweiz, in den Niederlanden, in Dänemark, Finnland und Schweden, gibt es Fortbildungen zur Qualifizierung einer gesundheitspsychologischen Berufstätigkeit – allerdings keine offiziellen staatlichen oder berufsverbandlichen Anerkennungen als Gesundheitspsychologe. Zur Situation der Gesundheitspsychologie in den europäischen Ländern informiert die European Health Psychology Society (EHPS) (www.ehps.net).

Zusammenfassung

Chronische Krankheiten sind in der Europäischen Region der WHO für 86 Prozent der Todesfälle und 77 Prozent der Krankheitslast verantwortlich. Die meisten Krankheiten wären vermeidbar, wenn konsequent Verhaltensänderungen erfolgen würden. Durch chronische Krankheiten entstehen Privathaushalten und Volkswirtschaften ganzer Länder jährliche Kosten in Milliardenhöhe.

Angehörige von Gruppen mit niedrigem sozio-ökonomischen Status tragen ein mindestens doppelt so hohes Risiko, ernsthaft zu erkranken und vorzeitig zu sterben als Angehörige von Gruppen mit einem höheren Status.

Psychische Krankheiten stehen an erster Stelle der nichtübertragbaren Krankheiten, die entscheidend zur globalen Krankheitslast beitragen. Psychische Faktoren spielen in der Entstehung oder Aufrechterhaltung aller chronischen Krankheiten eine Rolle. Psychische Faktoren können an der Krankheitsentstehung beteiligt sein, eine Folge der körperlichen Erkrankung darstellen und/oder deren Verlauf beeinflussen.

Die erfolgreiche Behandlung von chronischen Erkrankungen muss psychische Faktoren berücksichtigen. Die klinisch-psychologische Diagnostik liefert wichtige Informationen über den Krankheitswert von psychischen Beschwerden und hat damit Konsequenzen für die Behandlung. Zu den wichtigen in der klinisch-psychologischen Diagnostik berücksichtigten Bereichen gehören die Verhaltensanalyse, subjektive Krankheitsmodelle, das Krankheitsverhalten, die Behandlungsadhärenz und Ressourcen.

Die psychologische Behandlung bei chronischen Krankheiten umfasst die Behandlung psychischer Störungen, die Gesundheitsförderung und Maßnahmen zur Unterstützung bei der Krankheitsbewältigung. Klinisch-psychologische Behandlungsansätze sind keine Konkurrenz zu medizinischen Interventionen, sondern ein unverzichtbarer Beitrag zur erfolgreichen Behandlung. Die ausreichende psychologische Versorgung von chronisch Kranken ist derzeit nicht gewährleistet.

Verständnisfragen

▶ Welchen Beitrag leisten psychische Faktoren und psychische Störungen zur globalen Krankheitslast?

▶ Auf welche Weise tragen psychische Faktoren zu chronischen körperlichen Krankheiten bei? Erläutern Sie die möglichen Prozesse und illustrieren Sie sie an Beispielen!

▶ Welche Bereiche müssen in der klinisch-psychologischen Diagnostik bei chronischen körperlichen Erkrankungen berücksichtigt werden?

- Welche wesentlichen Elemente umfasst die psychologische Behandlung bei chronisch Kranken?
- Warum und auf welche Weise müssen psychotherapeutische Verfahren an die Situation von chronisch Kranken angepasst werden?
- Beschreiben Sie Maßnahmen zur Gesundheitsförderung und Unterstützung bei der Krankheitsbewältigung anhand von Beispielen!
- Durch welche Berufsgruppen wird die psychologische Versorgung von chronisch Kranken wahrgenommen? Beschreiben Sie Gemeinsamkeiten und Unterschiede im Ausbildungsprofil und in den Arbeitsbereichen!

Weiterführende Literatur

- Evans, D.L. et al. (2005). Mood disorders in the medically ill: scientific review and recommendations. Biological Psychiatry, 58, 175–189.
  Detaillierte Übersicht über den derzeitigen Kenntnisstand zur Rolle von Depressionen bei chronischen körperlichen Krankheiten.
- Kraemer, H.C., Stice, E., Kazdin, A., Offord, D. & Kupfer, D. (2001). How do risk factors work together? Mediators, moderators, and independent, overlapping, and proxy risk factors. American Journal of Psychiatry, 158, 848–856.
  Hervorragende Beschreibung verschiedener Modelle zu Risikofaktoren für Krankheiten.
- Prince, M., Patel, V., Saxena, S., Maj, M., Maselko, J., Phillips, M.R. & Rahman, A. (2007). No health without mental health. Lancet, 370, 859–877.
  Ausgezeichnete und hochaktuelle Beschreibung und Analyse des Anteils psychischer Störungen an der globalen Krankheitslast.

Teil II

Teil I: Grundlagen

- ▶ Krankheiten und Todesursachen im 21. Jahrhundert
- ▶ Psychische Störungen und globale Krankheitslast
- ▶ Psychische Störungen und chronische körperliche Krankheiten
- ▶ Klinisch-psychologische Diagnostik
- ▶ Klinisch-psychologische Behandlung
- ▶ Integration medizinischer und psychologischer Behandlung
- ▶ Ausbildung und Arbeitsbereiche

Teil II: Spezifische Störungs- und Anwendungsbereiche

- ▶ Herz-Kreislauf-Erkrankungen
- ▶ Chronisch-obstruktive Lungen-erkrankung (COPD)
- ▶ Übergewicht und Adipositas
- ▶ Diabetes mellitus
- ▶ Krebserkrankungen
- ▶ HIV und AIDS
- ▶ Rheumatische Erkrankungen und chronische Schmerzen
- ▶ Neurologische Erkrankungen

2   Herz-Kreislauf-Erkrankungen

Herz-Kreislauf-Erkrankungen sind neben den psychischen Störungen die wichtigste Gruppe chronischer Erkrankungen, die zur globalen Krankheitslast beitragen. Nahezu jeder zweite im Jahr 2007 in Deutschland Verstorbene ist an einer Herz-Kreislauf-Erkrankung gestorben. Tragisch ist, dass viele dieser Todesfälle verfrüht eintreten und vermeidbar wären. Die wichtigste und häufigste Störung ist die Arteriosklerose, die zu Herzinfarkt, Angina pectoris, Schlaganfall und peripherer Verschlusskrankheit führen kann. Zu den Risiko-

Was Sie in diesem Kapitel erwartet

faktoren für die Arteriosklerose gehören Verhaltensweisen wie Rauchen, falsche Ernährung, Bewegungsmangel, Stress und Depression. Häufige psychische Begleiterkrankungen sind Depression und Angststörungen, wobei vor allem Depressionen die Prognose von bereits Herzkranken deutlich verschlechtern. Die psychologischen Behandlungsansätze konzentrieren sich daher auf den Abbau von Risikoverhalten, die Förderung von Gesundheitsverhalten und die Behandlung von Depression und Angst.

2.1   Ursachen und Entwicklung von Herz-Kreislauf-Erkrankungen

2.1.1   Epidemiologie

Die Anzahl der Todesfälle durch Herz-Kreislauf-Erkrankungen hat sich in Deutschland von 1952 bis heute mehr als verdoppelt und stellt weiterhin die häufigste Todesursache in unserer Gesellschaft dar. Wie auch schon in den Vorjahren ist im Jahr 2007 nahezu jeder zweite Verstorbene in Deutschland an den Folgen einer Erkrankung des Herz-Kreislauf-Systems gestorben. Fast ein Drittel aller an einem Herzinfarkt Verstorbenen sind jünger als 65 Jahre. Obwohl die Erkrankungshäufigkeit in den letzten Jahren nicht mehr entscheidend zugenommen hat, stellen Herz-Kreislauf-Erkrankungen immer noch eine der größten wirtschaftlichen und sozialen Herausforderungen an unser Gesundheitssystem dar. Bezogen auf das Jahr 2005, schätzt die Weltgesundheitsorganisation, dass weltweit ein Fünftel der durch vorzeitigen Tod verlorene und mit Behinderung gelebte Lebensjahre (DALY) auf Kosten der Herz-Kreislauf-Erkrankungen gehen. Nach den psychischen Störungen stehen damit die Herz-Kreislauf-Krankheiten an zweiter Stelle der nichtübertragbaren Krankheiten, die entscheidend zur globalen Krankheitslast beitragen.

2.1.2   Ursachen und Risikofaktoren

Herz-Kreislauf-Krankheiten sind häufig Folgeerkrankungen einer Verengung der Arterien („arteriosklerotische Gefäßveränderungen", s. Übersicht).

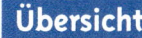
Übersicht

Arteriosklerotische Prozesse und Folgeerkrankungen

arteriosklerotischer Prozess	Erkrankung
Verengung der Herzkranzgefäße	Koronare Herzkrankheit, Herzinfarkt
Verengung der Gehirnarterien	Schlaganfall
Verengung der peripheren Gefäße	periphere arterielle Verschlusskrankheit

In einem frühen Stadium verursacht die Gefäßverengung in der Regel keine Beschwerden, erst bei einer Gefäßverengung von 50 bis 70 Prozent können Symptome auftreten.

Definition

Arteriosklerose bezeichnet einen chronischen Umbauvorgang von arteriellen Gefäßen, der zu einem Elastizitätsverlust und einer Einengung des Gefäßvolumens führt.

Am Anfang des arteriosklerotischen Prozesses stehen kleine Verletzungen an der Innenseite der Arteriengefäßwand. An diese Verletzungen heften sich Blutplättchen, die eine Einwanderung von Entzündungszellen und eine Vermehrung von glatten Muskelzellen bewirken. Die Entzündungszellen werden durch die Aufnahme von Fettpartikeln (LDL, „low density lipoprotein") zu Schaumzellen, welche durch weitere Umbauvorgänge verkalken und zur Bildung von festen Ablagerungen (Plaques) führen. Diese Plaques verengen das Gefäß. Sie können aber auch aufbrechen (Ruptur). Dann bilden sich große Thromben, die zu einem kompletten Verschluss des Gefäßes führen können.

Trotz erheblicher Fortschritte in der Diagnostik und Therapie ist man sich einig darüber, dass die hohe Zahl der an den Folgen dieser arteriosklerotischen Prozesse Sterbenden nur durch eine möglichst früh einsetzende Modifikation von Risikofaktoren erreicht werden würde. Zu den etablierten, d. h. zweifelsfrei nachgewiesenen Risikofaktoren gehören:

▶ Rauchen
▶ erhöhte Blutfettwerte
▶ Bluthochdruck (arterielle Hypertonie)
▶ Diabetes mellitus
▶ familiäre Belastung

Für die Prävention und Behandlung ist es wichtig, dass einige dieser Risikofaktoren durch Verhaltensweisen und/oder psychische Faktoren begünstigt werden. Dazu gehören:

▶ Bewegungsmangel
▶ fettreiche Ernährung
▶ Übergewicht
▶ Stress, psychosoziale Faktoren, sozio-ökonomischer Status

Risikofaktoren treten bei einer Person selten alleine auf. Häufig sind Kombinationen, beispielsweise Übergewicht, Diabetes mellitus, erhöhte Blutfettwerte, Bluthochdruck und Bewegungsmangel – das so genannte „metabolische Syndrom". Jede Kombination von Risikofaktoren potenziert das Risiko für eine arteriosklerotische Erkrankung. Deshalb muss in der Prävention und Therapie an mehreren Risikofaktoren angesetzt werden, z. B. durch Ernährungsumstellung, Aufnahme eines Bewegungstrainings und medikamentöse Behandlung der erhöhten Blutfettwerte und des Bluthochdrucks.

2.1.3 Koronare Herzkrankheit

Die Arteriosklerose der Herzkranzgefäße wird Koronare Herzkrankheit genannt. Sie gehört zu den häufigsten Herz-Kreislauf-Krankheiten. Ungefähr die Hälfte an einer Herz-Kreislauf-Erkrankung Verstorbenen stirbt an einer Koronaren Herzkrankheit. Die häufigste Folge einer schließlich zum Tode führenden Koronaren Herzkrankheit ist der Herzinfarkt, d. h. der vollständige Verschluss eines oder mehrerer Herzkranzgefäße. Der im Versorgungsgebiet der Arterie liegende Teil des Herzmuskels wird in diesem Fall nicht mehr ausreichend mit Sauerstoff und Nährstoffen versorgt. Bleibt diese Situation über längere Zeit bestehen, wird dieser Teil des Herzmuskels unwiderruflich geschädigt. Dieser Prozess verursacht starke Schmerzen, Atemnot und Todesangst. Ist der betroffene Teil des Herzmuskels groß oder liegt er in einem für die Pumpaktion des Herzens wichtigen Bereich, kann es zur Herzschwäche (verringerte Pumpleistung des Herzens) oder zu Rhythmusstörungen kommen. Beide können zum Herzstillstand und damit zum Tod führen.

Medizinische Behandlung. Wird der Herzinfarkt rechtzeitig erkannt, kann der Thrombus durch eine medikamentöse Therapie unter intensivmedizinischer Kontrolle aufgelöst werden. In einigen Fällen wird auch eine akute Koronarangioplastie durchgeführt, bei der durch einen Herzkatheter das betroffene Herzkranzgefäß aufgedehnt wird (Koronarangioplastie).

Wenn die Verengung eines Herzkranzgefäßes nur bei körperlicher Belastung zu einer Minderdurchblutung des Herzmuskels führt, spricht man von einer Angina pectoris („Brustenge"). Die Beschwerden sind Schmerzen und ein Engegefühl in der Brust. Die medizinischen Behandlungsmaßnahmen zielen in allererster Linie darauf ab, die Symptome zu lindern und einen Herzinfarkt als lebensgefährliche Komplikation zu vermeiden. Dazu kann auch ein operativer Eingriff gehören, bei dem eine Blutgefäßbrücke über das vom verschlossenen Herzkranzgefäß betroffenen Gebiet gelegt wird, um so die Durchblutung wiederherzustellen (Bypass-Operation). Eine andere Möglichkeit besteht in einer elektiven Koronarangioplastie.

Gute, wichtige Studie

Ornish et al. (1998): Intensive Lebensstilveränderungen zur Behandlung der Koronaren Herzkrankheit

Forschungsfrage
Kann ein Verhaltensprogramm die Verengung der Herzkranzgefäße rückgängig machen?

Methodik
Patienten mit einer Koronaren Herzkrankheit wurden per Zufall einer von zwei Interventionsgruppen zugeteilt: einer Gruppe mit einem intensiv durchgeführten Verhaltensprogramm zur Risikofaktorenreduktion oder einer Gruppe mit einer konventionellen medizinischen Therapie (Kontrollgruppe).
Das Verhaltensprogramm bestand aus einer fettreduzierten (10 Prozent), vegetarischen Diät, dem Erlernen und Zubereiten gesunder Nahrung, Meditation und Entspannung (mehrere Stunden pro Tag), einem Bewegungsprogramm (wenigstens 30 Minuten pro Tag) und Gruppentreffen zur emotionalen Unterstützung (dreimal pro Woche).

Ergebnisse
Nach einem Jahr war bei den Teilnehmern der Interventionsgruppe eine Erweiterung der verengten Herzkranzgefäße festzustellen, die in einer Nachfolgeuntersuchung nach fünf Jahren noch deutlicher ausgeprägt war. Demgegenüber hatte sich die Arteriosklerose der Herzkranzgefäße in der Kontrollgruppe kontinuierlich verschlechtert.

Schlussfolgerung
Psychologische Programme zur Modifikation von verhaltensbezogenen Risikofaktoren können in der Behandlung der Koronaren Herzkrankheit sehr wirksam sein. Ob ein solch intensives Programm allerdings für die breite Bevölkerung realisierbar ist, bleibt zweifelhaft.

2.1.4 Bluthochdruck (arterielle Hypertonie)

Der Blutdruck wird mit zwei Werten angegeben. Als optimaler Blutdruck gilt ein Wert unter 120 zu 80 (120/80 mmHg). Der erste Wert gibt dabei den systolischen Blutdruck an – dies ist der höchste Druck, der bei der Kontraktion des Herzens erreicht wird. Der zweite Wert beschreibt den diastolischen Blutdruck – darunter versteht man den geringsten Druck, der in den Schlagadern herrscht, während das Herz sich mit Blut füllt.

Es gibt, abhängig vom Alter, bestimmte Normalwerte. Ist der Blutdruck anhaltend erhöht, liegt eine Hypertonie (erhöhter Blutdruck) vor. Nach Weltgesundheitsorganisation-Kriterien gilt ein systolischer Blutdruck, der mehr als 120 mmHg beträgt, oder ein diastolischer Blutdruck, der mehr als 80 mmHg beträgt, als grenzwertig. Ein systolischer Blutdruck, der mehr als 140 mmHg aufweist, oder ein diastolischer Blutdruck, der mehr als 90 mmHg beträgt, definiert eine Hypertonie.

Prävalenz. Die Krankheitshäufigkeit der arteriellen Hypertonie ist in den Industrieländern seit den 80er Jahren konstant hoch. Sie liegt bei 10 bis 20 Prozent der Gesamtbevölkerung. Mit steigendem Lebensalter nimmt die Häufigkeit des Bluthochdrucks stark zu. Bei den über 60-Jährigen weist nur noch etwa jeder Vierte normale Blutdruckwerte auf. In Europa hat Deutschland die höchste Hypertonie-Prävalenz in Europa.

Bluthochdruckfolgen. Eine Hypertonie verläuft meist ohne Symptome oder verursacht bei mäßig erhöhten Blutdruckwerten oft nur uncharakteristische Beschwerden wie Kopfschmerzen, Schwindel, Nasenbluten oder Abgeschlagenheit. Bei stark erhöhtem Blutdruck können Atemnot bei Belastung, Angina pectoris, Übelkeit und Sehstörungen auftreten. Wird die Hypertonie nicht durch eine Kontrolle des Blutdrucks entdeckt, macht sie sich häufig erst durch ihre Spätschäden bemerkbar.

Neben erhöhten Blutfettwerten und Zigarettenrauchen ist ein erhöhter Blutdruck der wichtigste Risikofaktor für die Koronare Herzerkrankung und einen Schlaganfall. Beispielsweise zeigen epidemiologische Studien einen linearen Zusammenhang zwischen der Prävalenz der Koronaren Herzkrankheit und der Höhe des Blutdrucks. Darüber hinaus kann Bluthochdruck zu einer ganzen Reihe nichtarteriosklerotisch bedingter Herz-Kreislauf-Krankheiten und anderen Organschäden führen. Dazu gehören:

▶ hypertensive Herzkrankheit
▶ Nierenkrankheiten
▶ hypertensive Krisen (plötzlich auftretende Fehlregulation des Blutdrucks im systemischen Kreislauf mit Blutdruckwerten über 220/120 mmHg)
▶ Veränderungen an den Netzhautgefäßen des Auges

Man unterscheidet nach Bekanntheit der Ursache zwischen der primären und der sekundären Hypertonie. Die arterielle Hypertonie kann einerseits Folge (sekundäre Hypertonie) einer anderen Grunderkrankung (z. B. Störungen des Hormonhaushalts, Nierenkrankheiten) und andererseits Ursache bzw. Krankheit selbst sein (primäre Hypertonie). Die große Mehrheit aller Hypertoniefälle (ca. 95 Prozent) gehört zur primären (oder auch: essenziellen) Hypertonie.

Wie kommt es zu erhöhtem Blutdruck? Während die sekundäre Hypertonie die Folge einer identifizierten Grunderkrankung ist, geht man bei der primären Hypertonie von einer multifaktoriellen Ätiologie aus. Dazu gehören Volumenregulationsmechanismen der Niere und die Aktivierung des autonomen Nervensystems. Man vermutet schon lange, dass psychische Faktoren über diese Mechanismen den Blutdruck akut und chronisch erhöhen können. Während es inzwischen zahlreiche Hinweise für die Bedeutung psychischer Faktoren bei der kurzfristigen Blutdruckregulation gibt, fehlen allerdings bislang noch die Belege für deren Beteiligung bei der für die Etablierung eines Bluthochdrucks notwendigen Veränderung der Nierenfunktion.

Behandlung. Zur Therapie der primären Hypertonie werden Medikamente verordnet, die an verschiedenen Stellen der Blutdruckregulation eingreifen (z. B. Flüssigkeitshaushalt, Herzfrequenz, Blutgefäßtonus). Die Auswahl richtet sich nach dem Lebensalter und den Begleiterkrankungen des Betroffenen. Es gibt verschiedene Empfehlungen – angestrebt werden aber möglichst einfache Schemata, in der Regel sollten nur ein oder zwei Präparate verordnet werden. Zusätzlich zur medikamentösen Blutdrucksenkung werden Verhaltensänderungen in verschiedenen Bereichen empfohlen:

▶ Gewichtsreduktion (bei Übergewicht)
▶ fettreduzierte Diät mit hohem Gemüse- und Obstanteil
▶ weniger Kochsalz in der Nahrung
▶ Reduktion des Alkoholkonsums auf weniger als 20 g pro Tag

2.2 Häufige psychische Begleiterkrankungen von Herz-Kreislauf-Erkrankungen

2.2.1 Depression

Herzkranke Patienten – insbesondere jene mit einer Koronaren Herzerkrankung, einem akuten Herzinfarkt oder chronischer Herzschwäche (ischämische Herzkrankheit) – haben eine wesentlich höhere Prävalenz psychischer Störungen als die gesunde Bevölkerung. Besonders hoch ist die Häufigkeit depressiver Störungen. Beispielsweise wird geschätzt, dass bei Herz-Patienten die Depressionsprävalenz bei 17 bis 27 Prozent liegt. Demgegenüber liegt die Häufigkeit in der Allgemeinbevölkerung bei ca. 10 Prozent. Besonders besorgniserregend ist der Umstand, dass eine gleichzeitig mit der Herzerkrankung auftretende depressive Störung die medizinische Prognose entscheidend verschlechtert: Depressive Herz-Patienten haben ein fast doppelt so hohes Risiko, an den Folgen ihrer Koronaren Herzkrankheit zu sterben (z. B. durch einen Herzinfarkt), als nichtdepressive Herz-Patienten.

Meta-Analyse

Barth et al. (2004): Depression bei Koronarer Herzerkrankung

Forschungsfrage
Hat Depression einen Einfluss auf die Prognose von Koronar-Patienten?

Auswahlkriterien der in der Analyse berücksichtigten Studien
▶ prospektive Kohortenstudie (Koronar-Patienten)
▶ standardisierte Depressionsdiagnostik

▶ Längsschnittbeobachtung (Beobachtungszeitraum: mindestens 3 Monate)

Mit diesen Auswahlkriterien konnten 20 Studien identifiziert und in die Meta-Analyse aufgenommen werden.

Ergebnisse
▶ Depressive Symptomatik erhöht die Sterbewahrscheinlichkeit bei Koronar-Patienten.
▶ Das Risiko depressiver Koronar-Patienten, während der ersten zwei Jahre nach der Erstdiagnostik zu

sterben, ist im Vergleich mit nichtdepressiven Koronar-Patienten doppelt so hoch.

► Die ungünstige Prognose bleibt bestehen, auch wenn andere Risikofaktoren berücksichtigt werden (z. B. Übergewicht, Rauchen, Blutfettwerte, Diabetes mellitus, Bluthochdruck).

Fazit

Depressionen verschlechtern die Prognose für den Verlauf der Herzerkrankung bei Koronar-Patienten deutlich. Dieser Effekt ist unabhängig von anderen Risikofaktoren. Depressionen müssen deshalb bei der Diagnostik und Therapie von Herzkranken berücksichtigt werden.

Eine Folge der ungünstigen Prognose der Herzerkrankung bei gleichzeitig bestehender Depression sind auch höhere Kosten für Krankenversicherer und Arbeitgeber: Depressive Koronar-Patienten müssen häufiger in ein Krankenhaus aufgenommen werden, nehmen auch andere Versorgungsleistungen häufiger in Anspruch und fehlen öfter bei der Arbeit. Zudem nimmt die Lebensqualität dieser Patienten entscheidend ab.

2.2.2 Angststörungen

Zusätzlich zu Depressionen leiden Herz-Patienten auch häufig an Angst oder sogar Angststörungen. Mit ungefähr 26 Prozent sind die Prävalenzraten für Angststörungen bei Herz-Patienten sogar noch höher als für Depressionen. Allerdings sind die Hinweise für eine schlechtere Prognose bei ängstlichen oder angstgestörten Herz-Patienten weniger eindeutig. Trotzdem sollten Ängste oder Angststörungen in der Diagnostik und Therapie von Herz-Patienten stärker berücksichtigt werden, da Folgendes eindeutig belegt ist:

► Depressionen und Angst sind häufige psychische Begleiterkrankungen bei Herzkrankheiten.
► Insbesondere Depressionen erhöhen das Risiko für eine schlechte Prognose.

2.2.3 Risikofaktoren für Angst und Depression bei Herzerkrankungen

Das Bewusstsein, an einer chronischen, unter Umständen tödlich verlaufenden Krankheit zu leiden, oder die Erfahrung, gerade einen Herzinfarkt erlitten zu haben, kann sicher zu Verzweiflung, Trauer und Angst führen. Allerdings ist damit nicht geklärt, warum bei einigen Patienten diese Gefühle so stark und andauernd sind, dass eine psychische Störung diagnostiziert werden muss. Es stellen sich somit folgende zentrale Fragen:

► Warum sind Depressionen und Angststörungen bei Herzerkrankungen besonders häufig?
► Gibt es Faktoren, die das Risiko eines Herzkranken erhöhen, an einer Depression oder Angststörung zu erkranken?

Es gibt Hinweise darauf, dass depressive Herzkranke mit größerer Wahrscheinlichkeit auch schon vor Beginn ihrer Herzkrankheit unter depressiven Verstimmungen oder Angstbeschwerden gelitten haben. Dies wirft die bislang ungeklärte Frage auf, ob Angststörungen und/oder Depressionen ursächlich mit der Entwicklung der Herzkrankheit zusammenhängen könnten. Dabei könnte es sich um einen direkten, verursachenden Zusammenhang (durch bislang unbekannte Prozesse) oder um für beide Erkrankungen gemeinsame, aber unabhängige Risikofaktoren handeln („shared underlying aetiology model"). Damit hängt auch die Frage zusammen, auf welche Weise Depressionen zu einer Verschlechterung der Prognose bei bestehender Herzerkrankung beitragen. Diskutiert werden derzeit verschiedene Modelle:

▶ Arteriosklerotische Prozesse begünstigen sowohl die Entwicklung der Koronaren Herzkrankheit als auch die der Depression, besonders wenn der Depressionsbeginn im fortgeschrittenen Alter liegt.

▶ Beiden Störungsbildern liegt eine Entgleisung in der zentralnervösen Steuerung des autonomen Nervensystems zugrunde.

▶ Depressionen führen zu ungünstigem Gesundheitsverhalten.

Diese Erkenntnisse sind von praktischer Bedeutung für die Gesundheitsförderung und Therapie von Herzerkrankten:

▶ Wenn Depressionen unbehandelt bleiben, ist von einer weiteren Verschlechterung der Herzerkrankung auszugehen.

▶ Depressive Herz-Patienten folgen den ärztlichen Ratschlägen weniger gut (z. B. bei der Medikamenteneinnahme).

▶ Die notwendigen Veränderungen in Ernährung, Bewegung und Arbeitsbelastung sind für depressive Herz-Patienten ungleich schwerer durchzuführen als für nichtdepressive.

2.3 Klinisch-psychologische Diagnostik bei Herz-Kreislauf-Erkrankungen

2.3.1 Gesprächsführung und Etablierung einer therapeutischen Beziehung

Viele Herz-Patienten stehen dem Gedanken, dass auch psychische Faktoren an der Entstehung oder dem weiteren Verlauf der Herzerkrankung beteiligt sein könnten, äußerst misstrauisch gegenüber. Am Anfang des Gesprächs sollte deshalb zunächst auf allgemeine Bereiche des Gesundheitsverhaltens eingegangen werden, beispielsweise auf Fragen zur Anpassung an die neue Situation nach der Diagnose der Herzerkrankung:

▶ „Wie kommen Sie mit Ihrem Leben zurecht, jetzt nach der Diagnose?"

▶ „Haben Sie Schwierigkeiten bei der Medikamenteneinnahme?"

▶ „Wie schwer fällt Ihnen die Umstellung in der Ernährung?"

Darüber hinaus sind Prinzipien der „motivationalen Gesprächsführung" äußerst hilfreich bei der Etablierung einer therapeutischen Beziehung:

▶ Nutzen von Widerstand: Patienten haben oft eine ambivalente Einstellung gegenüber den Therapievorschlägen. Erst wenn die Gründe, die für den Patienten für oder gegen eine Befolgung dieser Therapievorschläge sprechen, herausgearbeitet sind, kann er sich auch entscheiden.

▶ Empathie: Im Sinne einer positiven Einstellung des Therapeuten gegenüber dem Patienten ist Empathie die Voraussetzung für eine tragfähige therapeutische Beziehung. Äußern Sie Verständnis für die Probleme des Patienten, verbal und nonverbal.

▶ Nicht argumentieren: Lassen Sie den Patienten seine eigenen Schlüsse bei der Entscheidungsfindung ziehen. Stellen Sie Fragen, aber überreden Sie ihn nicht.

▶ Diskrepanz: Fördern Sie die Bestimmung des Ist- und zu erreichenden Soll-Zustands („Wo befinde ich mich heute und wo möchte ich hin?"). Die erlebte Diskrepanz zwischen diesen beiden Zuständen kann stark motivierend wirken.

▶ Selbstwirksamkeit: Der Soll-Zustand muss in erreichbarer Nähe sein. Nur wenn der Patient glaubt, das gesteckte Ziel erreichen zu können, wird er den Ist-Zustand verändern.

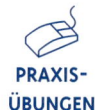

Es ist äußerst wichtig, mit dem Patienten am Anfang dieses Gesprächs eine tragfähige therapeutische Beziehung aufzubauen. Erst wenn dies gelungen ist, können auch andere psychologisch-diagnostisch wichtige Bereiche wie Angst und Depression angesprochen werden. Ein Dialogbeispiel für das Erstgespräch findet sich auf der Internet-Seite zu diesem Kapitel.

2.3.2 Gesundheitsrelevantes Risikoverhalten

Die Ergebnisse zur Bedeutung der etablierten verhaltensbezogenen Risikofaktoren für Herz-Kreislauf-Erkrankungen bedeuten für den Einzelnen oft große Einschnitte in bisherige Lebensgewohnheiten:

▶ Ernährung umstellen
▶ mehr Bewegung
▶ Rauchen aufgeben
▶ weniger Alkohol trinken
▶ Gewicht verlieren
▶ Stress abbauen

Wie stark die Motivation zur Verhaltensänderung ist, kann vom Erkrankungsstadium abhängen. Ein Patient, der nur aufgrund erhöhter Blutfettwerte die Ernährung umstellen und Gewicht verlieren soll, wird eine geringere Motivation haben als ein Patient, der ernsthafte Beschwerden oder bereits einen Herzinfarkt erlitten hat. Auch das subjektive Krankheitsmodell des Patienten spielt eine entscheidende Rolle. Nur wenn der Patient der Überzeugung ist, dass bestimmte Verhaltensweisen mit seiner Erkrankung zusammenhängen, wird er sie auch verändern wollen.

Bei der Beurteilung der Motivation zur Verhaltensänderung ist die Anwendung von Gesundheitsverhaltensmodellen hilfreich (z. B. „Health Action Process Approach", Transtheoretisches Modell), weil diese die psychischen Prozesse auf dem Weg zum Verhalten in eine zeitliche Abfolge bringen:

▶ Präkontemplation
▶ Kontemplation
▶ Präparation
▶ Aufnahme des Verhaltens
▶ Aufrechterhaltung

Fünf kognitive Faktoren beeinflussen dabei den Fortschritt von der Präkontemplation bis zur Aufrechterhaltung des Gesundheitsverhaltens, jedenfalls solange sie unter willentlicher Kontrolle stehen:

▶ Ergebniserwartungen („Wenn ich weniger fettreich esse, sinkt mein Cholesterinspiegel – und ich nehme ab")
▶ wahrgenommene Selbstwirksamkeit („Es wird mir gelingen, meine Ernährung umzustellen")
▶ wahrgenommene persönliche Bedrohung („Ich habe bereits Beschwerden")
▶ wahrgenommene Schwere des Problems („Ich könnte an einem Herzinfarkt sterben")
▶ wahrgenommene soziale Erwünschtheit (soziale Normen) („Meine Familie wünscht sich, dass ich gesünder lebe")

In der Diagnostik der Motivationslage von Herz-Kreislauf-Kranken ist es sinnvoll, im Gespräch diese Bereiche abzuklären und das Ergebnis bei der Planung der nächsten Therapieschritte zu berücksichtigen. Zusätzlich kann es angezeigt sein, andere in die Behandlung des Patienten involvierte Kollegen auf den Prozesscharakter der Veränderung von Gesundheitsverhalten aufmerksam zu machen, um realistische Ziele zu setzen.

Adhärenz – Beachtung der therapeutischen Handlungsempfehlungen

Ein besonderer Bereich des gesundheitsrelevanten Risikoverhaltens betrifft die Beachtung medizinischer Behandlungs- und Rehabilitationsmaßnahmen. Für den Erfolg der meisten medizinischen Maßnahmen in der Behandlung chronisch Erkrankter ist die Beachtung der therapeutischen Handlungsempfehlungen (z. B. die regelmäßige Einnahme von Medikamenten) von ausschlaggebender Bedeutung. Um die Behandlung zu optimieren, empfiehlt es sich daher, die Behandlungsmotivation auch in diesem Bereich zu klären. Zur diagnostischen Beurteilung gibt es eine Reihe von Fragebögen. Allerdings sollte im Gespräch auch immer nach wahrgenommenen Barrieren bei der Befolgung der therapeutischen Handlungsempfehlungen gefragt werden.

2.3.3 Psychische Störungen

Patienteninterview

Nach der Besprechung von Gesundheitsrisiken sollten im Interview Informationen zur vergangenen und aktuellen psychologischen Krankengeschichte erfragt werden. Weil Herz-Patienten oft an einer Angststörung oder Depression erkranken, ist es wichtig, in der klinisch-psychologischen Diagnostik vor allem diesen Bereichen besondere Aufmerksamkeit zu schenken. Bei der Beurteilung von körperlichen Symptomen als Indikatoren einer Angststörung oder Depression ist zu berücksichtigen, dass einige der Beschwerden (z. B. Müdigkeit, Antriebslosigkeit, Herzrasen, Konzentrationsschwierigkeiten) auch durch die körperliche Erkrankung verursacht oder durch die verordneten Medikamente hervorgerufen werden können. Um die Bedeutung dieser Symptome für eine psychische Störung besser einschätzen zu können, ist die Befragung des Patienten in einem Gespräch besonders wichtig. Beispielsweise kann im Gespräch genauer nach den Umständen gefragt werden, in denen Angst, Traurigkeit und bestimmte Gedanken auftauchen. Dies ist bei der differentialdiagnostischen Einordnung hilfreich, d. h. bei der Entscheidung, ob ein Symptom der Herz-Kreislauf-Erkrankung oder einer psychischen Störung zuzuschreiben ist. Beschwerden, die symptomatisch für eine Angststörung sein können, werden oft als extreme Gesundheitssorgen geäußert. Ein schnell durchführbares Screening ist auf der Internet-Seite aufgeführt.

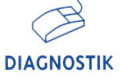

DIAGNOSTIK

Entweder als Teil der depressiven Symptomatik oder unabhängig davon äußern Herz-Patienten häufig Gefühle der Irritierbarkeit, des Ärgers und der Wut. Diese Beobachtung hat schon vor vielen Jahren dazu geführt, dem Umgang mit Ärger und Feindseligkeitsgefühlen eine besondere ätiologische Bedeutung für Herz-Kreislauf-Erkrankungen zu geben. Das bekannteste dieser psychologischen Konstrukte ist das Typ-A-Verhaltensmuster, das u. a. durch die folgenden Eigenschaften definiert wird:

▶ schnelle, laute und akzentuierte Sprechweise
▶ Ungeduld und kurze Antwortlatenzen
▶ Feindseligkeit
▶ Wettbewerbsorientierung
▶ hohe Zielorientierung

Mittlerweile verdichten sich die Hinweise darauf, dass nicht das Typ-A-Verhaltensmuster in seiner Ganzheit für die Ätiologie wichtig ist, sondern hauptsächlich die Bereiche „Feindseligkeit"

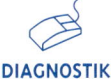

DIAGNOSTIK

und „inadäquater Ärger". Daher sollten diese in der Diagnostik ebenfalls berücksichtigt werden. Das „Video Taped Clinical Examination for Type A Behavior" von Friedman und Powell (1984) ist ein Interviewleitfaden, der zur Quantifizierung des Typ-A-Verhaltens entwickelt wurde. Dieses Interview kann als Ganzes oder auch nur in Teilen zur Diagnostik von Feindseligkeit und inadäquatem Ärger eingesetzt werden.

Strukturierte Interviews. Als Interviewleitfaden für die Diagnostik psychischer Beeinträchtigungen und Störungen haben sich das DIPS (= Diagnostisches Interview bei psychischen Störungen) und das SKID (= Strukturiertes Klinisches Interview für DSM-IV) bewährt. Diese beiden strukturierten Interviews gewährleisten eine kategoriale Zuordnung von Symptomen zu den psychischen Störungen, die in den international anerkannten Klassifikationssystemen DSM-IV und ICD-10 definiert werden. Dies ist sehr wichtig, da die Diagnose einer psychischen Störung Behandlungskonsequenzen nach sich zieht. Allerdings werden in der kategorialen Diagnostik „Alles-oder-nichts"-Entscheidungen getroffen; d. h., eine psychische Störung wird nur dann diagnostiziert, wenn alle erforderlichen Zeit-, Verlaufs- und Beeinträchtigungskriterien erfüllt sind. Manche Patienten erfüllen nicht das Vollbild einer Störung, leiden aber trotzdem unter einer behandlungswürdigen Beeinträchtigung.

Fragebögen

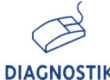

DIAGNOSTIK

Zusätzlich zur kategorialen Diagnostik empfiehlt sich eine dimensionale Beurteilung durch Fragebögen, da mit dieser Methode auch subklinische Beschwerden erfasst werden. Diese Fragebögen geben auch Aufschluss über andere, in der Therapieplanung wichtige Bereiche wie Krankheitsbewältigung und Gesundheitsverhalten. Die Fragebögen, die sich in der Diagnostik des Gesundheitsverhaltens, der psychischen Beeinträchtigungen und der Ärger-Neigung bei Herz-Kreislauf-Patienten bewährt haben, sind im Internet-Auftritt zu diesem Kapitel aufgeführt.

2.4   Psychologische Behandlungsverfahren

2.4.1   Gesundheitsförderung (Abbau von Risikoverhalten)

Gesundheitsfördernde Maßnahmen bei Herz-Kreislauf-Patienten finden vor allem im Rahmen von Rehabilitationsprogrammen für Herzkranke statt. Die Ziele der multidisziplinären, ganzheitlichen „kardiologischen Rehabilitation" sind die weitgehende Wiederherstellung oder Erhaltung körperlicher, psychischer und sozialer Leistungsfähigkeit und Lebensqualität. Langfristige sekundärpräventive Strategien sollen dazu beitragen, die Progression des Krankheitsprozesses zu verlangsamen und die Wahrscheinlichkeit für weitere koronare Ereignisse zu reduzieren.

Um diese Ziele zu erreichen, werden in Rehabilitationsprogrammen Behandlungselemente wie Bewegungsprogramme (z. B. in Koronarsportgruppen), Ernährungsberatung, Patientenschulung (Wissensvermittlung über Herz-Kreislauf-Krankheiten) und manchmal auch psychotherapeutische Interventionen kombiniert. Dazu ist die Zusammenarbeit von Fachkräften aus unterschiedlichen Fachdisziplinen nötig. Abhängig vom eigentlichen Behandlungsort können rehabilitative Maßnahmen in Krankenhäusern, Rehabilitationszentren oder in der privaten Praxis durchgeführt werden.

Obwohl kognitiv-verhaltenstherapeutische Methoden erfolgreich bei Strategien der langfristigen Änderung von Risikoverhalten eingesetzt werden können, findet dies in der Praxis leider noch viel zu selten statt. Vor allem Strategien wie Selbstkontrolltechniken, Zielsetzungsstrategien, Aktivitätsaufbau, Stimuluskontrolle und Verstärkung beim Erreichen des definierten Verhaltensziels können erfolgreich in der Gesundheitsförderung eingesetzt werden.

2.4.2 Psychotherapie

Kognitive Verhaltenstherapie

Die Kognitive Verhaltenstherapie ist nachweislich die erfolgreichste psychologische Therapie bei Angststörungen und Depression. Bislang gibt es allerdings nur wenige Studien, die die Wirksamkeit dieser Therapieform bei Herz-Kreislauf-Patienten untersuchen. In einer multizentrisch angelegten, randomisierten, kontrollierten Studie („ENRICHED", Carney et al., 2004) wurden Herzinfarkt-Patienten, die hohe Depressionswerte und/oder geringe soziale Unterstützung aufwiesen, mit Kognitiver Verhaltenstherapie behandelt. Bei schwerer depressiver Symptomatik wurden zusätzlich Antidepressiva gegeben. Bei den Interventionsteilnehmern ging die Depressionssymptomatik stärker zurück als bei der nicht psychotherapeutisch behandelten Kontrollgruppe. Auf den Genesungsverlauf nach dem Herzinfarkt hatte die Psychotherapie jedoch keinen Einfluss. Allerdings zeigte sich in einer nachträglich durchgeführten Analyse, dass diejenigen Patienten, die trotz psychotherapeutischer und medikamentöser Therapie keine Verbesserung in ihrer Depression erreichten, nach mehr als einem halben Jahr nach dem Infarkt eine höhere Sterbewahrscheinlichkeit hatten als die Patienten, deren Depression sich gebessert hatte.

Zur psychotherapeutischen Behandlung von Angststörungen bei Herz-Patienten gibt es bislang noch keine Ergebnisse. Grundsätzlich sind alle Verfahren der Kognitiven Verhaltenstherapie zur Behandlung von Angststörungen bei Herz-Patienten geeignet. Allerdings ist zu beachten, dass sich in der Literatur immer wieder der Hinweis findet, dass die massierte Reizkonfrontation bei Patienten mit einer Herz-Kreislauf Erkrankung kontraindiziert ist – vermutlich, weil befürchtet wird, dass die Herzfrequenzanstiege, die bei dieser Form der Konfrontationsbehandlung auftreten können, bei einer Koronaren Herzkrankheit möglicherweise zur Angina pectoris, zu Arrhytmien oder gar zu einem Herzinfarkt beitragen könnten. Obwohl es für diese Annahme keine empirischen Belege gibt, ist dieses Risiko nicht ganz auszuschließen. Es wird aus Vorsichtsgründen deshalb davon abgeraten, Verfahren der massierten Reizkonfrontation bei Herz-Patienten einzusetzen.

In einer Meta-Analyse (Rees et al., 2004) untersuchten die Autoren die Wirkung von Psychotherapie und Stressreduktionstrainings auf die Prognose von Koronar-Patienten. Zwar ließen sich keine nachweisbaren Effekte dieser psychologischen Interventionen auf die Wahrscheinlichkeit eines erneuten Infarkts oder die Sterblichkeit nachweisen – doch die Patienten in den Psychotherapiegruppen zeigten eine signifikante Besserung ihrer psychischen Beeinträchtigung. Beide Ergebnisse stehen den Autoren zufolge noch auf unsicheren Beinen, da die Anzahl der methodisch gut durchgeführten Studien in diesem Bereich noch klein ist. Allerdings ist es wichtig, festzuhalten, dass eine Verbesserung von Depressivität und Angst zu einer besseren Wirkung der gesundheitsfördernden Maßnahmen führt.

> Der bisherige Stand der Forschung zeigt keine nachweisbaren Effekte von Psychotherapie auf die Langzeitprognose von Herz-Patienten. Allerdings ist eine Depression oder Angststörung in jedem Fall behandlungsbedürftig.

2.4.3 Pharmakotherapie

Die medikamentöse Therapie einer Depression fortgeschrittenen Schweregrades verbessert nachweislich die Lebensqualität des Patienten. Eine Verbesserung der Prognose in Bezug auf Lebensdauer und Herzinfarktrisiko ist jedoch bisher nicht nachgewiesen. Selektive Serotonin-Wiederaufnahmehemmer (SSRI) haben bei einer den trizyklischen Antidepressiva vergleichbaren antidepressiven Wirkung deutlich weniger kardiovaskuläre Nebenwirkungen. Eine Nebenwirkung der SSRI ist die Hemmung der Funktion der Blutplättchen. Da diese zur Arteriosklerose beitragen, könnte diese Nebenwirkung möglicherweise zur weiteren Senkung des kardiovaskulären Risikos beitragen. Wenn allerdings andere Medikamente zur Hemmung der Blutplättchen gegeben werden (Thrombozytenaggregationshemmer), könnte die gleichzeitige Einnahme von SSRI auch die Blutungsneigung erhöhen.

Johanniskraut kann zu unerwünschten Wechselwirkungen mit Herz-Kreislauf-Medikamenten führen.

2.4.4 Wechselwirkung von Gesundheitsförderung, Psychotherapie und Pharmakotherapie

Häufig werden die vielfältigen Wechselwirkungen zwischen den verschiedenen Behandlungsbereichen übersehen. Psychische Begleiterkrankungen wie depressive Störungen und damit verbundene Gefühle wie Hoffnungslosigkeit und Skepsis verringern die Behandlungsmotivation. Ein Patient, der nicht an die Veränderbarkeit seiner Problematik glaubt, ist auch nicht motiviert, daran zu arbeiten. Unabhängig vom Therapieansatz (ob Psychotherapie oder Pharmakotherapie) ist eine Besserung der depressiven Beschwerden daher oft von entscheidender Bedeutung für die Behandlungsmotivation und Adhärenz – und somit für den Erfolg der Gesundheitsförderung und Rehabilitation. Andere Wechselwirkungen betreffen eine möglicherweise positive Wirkung von Gesundheitsförderung auf das psychische Wohlbefinden: Körperliche Aktivität verringert nicht nur das kardiovaskuläre Risiko (z. B. durch Gewichtsabnahme, Reduktion von ungünstigen Blutfetten, Erhöhung der körperlichen Leistungsfähigkeit), sondern bessert auch depressive Stimmungen. Diese stimmungsaufhellende Wirkung von körperlicher Aktivität wird mit kognitiven Prozessen (z. B. Verbesserung des Selbstvertrauens, Ablenkung von unangenehmen Gedanken und Gefühlen) und Veränderungen in Neurotransmittern in Verbindung gebracht (Noradrenalin, Serotonin, Dopamin, Endorphine). Damit wird der Erfolg einer möglicherweise stattfindenden Psychotherapie oder antidepressiven Pharmakotherapie optimiert.

2.5 Behandlung in der Praxis

Medizinische Behandlung

Die medizinische Behandlung von Herz-Kreislauf-Patienten findet – je nach Art, Schwere und Stadium der Erkrankung – in Krankenhäusern, Rehabilitationseinrichtungen oder in der ambulanten Praxis statt. Die Rehabilitation nach einem Herzinfarkt folgt einem Phasenmodell (s. Übersicht).

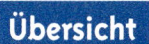

Phasen-Einteilung der Rehabilitation nach einem Herzinfarkt

Phase 1	Akutversorgung (bis zu 2 Wochen)
Phase 2	Anschlussheilbehandlung (3 bis 4, u. U. bis zu 6 Wochen)
Phase 3	Rehabilitation zu Hause

Psychologische Behandlung

Das psychologische Behandlungsangebot in der Praxis richtet sich nach dem Behandlungsstadium, d. h. danach, ob sich der Patient in der Akutversorgung im Krankenhaus befindet, zur Rehabilitation in ein Rehabilitationszentrum überwiesen oder nach Hause entlassen wurde.

Während der Phase der Akutversorgung, beispielsweise nach einem Herzinfarkt, sind die Ziele der psychologischen Betreuung vor allem die Beruhigung und die Förderung optimistischen Denkens beim Patienten. Dies ist nicht der Zeitpunkt für die Erinnerung an „Verhaltenssünden" (Ernährungsfehler, Bewegungsmangel etc.), Stress oder andere ungünstige Verhaltensweisen, die wahrscheinlich zur Erkrankung beigetragen haben. Erst in der Phase der Rehabilitation, d. h. während der Anschlussheilbehandlung und in der Rehabilitation zu Hause, liegt der Fokus zunehmend auf der Übernahme von Verantwortung für die Erkrankung, nicht im Sinne einer Schuldzuweisung, sondern als Chance für die Möglichkeit, selbst etwas zur Veränderung beitragen zu können.

Wie könnte ein ambulantes Behandlungsangebot aussehen, das diese Punkte berücksichtigt? Das Therapieangebot sollte

▶ dem Patienten helfen, Risikoverhalten weitgehend zu modifizieren (unter ausdrücklicher Berücksichtigung psychologischer Konzepte wie flexible Kontrolle, Selbstwirksamkeitsüberzeugung etc.);

▶ psychische Folgeprobleme wie Depression und Angst berücksichtigen.

Der Schwerpunkt einer solchen therapeutischen Maßnahme liegt ausdrücklich nicht auf der kurzfristigen Optimierung von körperlicher Leistungsfähigkeit und des Risikofaktorenprofils, sondern darauf, den Patienten zum eigenverantwortlichen Umgang mit krankheitsbedingten Anforderungen zu befähigen, Hilfe zur Selbsthilfe zu leisten und den Patienten „Empowerment" zu vermitteln, also die Patientenkompetenzen zu fördern. Rehabilitation im ambulanten Setting sollte primär das Leben mit einer chronischen Erkrankung nach dem Rehabilitationsprogramm im Blickfeld haben.

Übergreifende Therapiekomponenten sind:

▶ Motivationsförderung

▶ Erlernen von Strategien des selbstständigen Lernens und Informierens

▶ Gesundheitsbildung

▶ auf das Verhalten ausgerichtete Interventionen (Skills-Training, d. h. Fertigkeiten-Training; Möglichkeiten zur Erprobung und Verstärkung dieser Fertigkeiten)

Dazu kommt als wichtige Komponente eine Individualisierung des Rehabilitationsprogramms, und zwar aus mehreren Gründen:

▶ Unterschiedliche Indikationsgruppen bedürfen möglicherweise einer unterschiedlichen Gewichtung von Therapiekomponenten (z. B. Ältere versus Jüngere, multiple Komorbidität versus „unkomplizierte" Koronare Herzerkrankung).

- Die Nutzung von Ressourcen kann so optimiert werden.
- Verhaltensveränderungen und die daran beteiligten Prozesse sind durch die Einbeziehung subjektiver Wertevorstellungen und persönlicher Ziele eher zu erreichen bzw. basieren auf ihr.

**PRAXIS-
ÜBUNGEN**

Ein Vorschlag zum psychotherapeutischen Vorgehen in der ambulanten Rehabilitation, der einzel- und gruppentherapeutische Elemente verbindet, ist auf der Internet-Seite zu diesem Kapitel skizziert.

Zusammenfassung

Herz-Kreislauf-Erkrankungen sind die häufigste Todesursache in unserer Gesellschaft. Die wichtigste und häufigste Störung ist die Arteriosklerose, die zu Herzinfarkt, Angina pectoris, Schlaganfall und peripherer Verschlusskrankheit führen kann. Zu den zweifelsfrei nachgewiesenen Risikofaktoren für die Arteriosklerose gehören Rauchen, erhöhte Blutfette, Bluthochdruck, Diabetes mellitus und familiäre Belastung. Zu den psychosozialen Risikofaktoren zählen soziale Isolation, niedriger sozio-ökonomischer Status, Feindseligkeit und Depression. Häufige psychische Begleiterkrankungen sind Depression und Angst. Depressionen verschlechtern die Prognose für den Verlauf der Herzerkrankung. Dieser Effekt ist unabhängig von anderen Risikofaktoren. Depressionen müssen deshalb bei der Diagnostik und Therapie von Herzkranken unbedingt berücksichtigt werden.

Klinisch-psychologische Behandlungen werden im Rahmen von Rehabilitationsprogrammen oder als einzeltherapeutische Maßnahme eingesetzt. Der bisherige Stand der Forschung zeigt keine nachweisbaren Effekte von Psychotherapie auf die Langzeitprognose von Herz-Patienten. Psychotherapeutische Verfahren liefern jedoch einen wichtigen Beitrag zum Abbau von Risikoverhaltensweisen, zur Verbesserung von Angst- und Depressionssymptomatik und zu einer besseren Lebensqualität. Das psychologische Behandlungsangebot in der Praxis richtet sich auch nach dem Behandlungsstadium, also danach, ob sich der Patient in der Akutversorgung im Krankenhaus befindet, zur Rehabilitation in ein Rehabilitationszentrum überwiesen oder nach Hause entlassen wurde.

Verständnisfragen

- Welche Risikofaktoren für Herz-Kreislauf-Krankheiten kennen Sie, und durch welche Verhaltensweisen werden diese begünstigt?
- Welche kognitiven Faktoren sind beim Aufbau von Gesundheitsverhalten wichtig?
- Welche psychischen Störungen und Auffälligkeiten sind häufig bei Herz-Kreislauf-Patienten? Wie erklärt man sich dies?
- Was ist beim Erstgespräch mit Herz-Kreislauf-Patienten zu beachten?
- Wie werden Depressionen und Angststörungen bei Herz-Patienten behandelt? Was ist dabei zu beachten?

▶ Bjarnason-Wehrens, B. et al. (2007). Deutsche Leitlinie zur Rehabilitation von Patienten mit Herz-Kreislauferkrankungen. Clinical Research in Cardiology, Suppl 2: III/1–III/54. DOI: 10.1007/s11789-007-0001-0.
Umfangreiche Zusammenfassung zum Forschungsstand und Empfehlungen zur Rehabilitation von Herz-Kreislauf-Kranken.

▶ Jordan, J., Bardé, B. & Zeiher, A.M. (Eds.) (2007). Contributions Toward Evidence-Based Psycho-cardiology: A systematic review of the literature. Washington, D.C.: American Psychological Association.
Umfangreiche und methodisch-kritische Übersicht der Studien zur Rolle psychischer Faktoren bei Herz-Kreislauf-Erkrankungen über die letzten 15 Jahre. Detaillierte Beschreibung der meta-analytischen Strategien. Daher hervorragend geeignet, um sich mit methodischen Fragen auseinanderzusetzen und bisherige Ergebnisse kritisch zu hinterfragen.

3 Chronisch-obstruktive Lungenerkrankung (COPD)

Was Sie in diesem Kapitel erwartet

Die Chronisch-obstruktive Lungenerkrankung (COPD) ist weltweit die vierthäufigste Todesursache. Weil sie nicht heilbar ist, versucht man, durch therapeutische Maßnahmen die Lebensqualität der Erkrankten zu verbessern. Angststörungen und Depressionen sind häufige psychische Begleiterkrankungen der COPD, die sich ungünstig auf den Krankheitsverlauf auswirken und die Lebensqualität weiter einschränken. Klinisch-psychologische Behandlungen werden im Rahmen von Rehabilitationsprogrammen oder als einzeltherapeutische Maßnahme eingesetzt. Sie liefern einen wichtigen Beitrag zur Verbesserung der Behandlungsadhärenz (z. B. Medikamenteneinnahme), zur Verbesserung von Angst- und Depressionssymptomatik und zu einer besseren Lebensqualität. Differentialdiagnostisch und therapeutisch ist es wichtig, angstbedingte und COPD-bedingte Atemnot zu unterscheiden.

3.1 Ursachen und Entwicklung der COPD

3.1.1 Epidemiologie und Risikofaktoren

Der Begriff „Chronisch-obstruktive Lungenerkrankung" („chronic-obstructive pulmonary disease", COPD) ist ein Sammelbegriff für eine Gruppe von Krankheiten, bei denen Husten, vermehrter Auswurf und Atemnot bei Belastung auftritt. Die beiden wichtigsten Krankheitsbilder, die zur COPD gehören, sind

▶ die chronisch-obstruktive Bronchitis (andauernde entzündliche Veränderung der Bronchien),

▶ das Lungenemphysem (nicht mehr umkehrbare Überblähung der Lungen und Zerstörung der am Gasaustausch beteiligten Lungengewebsstrukturen).

Bei beiden Krankheitsbildern ist vor allem die Ausatmung behindert. Die COPD führt zu einer andauernden und fortschreitenden Schädigung des Lungengewebes. Dadurch wird die Lungenfunktion eingeschränkt und bei weiterem Fortschreiten der Erkrankung immer schlechter.

Weltweit sind derzeit 600 Millionen Menschen an COPD erkrankt. In Deutschland wird die Zahl der Erkrankten auf etwa 8 Millionen geschätzt, wobei ein großer Teil der Erkrankungen vermutlich unerkannt bleibt. Damit muss von einem globalen Problem gesprochen werden. Nach Schätzungen der Weltgesundheitsorganisation ist die COPD derzeit weltweit die vierthäufigste Todesursache. Schon in 20 Jahren wird sie – nach Herzinfarkt und Schlaganfall – an dritter Stelle stehen. Von den zehn am häufigsten zum Tode führenden Krankheiten ist sie die einzige, deren Häufigkeit zunimmt. Die derzeit weltweite Zunahme der COPD-Neuerkrankungen ist vor allem auf einen stark steigenden Frauenanteil zurückzuführen, während die COPD-Prävalenz bei Männern inzwischen ein Plateau erreicht hat.

Nahezu alle COPD-Patienten sind Raucher, ehemalige Raucher oder dem Passivrauchen ausgesetzte Menschen. Rauchen führt zu einer hohen Konzentration von freien Sauerstoffradikalen im Atemtrakt, was zu einer bleibenden Schädigung des Lungengewebes führt. Weitere Ursachen sind eine hohe Belastung der Atemluft mit Schwefeldioxid, giftigen Gasen oder organischem und anorganischem Staub, wie sie in manchen Arbeitsbereichen gehäuft auftritt, z. B. in Baumwollfabriken, Webereien oder in der Kunststoffindustrie. Weiterhin besteht ein Zusammenhang zwischen akuten Atemwegsinfekten und der Entwicklung einer COPD. Virale Lungenentzündungen im Kindesalter erhöhen das Risiko, später an einer COPD zu erkranken. Ergebnisse der Zwillingsforschung und Familienstudien zeigen, dass auch genetische Faktoren eine Rolle spielen. Als vererbbarer Risikofaktor für COPD nachgewiesen ist ein seltener Gendefekt, der zu einer Stoffwechselerkrankung (Mangel an α1-Antitrypsin) und im Gefolge zu einem Lungenemphysem führt. Andere genetische Faktoren werden derzeit untersucht. Gemeinsam ist ihnen, dass sie an Entzündungsprozessen beteiligt sind und auf diesem Weg das COPD-Risiko erhöhen.

3.1.2 Medizinische Diagnostik und Stadieneinteilung

Die medizinische Diagnose richtet sich nach den Beschwerden des Patienten und nach den Ergebnissen des Lungenfunktionstests. Zur Überprüfung der Lungenfunktion wird häufig ein „Spirometer" verwendet. Dies ist ein Gerät, mit dem aufgezeichnet wird, wie viel Luft maximal ein- oder ausgeatmet werden kann oder wie schnell nach tiefster Einatmung innerhalb einer Sekunde wieder ausgeatmet werden kann (Test: Sekundenstoßtest; Ergebnis: Einsekundenkapazität).

Die neue COPD-Leitlinie der Deutschen Atemwegsliga (2007) empfiehlt zur Diagnostik die Erfassung des BODE-Index (ein multidimensionaler Wert):

▶ B: Body-Mass-Index (Körpermasse-Index)
▶ O: Obstruction (Behinderung des Luftstroms)
▶ D: Dyspnoea (Atemnot)
▶ E: Exercise Capacity (körperliche Belastbarkeit)

Durch die Kombination von Körpermasse-Index, Einsekundenkapazität, Atemnot und körperlicher Belastbarkeit wird eine bessere Vorhersage des Krankheitsverlaufs ermöglicht als durch die Einsekundenkapazität alleine.

Abhängig von den BODE-Index-Ergebnissen und den Beschwerden des Patienten wird die Erkrankungsschwere oft in Stadien eingeteilt:

▶ Stadium 1: mild; Lungenfunktion eingeschränkt
▶ Stadium 2: mäßig; Lungenfunktion weiter eingeschränkt, Atemnot bei körperlicher Belastung
▶ Stadium 3: schwer; Lungenfunktion stark eingeschränkt, ständige Atemnot, manchmal Herzschwäche (Rechtsherzinsuffizienz)

Diese Stadieneinteilung wird oft als therapeutisch relevante Leitlinie zur Entscheidung über Behandlungsmaßnahmen verwendet. Dies ist problematisch, da es derzeit noch kein allgemein akzeptiertes System der Einteilung in Schweregrade der COPD gibt, so dass derselbe Patient abhängig vom verwendeten Stadiensystem unterschiedlich behandelt werden würde.

3.1.3 Krankheitsverlauf

Menschen mit einer COPD haben möglicherweise schon seit Jahren Symptome wie Husten und vermehrten Auswurf, ohne dass diesen viel Beachtung geschenkt wurde. In gewisser Weise gelten diese Symptome als „normal" für Raucher. Daher wird die COPD umgangssprachlich auch als „Raucherlunge" bezeichnet, der damit einhergehende Husten als „Raucherhusten". Mit zunehmendem Fortschreiten der Erkrankung merken die Betroffenen, dass sie im Alltag, besonders bei körperlicher Belastung, nicht mehr so leistungsfähig sind wie früher und suchen erst dann ärztlichen Rat. Wenn dieser Punkt in der Krankheitsentwicklung erreicht wird, ist die Lungenfunktion allerdings schon fast auf die Hälfte dessen zurückgegangen, was für gesunde Alters- und Geschlechtsgenossen normal wäre.

Die verminderte Leistungsfähigkeit führt oft dazu, dass körperliche Aktivitäten zunehmend vermieden werden, sich dadurch die Lungenfunktion weiter verschlechtert und Muskelkraft und körperliche Fitness abnehmen. Dies trägt zum Fortschreiten der Erkrankung bei.

COPD ist nicht heilbar

Wenn das Rauchen aufgegeben wird, ist zwar eine vorübergehende Verbesserung der Lungenfunktion zu erreichen, die Erkrankung schreitet jedoch weiter fort. Oft gibt es Phasen der relativen Stabilität, die von akuten Schüben der Verschlechterung unterbrochen werden. Durchschnittlich sind Patienten bis zu dreimal im Jahr von solchen so genannten „Exazerbationen" betroffen, die fast immer zu einer Krankenhauseinweisung führen. Die Hauptsymptome einer Exazerbation sind die Zunahme der Atemnot und vermehrte Produktion von Schleim, der eitrig sein kann, wenn eine bakterielle Infektion vorliegt.

Häufige Komplikation bei fortschreitender Erkrankung ist ein Gewichtsverlust, bedingt durch den erhöhten Kalorienbedarf (erhöhter Stoffwechsel) aufgrund der Lungenerkrankung. Entscheidend verschlimmert wird dies oft dadurch, dass viele COPD-Patienten nicht ausreichend essen, so dass die betroffenen Personen oft mangelernährt sind und immer mehr an Gewicht verlieren.

3.1.4 Medizinische Behandlung

Das Ziel der medizinischen Behandlung besteht darin, das Fortschreiten der Erkrankung zu mindern und die Lebensqualität des Patienten zu verbessern. Das setzt voraus, dass alle weiteren schädigenden Einflüsse konsequent vermieden werden. Dazu muss das Rauchen aufgegeben werden, auch eventuelles Passivrauchen ist zu vermeiden. Die medikamentöse Behandlung besteht vorwiegend in der Gabe von Medikamenten, die die Bronchien erweitern und damit die Ausatmung erleichtern. Bei akuten bakteriellen Infektionen werden Antibiotika verschrieben, da jede weitere Lungeninfektion das Fortschreiten der Erkrankung begünstigt. Ist die Sauerstoffaufnahmefähigkeit der Lunge durch den Schweregrad der Erkrankung chronisch eingeschränkt, kann durch eine Sauerstoff-Langzeittherapie oder verschiedene Beatmungsformen eine Verbesserung der Lebensqualität und eine Erhöhung der Lebenserwartung erreicht werden.

3.1.5 Körperliche Begleiterkrankungen

Die Einschränkung der Lungenfunktion ist mit einem erhöhten Risiko verbunden, an der Koronaren Herzkrankheit oder an Lungenkrebs zu erkranken. Zu den weiteren häufigen Begleiterkrankungen der COPD gehören Schlaflosigkeit, Nasennebenhöhlenentzündungen, Migräne und Magen- und Zwölffingerdarmgeschwüre. Epidemiologische Schätzungen zeigen, dass bis zu 75 Prozent der COPD-Patienten an einer oder zwei dieser Begleiterkrankungen erkranken.

3.2 Häufige psychische Begleiterkrankungen von COPD

3.2.1 Depression

COPD-Patienten sind häufig deprimiert über den Verlust ihrer körperlichen Leistungsfähigkeit, pessimistisch und hoffnungslos in Bezug auf die Zukunft. Zu Gefühlen der Wertlosigkeit kommen oft Schuldgefühle darüber, durch ihr Rauchen entscheidend zu ihrer Erkrankung beigetragen zu haben – entgegen aller Warnungen und besseren Wissens. Nach einer optimistischen Phase zu Beginn der medizinischen Behandlung reagieren viele COPD-Patienten mit Depressionen, wenn die Grenzen der Therapie und die Unheilbarkeit der Erkrankung deutlich werden. Bis zu einem Viertel der Patienten leiden auch im weiteren Krankheitsverlauf an klinischen Depressionen oder depressiven Verstimmungen. Depressionstypische Symptome wie Gewichtszunahme und -abnahme, Schlaflosigkeit und Konzentrationsschwächen sind häufig, können aber auch Folgen der durch die COPD verursachten physiologischen Veränderungen sein.

3.2.2 Angststörungen

Zusätzlich zu Depressionen leiden COPD-Patienten auch häufig an Angst oder sogar Angststörungen. Derzeit wird geschätzt, dass wenigstens bei der Hälfte aller COPD-Patienten erhöhte Angst auftritt; Angststörungen wie die Generalisierte Angststörung und die Panikstörung mit Agoraphobie sind bis zu fünfmal so häufig wie in der Allgemeinbevölkerung (Vögele & von Leupoldt, 2008). Atembeschwerden und Erstickungsgefühle mögen dies zwar plausibel erscheinen lassen, aber das Ausmaß der Angst ist oft nicht mit der Schwere der Lungenfunktionseinschränkung erklärbar. Besonders bei Personen, die alleine leben, sind Atembeschwerden mit Todesangst verbunden, da niemand in erreichbarer Nähe ist, um ihnen bei Erstickungsanfällen helfen zu können. Viele Patienten vermeiden deshalb Alltagsaktivitäten und soziale Kontakte, was die soziale Isolation verschärft, die Gefahr einer depressiven Verstimmung erhöht und durch geringere körperliche Aktivität zu einer weiteren Verschlechterung des körperlichen Allgemeinzustandes führt. Ein Teufelskreis.

3.2.3 Neuropsychologische Symptome

Neuropsychologische Veränderungen bei COPD sind in der Regel auf die Sauerstoffunterversorgung des Gehirns zurückzuführen. Sie betreffen kognitive Leistungsbereiche wie das Abstraktionsvermögen, die Aufmerksamkeitsleistung und psychomotorische Geschwindigkeit und Genauigkeit. Unter Sauerstofftherapie kann oft eine Verbesserung dieser kognitiven Leistungen erreicht werden, besonders wenn diese kontinuierlich durchgeführt wird.

Einschränkungen der neuropsychologischen Funktionen üben einen entscheidenden Einfluss auf die Teilnahmefähigkeit des Patienten an psychologischer Therapie aus, so dass diese in der klinisch-psychologischen Diagnostik unbedingt berücksichtigt werden müssen.

3.2.4 Warum sind Angststörungen und Depressionen bei COPD besonders häufig?

Es ist nicht unwahrscheinlich, dass das Bewusstsein, an einer chronischen, das Leben beeinträchtigenden und unheilbaren Krankheit zu leiden, zu psychischen Beeinträchtigungen wie depressive Verstimmungen und Angst führt. Dies trifft aber genauso auf andere chronische Erkrankungen zu. In der Forschung weitgehend unbeantwortet sind in diesem Zusammenhang folgende Fragen:

▶ Warum erkranken einige COPD-Patienten psychisch, wohingegen andere ihre körperliche Erkrankung ohne krankheitsrelevante psychische Beeinträchtigung bewältigen?
▶ Gibt es Faktoren, die das Risiko eines COPD-Kranken für eine psychische Störung erhöhen bzw. vermindern?
▶ Woher stammt die hohe Prävalenz von Angststörungen und Depressionen bei COPD? Gibt es spezifische Faktoren, die das Auftreten ausgerechnet dieser beiden psychischen Störungen bei COPD begünstigen?

Risikofaktoren

Es gibt keine systematischen Zusammenhänge zwischen objektiv erhobenen Lungenfunktionsparametern und dem Depressions- oder Angststörungsrisiko. Zwar scheinen Depressionen bei jenen COPD-Patienten häufiger aufzutreten, die sich in einem sehr weit fortgeschrittenen Krankheitsstadium befinden und alleine leben. Aber die subjektiv empfundene Schwere der Symptome und die wahrgenommene körperliche Behinderung scheinen von insgesamt größerer Bedeutung für die Entwicklung einer Depression zu sein als die medizinisch diagnostizierte körperliche Leistungseinschränkung. Dies gilt insbesondere für das häufigste und deutlichste Symptom der COPD: die Atemnot. Patienten, die am meisten unter Atemnot leiden, obwohl sie in ihrer Ausprägung nicht unbedingt medizinisch begründbar ist, haben das größte Risiko, eine Angststörung zu entwickeln. Die psychischen Prozesse, die dabei eine Rolle spielen, sind dabei wohl denen sehr ähnlich, die man von Angst-Patienten kennt, die nicht lungenerkrankt sind:

> ! Katastrophisierende Fehlinterpretationen von Atembeschwerden führen zu ungünstigem Atemverhalten (Hyperventilation) und allgemeiner Erregung, was wiederum die Atemnot und damit die Angst verstärkt.

Diese Erkenntnisse sind von praktischer Bedeutung: Im Rahmen einer Verhaltensanalyse sollte vor Beginn einer Angsttherapie bei COPD-Patienten genau geklärt werden, unter welchen Umständen Atemnot (und deren Wahrnehmung) verstärkt auftritt und wie der Betroffene darauf reagiert. Dazu muss der Psychotherapeut über die häufigen Symptome, wie sie bei COPD vor allem bei Exazerbationsattacken auftreten, und die Verlaufsform der körperlichen Erkrankung Bescheid wissen. Anders als bei körperlich nicht erkrankten Angst-Patienten geht es bei diesen Patienten in der Verhaltensanalyse darum, Atembeschwerden, die aufgrund einer akuten Verschlechterung der COPD entstehen, von denen zu unterscheiden, die auf Angst (bis hin zur Panikattacke) zurückzuführen sind.

Schließlich gibt es Hinweise darauf, dass Angststörungen bei COPD-Erkrankten in der Vorgeschichte, d. h. vor Beginn der Lungenerkrankung, häufiger vorkommen als bei Gesunden oder bei Patienten mit anderen chronischen Krankheiten. Dies lässt vermuten, dass Angststörungen nicht nur eine Folge der COPD sein können, sondern unter Umständen selbst ein Risiko für eine COPD (oder andere Lungenerkrankungen wie Asthma) darstellen. Dabei könnte es sich um einen direkten, verursachenden Zusammenhang (durch bislang unbekannte Prozesse) oder um für beide Erkrankungen gemeinsame, aber unabhängige Risikofaktoren handeln (so genanntes „shared underlying aetiology model"). In jedem Fall muss von einer wechselseitigen Beeinflussung von Atemnotbeschwerden, Angst und Depression im Sinne eines Teufelskreises ausgegangen werden. Dadurch sind häufigere und längere Krankenhausaufenthalte notwendig, die medikamentöse Behandlung wird intensiviert, und die Lebensqualität nimmt ab.

3.3 Klinisch-psychologische Diagnostik bei COPD

Bei Diagnosestellung der COPD befinden sich die meisten Patienten im Krankenhaus. Daher ist die Anwendung einer umfassenden Fragebogenbatterie zu diesem Zeitpunkt oft unpraktisch. Bewährt haben sich kürzere Verfahren, die auch in einer Krankenhausumgebung, z. B. auf der Station oder am Bett des Patienten, durchgeführt werden können. Die wichtigsten Bereiche der klinisch-psychologischen Erstdiagnostik bei COPD sind:

▶ Patientenakte: Krankengeschichte; Medikation; vergangene und gegenwärtige Behandlungen; andere relevante medizinische Informationen; Ergebnisse des Lungenfunktionstests
▶ Patienteninterview: klinisch-psychologische Krankengeschichte; Berufstätigkeit; Drogen-, Medikamenten- und Alkoholkonsum; soziale und familiäre Situation
▶ Strukturierte Verfahren: kognitive Leistungsfähigkeit; Krankheitsbewältigung; Lebensqualität

3.3.1 Patientenakte

Hierin sind die Ergebnisse der medizinischen Untersuchung zusammengefasst. Für die klinisch-psychologische Diagnostik kann es sehr wichtig sein, zu wissen, ob bereits (zumeist allerdings unsystematisch erhobene) Hinweise auf psychische Erkrankungen bestehen. Außerdem finden sich hier Hinweise auf eventuell bestehende körperliche Begleiterkrankungen, die unter Umständen bei der psychologischen Therapieplanung berücksichtigt werden müssen (z. B. Exposition ist kontraindiziert bei Koronarer Herzerkrankung). Die im Rahmen der medizinischen Therapie verordneten Medikamente können einen Einfluss auf das Befinden und die Reaktionen des Patienten haben; deshalb sind auch Informationen über die Medikation für die klinisch-psychologische Diagnostik wichtig. Die Ergebnisse des Lungenfunktionstests stellen eine objektive Beurteilung der Erkrankungsschwere dar. Allerdings sollte bei der Interpretation der Lungenfunktionsparameter berücksichtigt werden, dass diese nur gering mit der subjektiv empfundenen Atemnot zusammenhängen.

3.3.2 Patienteninterview

Im Interview werden Informationen zur vergangenen und aktuellen psychologischen Krankengeschichte erfragt. Weil COPD-Patienten oft an einer Angststörung oder Depression erkranken, ist es wichtig, in der klinisch-psychologischen Diagnostik vor allem diesen Bereichen besondere Aufmerksamkeit zu schenken. Die eindeutige Zuordnung von körperlichen Symptomen wie Herzrasen, Gewichtsverlust, Müdigkeit und Konzentrationsschwierigkeiten zu den Diagnosen

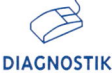

DIAGNOSTIK

„Angststörung" oder „Depression" ist – wie bei anderen körperlichen Erkrankungen auch – schwierig; bei der COPD aufgrund der Überlappung mit COPD-bedingten Symptomen (Symptomüberschneidung). Die Befragung des Patienten in einem Gespräch ist besonders wichtig, um die Bedeutung dieser Symptome für eine psychische Störung besser einschätzen zu können. Beispielsweise kann im Gespräch genauer nach den Umständen gefragt werden, in denen Angst oder Traurigkeit und bestimmte Gedanken auftauchen. Dies ist bei der differentialdiagnostischen Einordnung, d. h. der Entscheidung, ob ein Symptom der COPD oder einer psychischen Störung zuzuschreiben ist, hilfreich. Ein schnell durchführbares Screening ist auf der Internet-Seite aufgeführt.

Strukturierte Interviews

Als Interviewleitfaden haben sich wie bei den Herz-Kreislauf-Erkrankungen (vgl. Kap. 2) das DIPS (= Diagnostisches Interview bei psychischen Störungen) und das SKID (= Strukturiertes Klinisches Interview für DSM-IV) bewährt. Diese beiden strukturierten Interviews gewährleisten eine kategoriale Zuordnung von Symptomen zu den psychischen Störungen, wie sie in den international anerkannten Klassifikationssystemen DSM-IV und ICD-10 definiert werden. Dies ist sehr wichtig, da die Diagnose einer psychischen Störung Behandlungskonsequenzen nach sich zieht. Allerdings werden – wie wir bereits im Zusammenhang mit anderen Erkrankungen sahen – in der kategorialen Diagnostik „Alles-oder-nichts"-Entscheidungen getroffen. Eine psychische Störung wird somit nur dann diagnostiziert, wenn alle erforderlichen Zeit-, Verlaufs- und Beeinträchtigungskriterien erfüllt sind. Manche Patienten erfüllen nicht das Vollbild einer Störung, leiden aber trotzdem unter einer behandlungswürdigen Beeinträchtigung.

3.3.3 Fragebögen

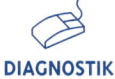

DIAGNOSTIK

Daher empfiehlt sich zusätzlich zur kategorialen Diagnostik eine dimensionale Beurteilung durch Fragebögen. Diese Fragebögen geben auch Aufschluss über andere in der Therapieplanung wichtige Bereiche wie Krankheitsbewältigung und Lebensqualität. Die Fragebögen, die sich in der Diagnostik psychischer Beeinträchtigungen bei COPD-Patienten bewährt haben, sind im Internet-Auftritt zu diesem Kapitel aufgeführt.

3.4 Psychologische Behandlungsverfahren

Die psychologischen Behandlungsmöglichkeiten von psychischen Begleiterkrankungen bei COPD-Patienten umfassen alle psychotherapeutischen und psychopharmakologischen Interventionen, die derzeit in der Therapie von Angststörungen und Depression eingesetzt werden. Dazu kommen Rehabilitationsmaßnahmen, die bei der Behandlung der COPD in der klinischen Praxis im Vordergrund stehen, Entspannungstrainings und Gruppentherapien und Selbsthilfegruppen. Die wichtigsten Maßnahmen sind:
▶ multidisziplinäre Rehabilitation
▶ Kognitive Verhaltenstherapie (Einzelsitzungen)
▶ Gruppentherapie und Selbsthilfegruppen
▶ Entspannungstraining
▶ Psychopharmaka

3.4.1 Gesundheitsförderung

Gesundheitsfördernde Maßnahmen bei COPD-Patienten finden vor allem im Rahmen von Rehabilitationsprogrammen für Lungenerkrankte statt. Dies sind die in der Praxis wahrscheinlich am weitesten verbreiteten Formen der psychologischen Intervention bei COPD. Die Ziele der multidisziplinären, ganzheitlichen „pneumologischen Rehabilitation" bestehen in der Besserung von Beschwerden und Behinderung sowie die weitgehende Wiederherstellung der funktionalen Unabhängigkeit des Patienten. Um diese Ziele zu erreichen, werden in Rehabilitationsprogrammen Behandlungselemente wie Physiotherapie (Atemtraining), körperliche Aktivierung, Ernährungsberatung, Patientenschulung (Wissensvermittlung über die COPD) und manchmal auch psychotherapeutische Interventionen kombiniert. Dazu ist die Zusammenarbeit von Fachkräften aus unterschiedlichen Disziplinen nötig. Abhängig vom Behandlungsort können rehabilitative Maßnahmen in Krankenhäusern, Rehabilitationszentren oder in der privaten Praxis durchgeführt werden. Die Wirksamkeit pneumologischer Rehabilitationsmaßnahmen wurde mit randomisierten Kontrollstudien für folgende Symptombereiche nachgewiesen:

▶ gesteigerte körperliche Leistungsfähigkeit
▶ Abnahme der Atemnot
▶ Steigerung der Lebensqualität
▶ Abnahme von Angst und Depression

Weniger gesichert sind die Effekte von Rehabilitationsprogrammen auf die Verbesserung von Kraft und Ausdauer der Atemmuskulatur.

Meta-Analyse

Lacasse et al. (2006): Rehabilitation bei COPD

Forschungsfrage

Welche Wirkung haben pneumologische Rehabilitationsprogramme auf die Lebensqualität und die körperliche Leistungsfähigkeit von COPD-Patienten?

Auswahlkriterien der in der Analyse berücksichtigten Studien

▶ Zufallszuweisung der untersuchten Patienten zu einer Interventionsgruppe und einer nichtvorbereiteten Kontrollgruppe (randomisiertes Kontrollgruppendesign)
▶ Vergleich von Interventionsgruppe (mindestens vier Wochen körperliches Training mit oder ohne Patientenschulung und/oder psychologischer Unterstützung) und Kontrollgruppe (konventionelle Therapie ohne Rehabilitationsmaßnahme)

Mit diesen Auswahlkriterien konnten 31 Studien identifiziert und in die Meta-Analyse aufgenommen werden.

Ergebnisse

▶ Die Rehabilitationsprogramme waren in allen Bereichen erfolgreich.
▶ In den Lebensqualitätsbereichen Atemnot, Müdigkeit, emotionale Befindlichkeit und wahrgenommene Kontrolle über die Erkrankung waren die Effekte besonders ausgeprägt und lagen über dem niedrigsten klinisch bedeutsamen Wert.
▶ Die Wirkung auf die körperliche Ausdauerleistungsfähigkeit war weniger deutlich.

Fazit

Rehabilitationsprogramme führen zu einer klinisch bedeutsamen Verbesserung in der wahrgenommenen Atemnot, Müdigkeit, emotionalen Befindlichkeit und Kontrolle über die Erkrankung. Rehabilitationsprogramme sind daher ein wichtiger Bestandteil der Therapie der COPD.

3.4.2 Psychotherapie

Kognitive Verhaltenstherapie

Bislang gibt es nur wenige Studien, die die Wirksamkeit kognitiv-verhaltenstherapeutischer Verfahren bei COPD-Patienten untersuchten. In einer neueren Meta-Analyse (Coventry & Gellatly, 2007) ergab sich, dass von den insgesamt vier randomisierten Kontrollstudien, die in die Analyse aufgenommen worden waren, bei zwei Studien die Angst- und depressionsvermindernde Wirkung eines Rehabilitationsprogramms durch Kognitive Verhaltenstherapie bedeutsam verbessert wurde. Die noch sehr kleine Anzahl von Studien lässt zu diesem Zeitpunkt noch keine eindeutigen Schlussfolgerungen über die Wirksamkeit dieser Therapie bei COPD-Patienten zu. Man muss auch berücksichtigen, dass kognitiv-verhaltenstherapeutische Ansätze für den Einsatz bei COPD-Kranken aus den folgenden Gründen modifiziert werden müssen:

▶ Atemnot, sich daran anschließende katastrophisierende Gedanken und Vermeidungsverhalten können bei COPD-Kranken im Sinne eines sich selbst verstärkenden Teufelskreises zur Aufrechterhaltung von Angststörungen beitragen.

▶ Andererseits kann Atemnot aber auch einen akuten Verschlechterungsschub ankündigen, bei dem eine möglichst schnelle Krankenhauseinweisung angezeigt ist.

Der COPD-Patient muss in der Therapie lernen, zwischen den beiden Möglichkeiten zu unterscheiden, was die kognitive Neubewertung sehr viel schwieriger macht als bei einem Angst-Patienten ohne COPD. Bislang gibt es noch keine Studien oder Empfehlungen, wie man diese besondere Schwierigkeit in der Therapieplanung berücksichtigen könnte. Eine sorgfältig durchgeführte Verhaltensanalyse sollte dem Therapeuten jedoch Hinweise für die differentialdiagnostische Einordnung der Symptomatik und von Gedanken liefern. Dabei ist es unbedingt erforderlich, dass die genauen Umstände geklärt werden, in denen Angstsymptome und -gedanken auftauchen.

> **!** Der Verdacht auf eine Angststörung erhärtet sich, wenn Angstsymptome in ansonsten beschwerdefreien Situationen auftauchen, wenn es also keine Hinweise auf eine akute Verschlechterung der COPD gibt oder die Atemnot auch nicht durch andere Faktoren wie körperliche Anstrengung oder das Einatmen von Schadstoffen (z. B. Zigarettenrauch) erklärt werden kann.

In der Therapie lernt der Patient die Unterscheidung jener Symptome, die plötzlich, ohne erkennbaren äußeren Anlass auftreten (Panik), von denen, die im Zusammenhang mit einer Krankheitsverschlechterung einhergehen (z. B. stärkere Atemnot aufgrund eines Infekts, von äußeren Faktoren wie Zigarettenrauch oder körperlicher Anstrengung etc.). Eine wichtige Rolle spielt auch die Erkennung von unrealistischen katastrophisierenden Gedanken wie „Jetzt sterbe ich gleich" oder „Weil ich kurzatmig bin, heißt das, dass ich jetzt ersticke". Ziel der Kognitiven Verhaltenstherapie bei COPD ist es, dem Patienten zu ermöglichen, besser einzuschätzen wie (un-)realistisch solche Annahmen sind, besonders im Hinblick auf die Erkrankungsschwere.

Definition

Die **Achtsamkeitsbasierte Kognitive Therapie** („Mindfulness-Based Cognitive Therapy", MBCT) ist eine neue Form der Kognitiven Verhaltenstherapie, die klassische kognitiv-behaviorale Techniken mit nichtklinischen Behandlungsmethoden (Meditation) verbindet.

Ziel der MBCT ist ein Abbau der kognitiven Vulnerabilität für Depression und Angst durch eine bessere Distanzierungsfähigkeit von negativen Gedanken und Gefühlen (De-Identifikation). Zudem werden Elemente der Kognitiven Verhaltenstherapie mit Elementen des Programms „Mindfulness-Based Stress Reduction" (MBSR, Kabat-Zinn, 1990) verbunden. Wie in der Kognitiven Verhaltenstherapie werden Patienten angehalten, ihr Erleben und Verhalten auf kognitiver, emotionaler, motorischer und physiologischer Ebene zu beobachten und in einem Tagebuch zu notieren (Identifikation automatischer Gedanken). Zusätzlich wird das Prinzip der Akzeptanz von Gedanken oder Gefühlen betont, die nicht verändert werden können, ohne sie festhalten oder verdrängen zu wollen. Dies soll eine Fortsetzung der Depressionsspirale unterbinden und langfristig zu einer Auflösung der Gedanken führen. Hier wird die Ähnlichkeit mit der Reizkonfrontation deutlich. Darüber hinaus kommt der Achtsamkeit gegenüber dem Körper in der MBCT eine zentrale Rolle zu: Belastende Gefühle oder Gedanken werden frühzeitig wahrgenommen. Ein Beispiel eines mit MBCT behandelten COPD-Patienten findet sich auf der Internet-Seite zu diesem Kapitel.

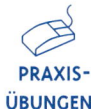

PRAXIS-
ÜBUNGEN

Entspannungstraining

Eine wichtige Entspannungstechnik ist die Progressive Muskelrelaxation. Sie wird im Rahmen von Einzeltherapien und Gruppentherapien erfolgreich zur Verminderung von Angst und Depression eingesetzt worden. Eine sehr ausführliche Beschreibung dieser und anderer verhaltenstherapeutischer Techniken zur Behandlung von COPD-Patienten findet sich bei McNabb und Elpern (1991). Allerdings steht eine systematische Überprüfung der Wirksamkeit dieser Interventionen im Rahmen von randomisierten, kontrollierten Studien noch aus.

Psychopharmaka

Selektive Serotonin Wiederaufnahmehemmer („Selective Serotonin Reuptake Inhibitors", SSRI) sind zur Behandlung von Angst und Depression bei COPD-Patienten erfolgreich eingesetzt worden. Trizyklische Antidepressiva und Benzodiazepine werden wegen ihrer Nebenwirkungen nicht empfohlen (Mundtrockenheit oder vermehrter Speichelfluss, Kopfschmerzen, Übelkeit sowie Blutdruck- und Herzschlagveränderungen bei trizyklischen Antidepressiva; hohes Suchtpotenzial bei Benzodiazepinen). Da über die Langzeitwirkung dieser medikamentösen Therapie so gut wie nichts bekannt ist, werden diese Medikamente trotz einiger positiver Berichte über deren Wirksamkeit in der Regel nicht verordnet.

3.5   Diagnostik und Behandlung in der Praxis

Medizinische Diagnostik und Behandlung

Die medizinische Diagnostik und Behandlung von COPD-Patienten findet – je nach Erkrankungsstadium, der Schwere von Atembeschwerden und dem Allgemeinzustand – in Krankenhäusern, Rehabilitationseinrichtungen oder in der ambulanten Praxis statt. Exazerbationsepisoden führen oft zur Einweisung in ein Krankenhaus.

Psychologische Diagnostik und Behandlung

Für die psychologische Diagnostik ist es wichtig, ob diese im Krankenhaus oder in einer ambulanten Einrichtung durchgeführt wird, da der äußere Kontext häufig die diagnostisch zu klärenden Fragen und die Durchführungsmodalitäten bestimmt. Diagnostische Fragen, die im Rahmen einer akuten Verschlechterung (einer Exazerbationsepisode) zu klären sind, beziehen sich beispielsweise auf Angst, Panikanfälle, kognitive Einschränkungen und Zurechnungsfähigkeit. Auch der Informationsfluss zwischen dem betreuenden ärztlichen und pflegerischen Personal ist zu hinterfragen. Im ambulanten Setting stehen eher folgende Aspekte im Zentrum:

▶ Behandlungsadhärenz (z. B. Medikamenteneinnahme)
▶ Depressions- und Angstsymptomatik
▶ neuropsychologische Probleme
▶ Familien- und Beziehungsprobleme
▶ Somatisierungstendenzen

Abhängig vom Stadium der Erkrankung sind auch Fragen nach dem Lebensende und der Sterbebegleitung wichtig.

Wie bei der Diagnostik werden die Behandlungsmöglichkeiten in der Praxis weitgehend davon bestimmt, ob die Therapie im Krankenhaus oder in einer ambulanten Einrichtung durchgeführt wird. Wird ein Patient wegen einer akuten Verschlechterung in ein Krankenhaus eingeliefert, sind – abhängig vom Ergebnis der klinisch-psychologischen Diagnostik – Entspannungstechniken wahrscheinlich die therapeutische Methode der Wahl. Erst wenn sich die Akutsymptomatik gebessert hat, können im Rahmen von einzeltherapeutischen Sitzungen weitere kognitiv-verhaltenstherapeutische Methoden wie die kognitive Neubewertung der Symptomatik, Techniken zur Erregungsreduktion (Aufmerksamkeitskontrolltraining) und Vorstellungsübungen („Imagery") angewendet werden.

Zusätzlich zu diesen Strategien für den Umgang mit akuten Atembeschwerden konzentriert sich das therapeutische Vorgehen im ambulanten Setting auch auf längerfristige Verhaltensänderungen im Sinne einer Gesundheitsförderung. Probleme mit der Behandlungsadhärenz, Ängste und depressive Beschwerden können in regelmäßigen (z. B. wöchentlichen) Sitzungen durch kognitiv-verhaltenstherapeutische Verfahren behandelt werden (s. Übersicht).

Übersicht

Kognitiv-verhaltenstherapeutische Methoden und therapeutische Ziele

Selbstverstärkung	Verbesserung der Therapieadhärenz (z. B. Medikamenteneinnahme)
Zielsetzungsstrategien	z. B. beim Aufbau körperlicher Aktivität
Aktivitätsaufbau	Reduktion von Vermeidungsverhalten und von Depression, Verbesserung der körperlichen Kondition
Modell- und Rollenspiele	Bewältigung von interpersonellen Konfliktsituationen (Familie, Freunde, medizinisches Personal)
kognitive Neubewertung	Reduktion von automatisierten Gedanken

Die in der Übersicht beschriebenen kognitiv-verhaltenstherapeutischen Methoden werden in der psychotherapeutischen Behandlung von COPD-Patienten grundsätzlich auf die gleiche Weise angewendet wie bei Patienten ohne chronische körperliche Erkrankung. Trotzdem gibt es einige wichtige Unterschiede:

▶ Die kognitive Neubewertung von körperlichen Symptomen erfordert eine differenzierte Wahrnehmung von angstbedingten und COPD-bedingten Beschwerden.

- COPD-bedingte Einschränkungen der kognitiven Leistungsfähigkeit können die Behandlung und Behandlungsmotivation erschweren.
- Der therapeutische Prozess kann länger sein, da das Therapieziel (z. B. Angstreduktion) in einen komplexen Rahmen eingebettet ist.

Zusammenfassung

Der Begriff „Chronisch-obstruktive Lungenerkrankung" („chronic-obstructive pulmonary disease", COPD) umfasst eine Gruppe von Lungenkrankheiten, bei denen die Lungenfunktion eingeschränkt ist und bei weiterem Fortschreiten der Erkrankung immer schlechter wird. Die COPD ist weltweit die vierthäufigste Todesursache und nicht heilbar. Die medizinische Therapie konzentriert sich daher auf eine Verbesserung der Lebensqualität der Erkrankten.

Angststörungen und Depressionen sind häufige psychische Begleiterkrankungen der COPD, die sich ungünstig auf den Krankheitsverlauf auswirken und die Lebensqualität weiter einschränken.

Klinisch-psychologische Behandlungen werden im Rahmen von Rehabilitationsprogrammen oder als einzeltherapeutische Maßnahme eingesetzt. Sie liefern einen wichtigen Beitrag zur Verbesserung der Behandlungsadhärenz, zur Verbesserung von Angst- und Depressionssymptomatik und zu einer besseren Lebensqualität. Kognitiv-verhaltenstherapeutische Verfahren müssen den Besonderheiten bei dieser Patientengruppe angepasst werden (z. B. Unterscheidung von angstbedingter und COPD-bedingter Atemnot).

Verständnisfragen

- Welche psychischen Störungen und Auffälligkeiten sind häufig bei COPD-Patienten zu beobachten?
- Welche Bereiche der klinisch-psychologischen Erstdiagnostik sollten bei der Therapieplanung berücksichtigt werden?
- Wie erklärt man den Zusammenhang von COPD mit Depression und Angst?
- Welche Wirkung haben pneumologische Rehabilitationsprogramme auf die Lebensqualität und die körperliche Leistungsfähigkeit von COPD-Patienten? Und wie wirken sie?
- Welche kognitiv-verhaltenstherapeutischen Methoden kommen bei der Behandlung von COPD-Patienten zum Einsatz?
- Welche therapeutischen Ziele verfolgt die Behandlung von COPD-Patienten?

Weiterführende Literatur

- Atkins, C.J., Kaplan, R.M., Timms, R.M., Reinsch, S. & Lofback, K. (1984). Behavioral exercise programs in the management of chronic obstructive pulmonary disease. Journal of Consulting and Clinical Psychology, 52, 591–603.
  Die erste veröffentlichte Studie zu kognitiv-verhaltenstherapeutischen Methoden bei COPD. Obwohl schon einige Jahre alt, ist sie eine der besten Untersuchungen in diesem Bereich.

- Williams, M., Teasdale, J., Segal, Z. & Kabat-Zinn, J. (2007). The Mindful Way Through Depression. New York: Guilford Press.
  Als Selbsthilfelektüre konzipierte Einführung in die Achtsamkeitsbasierte Kognitive Therapie.

4 Übergewicht und Adipositas

Was Sie in diesem Kapitel erwartet

In den westlichen Industrienationen, aber auch in den Entwicklungsländern ist in den letzten Jahrzehnten eine enorme Zunahme der Zahl übergewichtiger Menschen zu beobachten. Allein in Deutschland hat Studien zufolge nur noch etwa ein Drittel der erwachsenen Bevölkerung ein gesundheitlich wünschenswertes Körpergewicht. Besonders besorgniserregend ist der Umstand, dass auch immer mehr Kinder und Jugendliche übergewichtig sind. Übergewicht bzw. Adipositas ist eine chronische Krankheit, die mit einer erheblichen Einschränkung der Lebensqualität einhergeht und zu schweren gesundheitlichen Schäden führen kann. Berechnungen zufolge würde z. B. die mittlere Lebenserwartung der Gesamtbevölkerung in den USA um vier Jahre steigen, wenn es gelänge, alle Erwachsenen auf ihr Normalgewicht zu bringen. Eine grundsätzlich erfolgreiche Krebstherapie würde im Vergleich hierzu nur eine Erhöhung der mittleren Lebenserwartung um zwei Jahre bewirken. In Ländern mit ausreichender Versorgung an Nahrungsmitteln entwickelt sich Übergewicht somit zu einem Problem mit erheblicher sozialmedizinischer und sozialpolitischer Bedeutung. Mit klinisch-psychologischen Behandlungsmethoden wird versucht, die Ernährung umzustellen und körperliche Bewegung zu fördern. Wichtig ist dabei eine realistische Zielsetzung, da der gewünschte Gewichtsverlust oft das Erreichbare übersteigt. Nur bei extrem Adipösen werden chirurgische Maßnahmen (Magenverkleinerung) empfohlen. Auch bei diesen Patienten ist die psychologische Betreuung vor und nach dem Eingriff von entscheidender Bedeutung für die langfristige Stabilisierung des Gewichtsverlusts.

4.1 Ursachen und Entwicklung von Übergewicht und Adipositas

4.1.1 Diagnostik und Epidemiologie

Erwachsene

Übergewicht und Adipositas werden oft als Synonyme verwendet, obwohl sie Unterschiedliches bezeichnen. Übergewicht heißt, dass das Körpergewicht über dem nach Alter und Geschlecht zu erwartenden Normalmaß liegt. Von Adipositas spricht man, wenn der Fettanteil der Körpermasse zu hoch ist. Zur Bestimmung des Körperfettanteils gibt es jedoch nur indirekte, z. T. sehr aufwändige Verfahren:

▶ das Unterwasserwiegen (Hydrodensiometrie)
▶ röntgenologische Absorptionsverfahren (Duale X-Ray-Absorptionsmetrie)
▶ Computer- und Kernspintomographie
▶ bioelektrische Impedanzanalyse
▶ Bestimmung der Hautfaltendicke an definierten Körperstellen (Anthropometrie)

Eine der gebräuchlichsten Methoden, die aufgrund ihrer einfachen Anwendung und Zuverlässigkeit international am weitesten Verbreitung gefunden hat, ist der Körpermasse-Index oder Body-Mass-Index (BMI). Da der BMI hoch mit dem Körperfettanteil korreliert (0,6 bis 0,8), kann er als Annäherungsmaß für den Körperfettanteil genutzt werden.

Der **Body-Mass-Index (BMI)** wird definiert als Quotient aus dem Körpergewicht in Kilogramm und der quadrierten Körperlänge in Meter (BMI = Gewicht in kg/Länge in m^2).

Laut Festlegung der Weltgesundheitsorganisation gilt ein BMI von 25 bis 29,9 kg/m^2 als Übergewicht und ein BMI von 30 kg/m^2 und höher als Adipositas (s. Übersicht).

Gewichtskategorien, BMI und Erkrankungsrisiko

Kategorie	Body-Mass-Index (BMI)	Risiko für Begleiterkrankungen
Untergewicht	< 18,5	niedrig
Normalgewicht	18,5 bis 24,9	durchschnittlich
Übergewicht	25 bis 29,9	gering erhöht
Adipositas Grad I	30 bis 34,5	erhöht
Adipositas Grad II	35 bis 39,9	hoch
Adipositas Grad III	40 und höher	sehr hoch

Übergewicht ist in den westlichen Industrieländern eine besonders häufige Erkrankung, wobei die Anzahl der Neuerkrankungen seit Jahrzehnten steigt. Schätzungen zufolge haben etwa 18 bis 25 Prozent der Deutschen im Alter zwischen 18 und 79 Jahren einen Body-Mass-Index (BMI) von über 30 und gelten somit als adipös. Bei 1 bis 2 Prozent liegt der BMI sogar bei 40 und höher. 30 bis 49 Prozent haben einen BMI zwischen 25 und 29,9, sind also mäßig ubergewichtig. Damit hat nur noch etwa ein Drittel der erwachsenen Bevölkerung in Deutschland ein Körpergewicht, das nicht mit erhöhten Krankheitsrisiken verbunden ist. Im jüngeren Lebensalter sind eher Männer von Übergewicht betroffen, ab dem 40. Lebensjahr überwiegt der Anteil der Frauen.

Historisch betrachtet war ein hohes Körpergewicht in der Vergangenheit ein Zeichen des Wohlergehens. Im Gegensatz dazu sind Übergewicht und Adipositas heutzutage in den unteren Einkommensschichten unserer Gesellschaft besonders häufig.

Wie kommt es zu den Unterschieden in der Übergewichts- und Adipositas-Prävalenz zwischen den sozialen Einkommensgruppen? Wahrscheinlich spielt eine Rolle, dass sozial besser gestellte Menschen einen leichteren Zugang zu frischen Nahrungsmitteln haben, besser informiert und gesundheitsbewusster sind sowie über mehr aktive Freizeitgestaltungsmöglichkeiten verfügen.

Kinder und Jugendliche

Wie bei Erwachsenen wird Übergewicht und Adipositas bei Kindern mit dem BMI diagnostiziert. Wichtig ist dabei die Verwendung von alters- und geschlechtsbezogenen Normtabellen, da bei Kindern das Körperwachstum noch nicht abgeschlossen ist. Wenn ein Kind das 90. Perzentil der alters- und geschlechtsbezogenen BMI-Verteilung überschreitet, wird es als übergewichtig diagnostiziert, bei Überschreiten des 97. Perzentils als adipös. Die Internet-Adresse mit den Perzentilkurven für deutsche Kinder und Jugendliche findet sich auf der Internet-Seite zu diesem Kapitel.

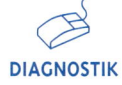

DIAGNOSTIK

Ein besonderes Problem ist die Tatsache, dass auch die Zahl übergewichtiger Kinder seit Jahren dramatisch ansteigt. In den USA ist innerhalb der letzten zehn Jahre die Prävalenz des Übergewichts bei Kindern und Jugendlichen um 54 Prozent angestiegen, die der schweren Adipositas („Superobesity") um 98 Prozent. Ähnliche, wenngleich nicht so ausgeprägte Anstiege finden sich in den letzten Jahrzehnten in den Ländern der EU. Die Zahl der adipösen 6-Jährigen hat sich über die vergangenen zehn Jahre verdoppelt, die der adipösen 15-Jährigen sogar verdreifacht. In Deutschland geht man davon aus, dass derzeit bis zu 15 Prozent der Kinder und Jugendlichen übergewichtig oder adipös sind. Dies bedeutet einen Anstieg in der Prävalenzrate von 50 Prozent über die letzten 15 Jahre.

4.1.2 Ursachen und Risikofaktoren

Auf eine einfache Formel gebracht, entstehen Übergewicht und Adipositas, wenn eine positive Energiebilanz vorliegt, d. h., wenn mehr Energie aufgenommen als verbraucht wird. Dieses Ungleichgewicht von Energieaufnahme und -verbrauch kann von vielen Faktoren beeinflusst werden. Auf der Energieaufnahme-Seite stehen Essgewohnheiten und damit zusammenhängende psychologische und physiologische Prozesse der Hunger- und Sättigungsregulation. Auf der Energieverbrauch-Seite tragen eine verminderte körperliche Aktivität, geringere Wärmebildung durch Verbrennung (so genannte „diätinduzierte Thermogenese" oder Schwitzen beim Essen) und ein nachlassender Energiegrundumsatz (benötigte Energiemenge bei Ruhe) zu einer positiven Energiebilanz bei.

Genetische Faktoren

Die auch von Laien häufig gemachte Beobachtung, dass Übergewichtige oft auch dicke Verwandte haben, wird inzwischen durch Forschungsergebnisse der letzten Jahre bestätigt. Mit Ausnahme einiger weniger, auf einzelne Gendefekte zurückzuführende Formen der Adipositas geht man bei der Mehrzahl der Fälle von zahlreichen Genen aus, die am erhöhten Adipositas-Risiko beteiligt sind. Das genetische Risiko wird auf ungefähr 50 Prozent geschätzt. Das heißt, dass Adipositas nicht zwangsläufig ist, sondern dass das erhöhte genetische Risiko erst durch den Einfluss von Umweltfaktoren zu Übergewicht führt. Unklar ist bislang, über welche Mechanismen die vererbte Anlage zu Übergewicht beiträgt. Zu den wahrscheinlichen Faktoren gehören genetische Aspekte der Hunger- und Sättigungsregulation, des Energieverbrauchs und der Anzahl der Fettzellen.

Bei Menschen mit einem erhöhten Adipositas-Risiko wird das Gewicht genauso wie bei Menschen ohne diese Veranlagung von Verhaltensfaktoren gesteuert; in Zeiten des Nahrungsüberflusses und der Bewegungsarmut ist es für Menschen ohne erhöhtes Risiko nur leichter, schlank zu bleiben. „Gene laden das Gewehr, die Umwelt drückt ab." (Bray, 1998)

Der Hinweis auf genetische Faktoren der Adipositas kann für die Betroffenen sehr entlastend wirken, da dann das Übergewicht nicht auf ständiges Versagen, sondern auch auf erschwerte Ausgangsbedingungen zurückgeführt werden kann.

Nahrungsmenge

Bislang ungeklärt ist die Frage, ob Übergewichtige tatsächlich mehr essen als Normalgewichtige. Ausschlaggebend für eine positive Energiebilanz und damit von Übergewicht ist allerdings eher, ob Übergewichtige mehr Kalorien aufnehmen, als sie verbrauchen. Die Frage nach Unterschieden in der konsumierten Nahrungsmenge kann also nicht unabhängig vom Kalorienverbrauch beantwortet werden. Aus klinisch-psychologischer Perspektive – z. B. bei der Protokollierung in einem Esstagebuch in der Verhaltensanalyse – ist das Ergebnis wichtig, dass Übergewichtige stärker als Normalgewichtige die Menge der verzehrten Nahrung unterschätzen.

Nahrungszusammensetzung

Es ist nicht nur von Bedeutung, wie viel wir essen, sondern auch, was wir essen. Beispielsweise scheint die Menge der verzehrten Kohlenhydrate in der täglichen Nahrung eine untergeordnete Rolle für die Neubildung von Fettgewebe zu spielen. Kohlenhydrate werden beim Menschen erst bei mehrtägiger Aufnahme von mehr als 500 g pro Tag zu Fett umgewandelt (diese Kohlenhydratmenge entspricht ungefähr 500 g Zucker, 1,2 kg Brot, 3 kg Nudeln, 3,5 kg Kartoffeln, 30 kg Blumenkohl). Demgegenüber korreliert das Körpergewicht positiv mit der Fettaufnahme, aber negativ mit der Kohlenhydrataufnahme. Adipöse Personen konsumieren relativ weniger Kohlenhydratkalorien, aber relativ mehr Fettkalorien (über 46 Prozent Energieprozent Fett im Gegensatz zu den empfohlenen 30 Prozent). Diese Ergebnisse widersprechen der bislang propagierten pauschalen Kalorienkontrolle, die auch auf eine Reduktion der Kohlenhydrataufnahme abzielt. Da Körperfett aus Nahrungsfett generiert wird, nicht aber aus Kohlenhydraten, kommt der Fettpräferenz übergewichtiger und adipöser Personen eine wichtige Bedeutung für die Krankheitsentwicklung und die Behandlung zu. Fettreiche Nahrung begünstigt die Entstehung von Übergewicht: Nahrungsfett hat eine höhere Energiedichte und wird schneller in Körperfett umgewandelt als Kohlenhydrate oder Proteine.

Mangelnde Bewegung

Die in den letzten Jahren zu beobachtende Zunahme in der Anzahl übergewichtiger und adipöser Menschen ist nicht ausschließlich durch Veränderungen der Ernährungsgewohnheiten zu erklären. Auch das körperliche Aktivitätsniveau sinkt seit Jahren.

> Die Weltgesundheitsorganisation (WHO) schätzt, dass ein Erwachsener heutzutage wöchentlich einen Marathon laufen müsste, um auf den durchschnittlichen Kalorienverbrauch einer Person zu kommen, die vor 50 Jahren lebte.

Der durchschnittliche tägliche Energiebedarf beträgt ca. 2.200 kcal für Frauen und 2.600 kcal für Männer. Je nach Körpergewicht, Körperzusammensetzung und Aktivitätsniveau kann es jedoch starke Abweichungen von diesen Durchschnittswerten geben. Der Energieverbrauch setzt sich aus dem Ruheumsatz, der diätinduzierten Thermogenese und der aktivitätsinduzierten Thermogenese zusammen.

▶ Ruheumsatz: Zur Aufrechterhaltung lebenswichtiger Funktionen (Herzschlag, Atmung, Temperaturregulation, Stoffwechsel etc.) verbraucht der Organismus einen wesentlichen Anteil (ca. 70 Prozent) der aufgenommenen Energie. Maßgeblich wird der Ruheumsatz vom Anteil der mageren Körpermasse (Muskulatur) bestimmt, da diese im Gegensatz zur Fettmasse stoffwechselaktiv ist.

▶ diätinduzierte Thermogenese: Direkt nach der Nahrungsaufnahme verbraucht der Körper ca. 10 bis 15 Prozent des Gesamtenergiebedarfs zur Verdauung der verzehrten Nahrung. Nahrungsmittel unterscheiden sich in der zur Verarbeitung benötigten Energie: Fett braucht die geringste Energiemenge, Eiweiß die höchste.

► aktivitätsinduzierte Thermogenese: Dies ist der Anteil des Gesamtenergieverbrauchs, der durch körperliche Aktivität entsteht. Durchschnittlich beträgt er 15 Prozent bei Nicht-Sportlern, kann bei sportlich Aktiven jedoch ein Mehrfaches erreichen.

Welchen Anteil haben diese Komponenten an der Entstehung von Übergewicht?

Inwieweit ein erniedrigter Ruheumsatz ursächlich zur Entwicklung von Übergewicht beiträgt, ist noch unklar. Einerseits ist bei Adipösen kein niedrigerer Ruheumsatz festzustellen. Andererseits ist aus dem Bereich der Schilddrüsenkrankheiten bekannt, dass ein hoher Grundumsatz zu Gewichtsabnahme und ein niedriger Grundumsatz zu Gewichtszunahme führen. Auch Ergebnisse von Längsschnittuntersuchungen weisen darauf hin, dass Personen mit einem niedrigen Ruheumsatz eher übergewichtig werden als Personen mit einem höheren Ruheumsatz.

Die geringere körperliche Aktivität Übergewichtiger ist durch zahlreiche Studien belegt. Da die Energieaufnahme jedoch nicht eingeschränkt wird, begünstigt dieses niedrigere Aktivitätsniveau eine positive Energiebilanz und damit die Entstehung oder Aufrechterhaltung von Übergewicht.

Verminderte körperliche Aktivität erhöht das Risiko, eine Adipositas zu entwickeln, bereits im Kindesalter. In einer Längsschnittuntersuchung über zehn Jahre zeigt sich deutlich, dass Bewegungsmangel bei Mädchen mit einem erhöhten Körpergewicht zusammenhängt (Kimm et al., 2005).

4.2 Gesundheitsfolgen von Übergewicht und Adipositas

4.2.1 Körperliche Folgeerkrankungen

Erwachsene

Übergewicht und Adipositas erhöhen das Risiko für eine ganze Reihe körperlicher Erkrankungen. Dazu gehören vor allem:
► Insulinresistenz
► Diabetes mellitus
► Bluthochdruck
► erhöhte Blutfettwerte (Dyslipidämie)
► Herz-Kreislauf-Erkrankungen
► Gallensteine
► Gicht
► Lungenfunktionseinschränkungen
► verschiedene Krebserkrankungen
► orthopädische Komplikationen
► Schlafapnoe-Syndrom

In epidemiologischen Studien sieht man bei vielen dieser Krankheitsbilder einen linearen Zusammenhang zwischen dem Anstieg der Erkrankungswahrscheinlichkeit und dem Anstieg des Körpergewichts. Um den Grad des individuellen Risikos für einen Patienten einschätzen zu können, spielt neben der Beurteilung des Körpergewichts auch die Bestimmung des Fettverteilungsmusters eine große Rolle. Ein einfaches Maß ist hierbei die Schätzung des Bauchfetts durch die Messung des Taillenumfangs. Bei einem Taillenumfang von mehr als 80 cm bei Frauen bzw. mehr als 94 cm bei Männern ist das Risiko für Folgeerkrankungen erhöht. Bei einem Umfang von mehr als 88 cm bei Frauen bzw. mehr als 102 cm bei Männern liegt eine Bauchfettsucht (abdominale Adipositas) mit einem deutlich erhöhten Risiko für Stoffwechselkrankheiten bzw. Herz-Kreislauf-Erkrankungen vor.

Kinder und Jugendliche

Die Liste der gesundheitlichen Auswirkungen von Adipositas im Kindes- und Jugendalter ist nicht weniger lang als bei Erwachsenen:

- ▶ beschleunigtes Körperwachstum
- ▶ früher Pubertätsbeginn
- ▶ erhöhte Blutfettwerte
- ▶ gestörte Glukosetoleranz
- ▶ erhöhte Herzfrequenz
- ▶ erhöhtes Herzschlagvolumen
- ▶ Gallensteine
- ▶ Bluthochdruck
- ▶ Gefäßveränderungen, wie sie sonst erst bei Erwachsenen mit längerer Erkrankungsgeschichte festzustellen sind

Übergewichtige Jugendliche erkranken im Erwachsenenalter häufiger an Koronarer Herzerkrankung und verschiedenen Darmkrebserkrankungen. Erwachsene Männer, die als Kinder übergewichtig waren, haben dreimal häufiger Gicht, Frauen doppelt so häufig Arthritis und Funktionseinschränkungen der Gelenke.

4.2.2 Psychosoziale Folgen

Da Übergewichtige häufiger erkranken als ihre normalgewichtigen Zeitgenossen, ist es kaum überraschend, dass die Lebensqualität dieser Menschen eingeschränkt ist. Hinzu kommt, dass viele Übergewichtige unter sozialer Stigmatisierung leiden. Vor allem adipöse Personen sind nur eingeschränkt körperlich leistungs- und funktionsfähig. Jedoch sind nicht alle Übergewichtigen von den psychosozialen Folgen ihrer Körperfülle in gleicher Weise betroffen. Studienergebnisse lassen darauf schließen, dass es Untergruppen dicker Menschen gibt, die besonders anfällig für psychische Störungen sind. Zum Beispiel haben adipöse Frauen im Alter von 18 bis 25 Jahren insgesamt die höchste Prävalenz psychischer Störungen, vor allem im Bereich der Angststörungen. Die psychosozialen Folgen von Übergewicht im Jugendalter sind drastisch, besonders bei Mädchen: Adipöse Mädchen haben Probleme bei der Partnerwahl, heiraten seltener, haben schlechtere Berufschancen und verdienen in ihrem Beruf weniger Geld.

Die meisten übergewichtigen Personen sind sich ihres problematischen Körpergewichts bewusst und haben deshalb in der Regel bereits zahlreiche selbst durchgeführte Behandlungs- und Diätversuche hinter sich, bevor sie sich in Behandlung begeben. Diese (meist erfolglosen) Versuche der Nahrungseinschränkung können dazu beitragen, dass sich pathologische Essverhaltensweisen entwickeln, die auch zu einer Essstörung wie der Binge Eating Disorder (BED) führen können.

!

Das Hauptmerkmal der Binge Eating Disorder (BED) sind häufig wiederkehrende Essanfälle, bei denen große Mengen hochkalorischer Speisen in kurzer Zeit gegessen werden. Oftmals haben die Betroffenen das Gefühl, während des Essanfalls nicht aufhören zu können.

Diese Patienten fühlen sich ihrem Essverhalten hilflos ausgeliefert. Man geht davon aus, dass ungefähr ein Drittel aller Personen, die wegen ihres Übergewichts an einem Gewichtsabnahmeprogramm teilnehmen, an einer BED erkrankt sind. Auch bei jenen übergewichtigen Patienten, die die diagnostischen Kriterien für eine Essstörung nicht erfüllen, hat das Essverhalten oft mit inadäquater Stress- und Frustrationsbewältigung zu tun. Bei vielen Übergewichtigen ist das Essen auch ein Versuch, emotionale Bedürfnisse zu befriedigen, mit Ängsten, Wut, Trauer, Nähe, Überforderung, Einsamkeit und Selbstkritik umzugehen.

4.3 Klinisch-psychologische Diagnostik bei Übergewicht und Adipositas

4.3.1 Verhaltensanalyse

Im Rahmen einer Verhaltensanalyse sollten Bedingungsfaktoren geklärt werden, die zu problematischem Essverhalten führen. Auslöser können u. a. sein:

▶ Langeweile
▶ Stress
▶ Frustration
▶ Ärger
▶ Alkoholkonsum
▶ bestimmte Nahrungsmittel
▶ Heißhunger bei gezügeltem oder unstrukturiertem Essverhalten

In der Verhaltensanalyse sollte auch geklärt werden, ob Essanfälle vorkommen. Bei Essanfällen werden oft große Mengen während einer kurzen Zeit gegessen. Charakteristisch ist dabei das Gefühl, nicht mehr aufhören zu können. Treten die Essanfälle an wenigstens zwei Tagen pro Woche über einen Zeitraum von mindestens sechs Monaten auf, ist es wahrscheinlich, dass eine Binge Eating Störung vorliegt.

4.3.2 Strukturierte Interviews und Fragebögen

Zur Diagnostik essgestörter Verhaltensweisen gibt es ein inzwischen in deutscher Sprache vorliegendes und validiertes strukturiertes Interview, das „Eating Disorder Examination" (Fairburn & Cooper, 1993, deutsch von Hilbert & Tuschen-Caffier, 2006). Dieses Experteninterview (Durchführungsdauer: etwa 45 Minuten) dient zur Klassifikation und zur Erfassung der spezifischen Psychopathologie von Essstörungen. Es ist für die Diagnostik bei Jugendlichen und Erwachsenen geeignet.

Das „Eating Disorder Inventory-2" (EDI-2, Paul & Thiel, 2004) gilt seit vielen Jahren als Standardverfahren zur mehrdimensionalen Beschreibung der spezifischen Psychopathologie von Essstörungen bei Erwachsenen und Jugendlichen. Das EDI-2 kann im Rahmen der Eingangsdiagnostik vor Beginn einer Psychotherapie für die differenzierte Therapieplanung oder im weiteren Verlauf zur Veränderungsmessung eingesetzt werden. Als standardisiertes, objektives Instrument ist es auch für klinische Studien zur Evaluation von Psychotherapie oder Pharmakotherapie von Essstörungen geeignet. Die elf Skalen des EDI-2 erfassen die folgenden Dimensionen:

- ▶ Schlankheitsstreben
- ▶ Bulimie
- ▶ Unzufriedenheit mit dem Körper
- ▶ Ineffektivität
- ▶ Perfektionismus
- ▶ Misstrauen
- ▶ interozeptive Wahrnehmung
- ▶ Angst vor dem Erwachsenwerden
- ▶ Askese
- ▶ Impulsregulation
- ▶ soziale Unsicherheit

Der „Fragebogen zum Essverhalten" (FEV, Pudel & Westenhöfer, 1989) prüft auf drei Subskalen bedeutsame Dimensionen des menschlichen Essverhaltens:

- ▶ kognitive Kontrolle des Essverhaltens (gezügeltes Essen)
- ▶ Störbarkeit des Essverhaltens
- ▶ erlebte Hungergefühle

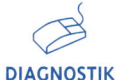

DIAGNOSTIK

Die kognitive Kontrolle des Essverhaltens bzw. das gezügelte Essen hat sich in den letzten Jahren einerseits zunehmend als entscheidender Bedingungsfaktor für die Entstehung und Aufrechterhaltung von Essstörungen herausgestellt und gilt andererseits als angestrebtes Wunschziel der Adipositas-Therapie. Entscheidende Bedeutung kommt hierbei der Störanfälligkeit des Essverhaltens durch emotionale oder situative Auslöser zu. Die psychologischen Fragebögen und Interviewleitfäden, die sich in der Diagnostik von essgestörtem Verhalten bewährt haben, sind auf der Internet-Seite zu diesem Kapitel aufgeführt.

4.4 Psychologische Behandlungsverfahren

4.4.1 Allgemeine Prinzipien

Psychologische Interventionen werden in der Adipositas-Therapie vor allem zur Modifikation ungünstiger und der Stabilisierung neu erlernter Ernährungs- und Bewegungsgewohnheiten eingesetzt. Mit kognitiv-behavioralen Methoden werden auch psychische und soziale Folgeprobleme behandelt. Im Anschluss an die Verhaltensanalyse werden alternative Verhaltensweisen erarbeitet und geübt. Dabei lernt der Patient, die Umwelt so zu gestalten, dass die neu erlernten Verhaltensweisen langfristig aufrechterhalten werden und die anfangs notwendige Fremdkontrolle durch den Therapeuten in eine Selbstkontrolle des Patienten übergeht. Wichtig ist dabei das Prinzip der flexiblen Kontrolle: „Verstöße" gegen Diätrichtlinien kommen häufig vor, sind verzeihlich und sollten nicht zum Abbruch des Programms führen. Verhaltensalternativen, um die „Diätsünde" wettzumachen, sind möglich (z. B. nächste Woche weniger essen oder mehr bewegen etc.). Wie die klinisch-psychologische Literatur zu Essstörungen zeigt, können rigide Regeln (z. B.: „Ich darf nie wieder Schokolade essen") über einen längeren Zeitraum nur mit hohem Aufwand aufrechterhalten werden. Denn die Beachtung solcher Verbote lenkt die Aufmerksamkeit so stark auf die verbotenen Nahrungsmittel, dass das Verlangen nach ihnen immer größer wird. Das Ergebnis ist oft ein Essanfall, in dem weit mehr von den verbotenen Speisen gegessen wird, als dies unter flexibleren Bedingungen geschehen wäre. Häufig führen solche als Niederlage erlebten Essanfälle zur völligen Aufgabe des Programms. Die Ziele, die in der individuellen Therapie formuliert werden, sollten realistisch sein, so dass der Patient Erfolge erleben kann und lernt, wie er mit einem „Verstoß" gegen die Regeln umgehen kann. Nur dann führt eine Behandlung zu einer langfristigen Verhaltensänderung.

Klinisch-psychologische Interventionen in der Adipositas-Therapie sind:

▶ Verstärkung der Selbstkontrolle durch Selbstbeobachtung, Selbstbewertung und Selbstverstärkung (z. B. Führen einer Gewichtskurve mit realistischer Zielvorgabe)
▶ Stimuluskontrolltechniken
▶ Verhaltensübungen
▶ Verhaltensverträge
▶ kognitive Techniken zur Selbstinstruktion und kognitiven Umstrukturierung
▶ Training sozialer Kompetenz
▶ Stressmanagement
▶ Genusstraining
▶ Misserfolgsprophylaxe und -bewältigung (z. B. durch flexible Kontrolle)

4.4.2 Ernährungsmanagement

Diäten sind ein wesentliches therapeutisches Element jeder Adipositas-Therapie. Leider wurde dabei Diät in den letzten Jahren fast ausschließlich mit Kalorienreduktion gleichgesetzt. Solche Diäten, besonders wenn sie ernährungsphysiologisch nicht ausgewogen sind, führen leicht zu Mangelernährungszuständen. Außerdem erhöhen kalorienrestriktive Diäten das Risiko für Essanfälle. So wichtig Interventionen zur Gewichtsreduktion sind, so bedeutend ist es für die Gesundheit der Bevölkerung, dass veraltete Konzepte der Kalorienrestriktion aus dem Behandlungsarsenal der Therapeuten und Diäten aus den Massenmedien verschwinden. Neuerdings setzt sich unter dem Begriff „Lebensstil-Veränderung" das ursprüngliche Verständnis von Diät (gr.: diaita) als einer vernünftigen Lebensführung durch, die eine Ernährungsumstellung, körperliche Aktivität und das Vermeiden schädlicher Verhaltensweisen umfasst.

Einige wichtige Grundsätze beim Ernährungsmanagement:

▶ Diäten eines bestimmten Typus sind nicht sinnvoll. Damit sind Diäten gemeint, wie sie oft als Schlankmacher angepriesen werden, beispielsweise Blitz-, Crash- und Hungerdiäten. Diese Diäten führen oft zu einem anfänglich raschen Gewichtsverlust, begünstigen jedoch aufgrund extremer Einseitigkeit Mangelernährungszustände und führen in der Folge zu Heißhungerattacken und einer Reduktion des Ruheumsatzes.
▶ Eine schnelle Gewichtsabnahme ist nicht sinnvoll. Angestrebt wird eine Gewichtsabnahme von ca. 500 g pro Woche.
▶ Es gibt keine verbotenen Nahrungsmittel. Genussnahrungsmittel, z. B. Schokolade, sollten auch als solche verzehrt werden.
▶ Der Fettgehalt der Nahrung sollte reduziert werden. Ebenso sollte der Alkoholkonsum verringert werden (max. 25 g pro Tag).
▶ Es sollte viel Obst und Gemüse gegessen werden.
▶ Regelmäßige Mahlzeiten sind notwendig, um Hungergefühlen (und damit Heißhungerattacken) vorzubeugen.

Die praktischen Konsequenzen aus den Ergebnissen zur ätiologischen Bedeutung der Nahrungszusammensetzung wurden in verschiedenen experimentellen und klinischen Studien überprüft. Dies führte zu einer Neuorientierung der diätetischen Empfehlungen, die für eine langfristige

Gewichtsreduktion heute der Strategie einer fettrestriktiven, kohlenhydratliberalen Ernährung folgen. Neue Studien belegen zudem, dass eine pauschale Kalorienrestriktion (z. B. auf 1.000 kcal pro Tag) mit erheblichen Nachteilen verbunden ist (ständige Hungergefühle, stark eingeschränkter Essgenuss, Förderung von Heiß- und Süßhungerattacken, reduzierte Lebensqualität, vorzeitiger Abbruch der Reduktionsdiät, Abbau von Körperprotein, Senkung der Grundumsatzrate). Die wesentlichen Gründe liegen darin, dass eine pauschale Kalorienrestriktion immer mit einer Reduktion des Nahrungsvolumens einhergeht und auch die Zufuhr von Proteinen und insbesondere von Kohlenhydraten gedrosselt wird, die u. a. in die Hunger- und Sättigungsregulation eingreifen. Wird dagegen nur das Nahrungsfett reduziert, bleibt das Nahrungsvolumen weitgehend erhalten. Das Sättigungsgefühl wird gestärkt, obwohl der Gesamtenergiegehalt reduziert wird. Ergebnisse einer umfassenden Meta-Analyse (Astrup et al., 2000) bestätigen, dass sich bei beliebiger Kohlenhydrataufnahme und einer Kontrolle des Fettkonsums moderate Gewichtsabnahmen erreichen lassen.

Meta-Analyse

Astrup et al. (2000): Nahrungsfettreduktion und Gewichtsverlust

Forschungsfrage
Kann man durch eine fettreduzierte, aber ansonsten uneingeschränkte Diät Gewicht verlieren?

Auswahlkriterien der in der Analyse berücksichtigten Studien
▶ Kontroll- und Interventionsgruppe
▶ Interventionszeitraum länger als zwei Monate
▶ Interventionsgruppe: Reduktion der Nahrungsfettaufnahme bei beliebiger Kalorienaufnahme
▶ Kontrollgruppe: keine Vorgaben

Mit diesen Auswahlkriterien konnten 16 Studien mit insgesamt 1.910 Teilnehmern (62 Prozent Frauen, 38 Prozent Männer) identifiziert und in die Meta-Analyse aufgenommen werden. 14 Studien hatten eine randomisierte Gruppenzuweisung.

Ergebnisse
▶ Zu Beginn der Studien gab es keinen Unterschied im durchschnittlichen Anteil des täglich konsumierten Nahrungsfetts zwischen den Gruppen (37,5 Prozent).
▶ Die Interventionsgruppenteilnehmer reduzierten die Nahrungsfettaufnahme um durchschnittlich 10,2 Prozent, während sich in der Kontrollgruppe die Nahrungsfettaufnahme nicht veränderte.
▶ Im Vergleich mit der Kontrollgruppe erzielten Teilnehmer der Interventionsgruppen einen Gewichtsverlust, der um durchschnittlich 3,2 kg größer war. Je schwerer die Teilnehmer zu Beginn der Studie waren, umso größer war der Gewichtsverlust.

Fazit
Weniger Fett in der täglichen Nahrung führt selbst bei nicht vorgegebener Kalorienmenge zu Gewichtsverlust.

4.4.3 Steigerung der körperlichen Aktivität

Gewichtsreduktion und -stabilisierung
Es ist plausibel, anzunehmen, dass eine Steigerung von körperlicher Aktivität – vor allem in Kombination mit einer Ernährungsumstellung – zu einer negativen Energiebilanz führt und so zu einer Gewichtsreduktion beiträgt. Die Ergebnisse vieler empirischer Studien lassen jedoch darauf schließen, dass die Bedeutung körperlicher Aktivität für die Behandlung der Adipositas eher in der Stabilisierung des reduzierten Gewichts liegt als in der Gewichtsreduktion per se. Ein

Bewegungsprogramm kann auch über eine Änderung im Ernährungsverhalten zum größeren Erfolg eines Gewichtsreduktionsprogramms beitragen: Teilnehmerinnen an einem zwölfwöchigen Programm befolgten die Diätvorschriften besser, wenn sie auch an einem Bewegungsprogramm teilnahmen. Dieses Ergebnis lässt darauf schließen, dass körperliche Aktivität Personen dazu veranlasst, besser auf ihre Ernährung zu achten.

Vielversprechender als die Ergebnisse zum absoluten Gewichtsverlust sind die Resultate zur Wirkung von Aktivitätssteigerung auf die Körperzusammensetzung.

> **!** Regelmäßiges Training während der Gewichtsreduktionsphase trägt dazu bei, dass der Gewichtsverlust vorwiegend auf die Reduktion von Körperfett und nicht auf den Abbau von Muskelmasse zurückzuführen ist.

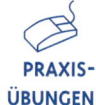

PRAXIS-ÜBUNGEN

Dies ist wichtig, weil das therapeutische Ziel der Adipositas-Therapie sich nicht primär auf die absolute Reduktion des Körpergewichts richtet, sondern auf die relative Verminderung der Fettmasse, speziell des intraabdominalen Fetts, bei weitgehendem Erhalt der Muskelmasse. Durch den Erhalt fettfreier Körpermasse wird die Grundumsatzrate günstig beeinflusst, und dies hat einen positiven Effekt auf die Gewichtsstabilisierung. Beispiele für die Gestaltung eines aktivitätssteigernden Programms finden sich auf der Internet-Seite zu diesem Kapitel.

Gesundheitsförderung

Zusätzlich zu dem bei der Behandlung der Adipositas oft ganz im Vordergrund stehenden Ziel der Gewichtsreduktion und -stabilisierung leistet vermehrte Bewegung einen wichtigen Beitrag zur sekundären Prävention von Krankheiten, die ansonsten mit der Adipositas assoziiert sind. In einigen Fällen ist diese gesundheitsförderliche Wirkung regelmäßigen Trainings sogar unabhängig von einem Gewichtsverlust. Die Effekte körperlicher Aktivität zeigen sich in einer Steigerung der Herz-Kreislauf-Leistungsfähigkeit und der Lungenfunktion sowie in einer Verbesserung von Stoffwechselprozessen.

Bewegungsprogramm oder Steigerung der Alltagsaktivität?

Für den Erfolg solcher Interventionen im Rahmen einer Gewichtsreduktion ist entscheidend, dass ein (therapeutisch verordnetes) Bewegungsprogramm nur als Einstieg in einen langfristigen Prozess verstanden wird, und nicht als ein in sich abgeschlossenes Behandlungsangebot im Sinne einer kurativen Therapie. Die positiven Effekte größerer körperlicher Aktivität werden erst dann ihr Optimum erreichen, wenn die (neu erworbene) körperliche Aktivität in den Alltag integriert und zur Lebensgewohnheit wird. Man muss jedoch berücksichtigen, dass viele Patienten wesentlich weniger Schwierigkeiten damit haben dürften, verstärkte Alltagsaktivitäten auf Dauer in den Lebensalltag zu integrieren als besondere gymnastische Übungen. Um die Wirkung eines Bewegungsprogramms zu optimieren, empfiehlt es sich, den Programmteilnehmern beide Möglichkeiten anzubieten. Sie ergänzen einander und bieten den Teilnehmern die Möglichkeit, individuellen Präferenzen nachzukommen.

Psychosoziale Effekte

Neben den medizinischen und physiologischen Gesichtspunkten sprechen auch eine Reihe von psychosozialen Gründen für die Bedeutung von Bewegungsangeboten für Adipöse. Das gesellschaftliche Schönheitsideal definiert den jungen, schlanken und sportlichen Menschen als schön, gesellschaftlich anerkannt und erfolgreich. Übergewichtige Menschen entsprechen nicht dieser Norm. Dies kann dazu führen, dass der positive Bezug zum eigenen Körper verloren geht. Frustration über Leistungseinschränkungen, Schamgefühle bezüglich der eigenen Erscheinung, Hemmungen und der Verlust von Selbstwert können die Folge sein. Durch Sport werden Adipöse nicht nur theoretisch, sondern auch praktisch mit ihrer (problematischen) Körperfülle konfrontiert. Körperliche Bewegung fokussiert die Aufmerksamkeit auf den Körper und verstärkt vermutlich bereits bestehende negative Einstellungen gegenüber dem eigenen Körper.

Hinzu kommt, dass die meisten Adipösen im Laufe ihrer Geschichte als „Dicke" bei sportlichen Aktivitäten negative Vorerfahrungen hinsichtlich ihrer Leistungsfähigkeit und körperlichen Erscheinung gemacht haben dürften. In dieser Hinsicht kann man körperliche Aktivität auch als eine besondere Form der Exposition mit dem eigenen Körperbild und den damit verbundenen Kognitionen auffassen. Da die erwünschte sportlich-körperliche Aktivität in der Regel nicht während der Therapiesitzungen mit dem behandelnden Psychologen stattfindet, geschieht diese Exposition nicht unter direkter Anleitung. Um die Gefahr einer weiteren Sensibilisierung zu minimieren, ist eine Besprechung dieser Themen ebenso empfehlenswert wie unter Umständen eine sorgfältige kognitive Vorbereitung auf wahrscheinliche aversive Gefühle („Ich fühle mich fett, scheußlich und unglücklich") und damit verbundene Kognitionen („Ich bin eben plump und zu nichts zu gebrauchen", „Das schaffe ich nie"). Eventuell ist sogar eine durch den Therapeuten geleitete Konfrontation mit dem eigenen Körperbild angezeigt, wie es für essgestörte Personen entwickelt wurde (Tuschen-Caffier & Florin, 2002).

4.5 Behandlung in der Praxis

Medizinische Behandlung

Die Behandlung der Adipositas richtet sich – nationalen und internationalen Empfehlungen folgend – nach dem Ausmaß des Übergewichts. Übergewichtige mit einem BMI unter 30 kg/m^2 profitieren in der Regel von einer Ernährungsberatung, die eine Ernährungsumstellung und nicht nur eine pauschale Kalorienreduktion in den Mittelpunkt der Intervention stellt. Adipöse mit einem BMI zwischen 30 und 40 kg/m^2 bedürfen einer intensiveren Therapie, die auch eine niedrigkalorische (700 bis 1.000 kcal/Tag) oder extrem niedrigkalorische Diät (450 bis 700 kcal/Tag) einschließt. Dazu werden in der Regel Nahrungssubstrate in Form von Milchshakes oder Suppen („Formula-Diäten") verwendet, die nach ernährungsphysiologischen Vorgaben zusammengestellt sind. Liegen bei einem BMI von mehr als 30 kg/m^2 Adipositas-assoziierte Risikofaktoren vor oder übersteigt der BMI 35 kg/m^2, werden auch kurzfristig Medikamente verordnet, die entweder im Zentralnervensystem appetitzügelnd wirken oder im Darm die Aufnahme von Fett einschränken. Ab einem BMI von 40 kg/m^2 werden operative Maßnahmen (z. B. Magenverkleinerung) in Betracht gezogen.

Psychologische Behandlung

Das psychologische Behandlungsangebot richtet sich danach, wo die Patienten sich bei der Aufnahme einer psychologischen Therapie befinden. Dies kann in Krankenhäusern sein, in speziellen Behandlungszentren zur Gewichtsabnahme, in Rehabilitationskliniken oder in der freien Praxis. Unabhängig von der Örtlichkeit ist jedoch wichtig, dass auf allen Stufen der schrittweise aufgebauten Behandlungsempfehlung eine langfristige Änderung des Ess- und Bewegungsverhaltens angestrebt wird. Dieses Ziel scheint in vielen der älteren Interventionsprogramme nicht erreicht worden zu sein: Nur etwa 15 Prozent der mit ausschließlich auf Kalorienreduktion fokussierten Programme behandelten übergewichtigen Personen gelingt es, die am Ende der Intervention erreichte Gewichtsabnahme auch auf längere Frist (durchschnittlich fünf Jahre) zu stabilisieren. Die Mehrheit nimmt kurz- oder mittelfristig nach Beendigung des Behandlungsprogramms das verlorene Gewicht wieder zu oder – wie in einigen Fällen – sogar mehr. Diese Ergebnisse haben dazu geführt, dass die oft ausschließliche Fixierung dieser „traditionellen Gewichtsreduktionsprogramme" auf eine Gewichtsabnahme kritisiert wurde. Das so genannte „Health at any size paradigm" (H@AS) geht davon aus, dass durch die in den meisten Gewichtsreduktionsprogrammen verordnete Kalorienrestriktion Essverhaltensweisen antrainiert werden, wie sie bei essgestörten Personen beobachtet werden, und dadurch die Gesundheit übergewichtiger Personen weiter einschränken. Stattdessen sollten im Vordergrund der Behandlung die Optimierung gesundheitsförderlicher Maßnahmen wie eine Ernährungsumstellung auf gesunde Ernährung (ohne ausschließliche Fixierung auf Kalorienrestriktion) und die Förderung körperlicher Aktivität stehen.

Zusammenfassung

Übergewicht ist eine chronische Krankheit, die mit einer erheblichen Einschränkung der Lebensqualität einhergeht und zu schweren gesundheitlichen Schäden führen kann. Übergewicht ist in den westlichen Industrieländern besonders häufig, wobei die Anzahl der Neuerkrankungen seit Jahrzehnten steigt. Schätzungen zufolge hat in Deutschland nur noch etwa ein Drittel der erwachsenen Bevölkerung ein gesundheitlich wünschenswertes Körpergewicht.

Die Ursachen sind vielschichtig: Falsche Ernährung und Bewegungsmangel sind die beiden Hauptfaktoren, wobei Gene das Risiko, übergewichtig zu werden, entscheidend erhöhen. Die Behandlungsempfehlung richtet sich nach dem Ausmaß des Übergewichts. Wichtig ist dabei eine realistische Zielsetzung, da der gewünschte Gewichtsverlust oft das Erreichbare übersteigt.

Im Vordergrund der psychologischen Behandlung steht die Optimierung gesundheitsförderlicher Maßnahmen wie eine Ernährungsumstellung auf gesunde Ernährung (ohne ausschließliche Fixierung auf Kalorienrestriktion) und die Förderung körperlicher Aktivität.

Verständnisfragen

▶ Wie werden Übergewicht und Adipositas diagnostiziert und definiert?
▶ Wie erklärt man sich den Anstieg der Adipositas-Prävalenz in den letzten Jahren?
▶ Welche Rolle spielen Erbanlagen bei der Adipositas?
▶ Welche körperlichen und psychischen Krankheiten sind mit Adipositas assoziiert?
▶ Welche Rolle spielt körperliche Aktivität in der Adipositas-Therapie?
▶ Was versteht man unter „flexibler Kontrolle", und welche Bedeutung hat dieses Prinzip für das Erlernen neuer Essgewohnheiten?
▶ Welche klinisch-psychologischen Interventionen in der Adipositas-Therapie kennen Sie?

► Bouchard, C. (2007). The biological predisposition to obesity: beyond the thrifty genotype scenario. International Journal of Obesity, 31, 1337–1339.
Skizze eines Modells zur Wechselwirkung von Umweltfaktoren, Genetik und Verhalten in der Entstehung von Adipositas. Kurzgefasst, allgemeinverständlich und hochaktuell.

► Deutsche Adipositas-Gesellschaft, Deutsche Diabetes-Gesellschaft, Deutsche Gesellschaft für Ernährung, Deutsche Gesellschaft für Ernährungsmedizin (2007). Evidenzbasierte Leitlinie. Prävention und Therapie der Adipositas. http://leitlinien.net/
Umfangreiche und aktualisierte Leitlinien zur Prävention und Therapie der Adipositas unter Mitwirkung der wichtigsten deutschen Fachgesellschaften in diesem Bereich.

► Petermann, F. & Pudel, V. (Hrsg.) (2003). Adipositas. Göttingen: Hogrefe.
Das Buch bietet einen Überblick über medizinische Maßnahmen und die psychologische Behandlung. Ausführlich wird vor allem über den Einsatz verhaltenstherapeutischer Methoden, das Vorgehen bei der Elternschulung sowie über Sport und Bewegung als Behandlungsansatz informiert.

► Vögele, C. (2005). Etiology of obesity. In S. Munsch & P. Beglinger (Eds.), Obesity and Binge Eating Disorder (Series Bibliotheka Psychiatrica) (pp. 62–73). Freiburg: Karger.
Kurzgefasste Bestandsaufnahme der derzeitigen Vorstellungen zur Ätiologie von Adipositas.

► Vögele, C. & Ellrott, T. (2006). Ernährung, Über- und Untergewicht. In A. Lohaus, M. Jerusalem & J. Klein-Heßling (Hrsg.), Gesundheitsförderung im Kindes- und Jugendalter (S. 176–200). Göttingen: Hogrefe.
Aktuelle und interdisziplinäre Bestandsaufnahme zur Ätiologie, Diagnostik und Behandlung von Übergewicht und Adipositas bei Kindern und Jugendlichen.

5   Diabetes mellitus

Was Sie in diesem Kapitel erwartet

Diabetes mellitus ist eine chronische Stoffwechselerkrankung, die das Risiko für Herz-Kreislauf-Erkrankungen und andere schwere Krankheiten ganz
entscheidend erhöht. Weltweit sind mehr als 150 Millionen Menschen an Diabetes mellitus erkrankt.
Innerhalb der nächsten zehn Jahre wird mit einer Zunahme von 46 Prozent, d. h. mit 220 Millionen Erkrankten gerechnet. Experten rechnen in Kürze mit
mehr als 10 Millionen Erkrankten allein in Deutschland, von denen viele frühzeitig an schwerwiegenden
Folgeerkrankungen leiden und sterben werden. War
der Typ-2-Diabetes früher eine Erkrankung im fortgeschrittenen Lebensalter, steigt inzwischen die Zahl
der Kinder und Jugendlichen, die jedes Jahr an Diabetes erkranken. Der tägliche Umgang mit der Erkrankung verlangt vom Patienten ein hohes Maß an Eigen-
verantwortung für seine Behandlung. Psychische
Beeinträchtigungen sind häufig, werden selten diagnostiziert und bleiben daher oft unbehandelt. Insbesondere Depressionen und Angststörungen verschlechtern die Stoffwechselkontrolle und die Lebensqualität,
können aber erfolgreich mit psychotherapeutischen
Methoden behandelt werden.

5.1   Ursachen und Entwicklung von Diabetes mellitus

5.1.1   Definition und Ursachen

Diabetes mellitus (wörtlich: „honigsüßer Durchfluss") oder die Zuckerkrankheit ist die Be-
zeichnung für eine Gruppe von Stoffwechselkrankheiten und beschreibt deren ursprüngliches
Hauptsymptom, die Ausscheidung von Zucker im Urin. Inzwischen ist Diabetes der Sammelbegriff für verschiedene Störungen des Stoffwechsels, deren Leitbefund eine Überzuckerung des
Blutes (Hyperglykämie) ist.

Ursache ist entweder ein Insulinmangel, eine Insulinunempfindlichkeit (Insulinresistenz) oder
beides. Insulin ist ein körpereigenes Hormon, das Zucker (Glukose) vom Blut in die Zellen transportiert, wo der Zucker als Brennstoff zur Energiegewinnung dient oder in einen Speicherstoff
(Glykogen) umgewandelt wird. Insulin ist das einzige Hormon, das in der Lage ist, den Blutzuckerspiegel zu senken. Wird vom Körper zu wenig Insulin produziert oder kann er nicht adäquat
auf einen Anstieg des Blutzuckers reagieren, entsteht Diabetes mellitus (Zuckerkrankheit).

Je nach Ursache gibt es unterschiedliche Diabetes-Typen, die jedoch verbindende Gemeinsamkeiten aufweisen. Die entscheidende Klassifizierung ist die in Typ-1- und Typ-2-Diabetes.

! Diabetes mellitus ist eine chronische Stoffwechselerkrankung. In Entstehung, Verlauf, Epidemiologie und
Behandlung werden hauptsächlich zwei Typen unterschieden: Typ-1-Diabetes und Typ-2-Diabetes.

Beim **Typ-1-Diabetes** kommt es aufgrund einer Zerstörung der Insulin-produzierenden Inselzellen der Bauchspeicheldrüse zu einem absoluten Insulinmangel. Dieser meist länger an-

dauernde Prozess beginnt häufig bereits in der frühen Kindheit. Begünstigt durch eine genetische Prädisposition, wird durch äußere Faktoren (z. B. Viren, Toxine) ein Entzündungsprozess in Gang gesetzt, bei dem Zellen des eigenen Immunsystems die Inselzellen angreifen und diese weitgehend oder vollständig zerstören. Das Ergebnis ist ein Verlust der körpereigenen Insulinproduktion, so dass ab diesem Zeitpunkt Insulin lebenslang von außen zugeführt werden muss. Vor der Entdeckung des Insulins im Jahre 1922 hatten Menschen mit Typ-1-Diabetes nur eine kurze Überlebenszeit.

Beim **Typ-2-Diabetes** besteht eine Insulinunempfindlichkeit ("Insulinresistenz"). Obwohl ausreichend Insulin vorhanden ist, steigt der Blutzuckerspiegel, weil das Insulin nur vermindert darin wirksam ist, Glukose aus dem Blut in die Zellen zu befördern. Dadurch kommt es in einem Aufschaukelungsprozess zu einer immer höheren Ausschüttung von Insulin ("Hyperinsulinismus"). Der Blutzuckerspiegel bleibt jedoch konstant erhöht. Auch beim Typ-2-Diabetes gibt es eine klare genetische Komponente: Wenn ein Elternteil erkrankt ist, beträgt die Wahrscheinlichkeit, dass die Anlagen an die Kinder weitergegeben werden, 80 Prozent. Bei 40 Prozent der Kinder kommt es dann tatsächlich im Laufe des Lebens zur Erkrankung. Die Entwicklung eines Typ-2-Diabetes wird ausgelöst und beschleunigt, wenn Risikofaktoren wie Übergewicht und Bewegungsmangel hinzukommen. Mit zunehmendem Übergewicht steigt das Risiko für einen Typ-2-Diabetes auf das 5- bis 10-Fache. Das Fettverteilungsmuster ist dabei ausschlaggebend: Bei abdominaler Fettverteilung ist das Risiko für einen Diabetes ungleich höher.

5.1.2 Diagnostik und Epidemiologie

Der **Typ-1-Diabetes** zeigt sich oft durch das plötzliche Auftreten von unspezifischen Symptomen, etwa:

▶ starker Durst
▶ vermehrtes Trinken und Wasserlassen
▶ Gewichtsabnahme
▶ Abgeschlagenheit
▶ Leistungs- und Konzentrationsschwäche
▶ Heißhungerattacken

Menschen mit einem **Typ-2-Diabetes** haben oft zunächst keine akuten Beschwerden, so dass der Blutzuckerspiegel jahrelang zu hoch sein kann, bevor die erhöhten Werte – zumeist bei einer Routineuntersuchung – festgestellt werden. Als Leitsymptom gilt Übergewicht: 80 bis 90 Prozent aller Typ-2-Diabetiker sind übergewichtig.

Wenn in wiederholt durchgeführten Laboruntersuchungen einer der folgenden Blutzuckerwerte über der angegebenen Grenze liegt, wird ein Diabetes mellitus diagnostiziert:

▶ Plasmaglukosewert: > 200 mg/dl zu beliebiger Tageszeit
▶ Nüchternplasmaglukosewert: > 126 mg/dl
▶ im oralen Glukosetoleranztest ein Wert von >200 mg/dl nach zwei Stunden

Weltweit sind mehr als 150 Millionen Menschen an Diabetes mellitus erkrankt. Innerhalb der nächsten zehn Jahre wird mit einer Zunahme von 46 Prozent, d. h. mit 220 Millionen Erkrankten gerechnet. Mit geschätzten 4 Millionen Diabetikern (5 Prozent der Bevölkerung) gehört Diabetes mellitus auch in den Deutschland zu den häufigsten chronischen Erkrankungen. Davon leiden 200.000 an einem Typ-1-Diabetes. Von seiner Häufigkeit her hat der Typ-2-Diabetes also die weitaus größere Bedeutung (90 Prozent aller Diabetes-Fälle). Anhand von Vergleichszahlen aus anderen Ländern gehen Epidemiologen von einer Dunkelziffer von zusätzlich ca. 1,5 Millionen Diabetikern aus.

Typ-2-Diabetes war bis vor kurzem noch wesentlich häufiger in der Gruppe der über 60-Jährigen. Vermutlich wegen veränderter Lebensgewohnheiten in den Industrienationen (und Schwellenländern wie Indien und China), verbunden mit der Zunahme an Übergewicht und Adipositas, steigt die Prävalenz des Typ-2-Diabetes auch bei jüngeren Menschen. In den USA erkranken mittlerweile mehr Schulkinder an Diabetes mellitus Typ-2 als an Typ-1. Die Zunahme der Lebenserwartung ist eine weitere Ursache für eine dramatische Entwicklung: Da etwa 20 Prozent der Bevölkerung in Deutschland die genetische Disposition für Diabetes mellitus Typ-2 besitzen, rechnen Experten in Kürze mit mehr als 10 Millionen Erkrankten allein in Deutschland, von denen viele frühzeitig an schwerwiegenden Folgeerkrankungen leiden und sterben werden.

5.1.3 Medizinische Kontrolle und Behandlung

Typ-1-Diabetes

Der mit Typ-1-Diabetes verbundene absolute Insulinmangel erfordert die lebenslange Insulinsubstitution, d. h. die Zuführung von Insulin durch Injektion. Die heutige „intensivierte Insulintherapie" besteht aus vier Injektionen pro Tag, die sich der Patient mit einem so genannten „Pen" selbst in das Unterhautfettgewebe spritzt. Zwei dieser Injektionen werden jeweils morgens und abends appliziert, zwei weitere jeweils vor den Hauptmahlzeiten. Die Aufnahme von mehr Kohlenhydraten erfordert mehr Insulin, stärkere körperliche Aktivität weniger Insulin. Um die Menge des selbst injizierten Insulins an diese kurzfristigen Veränderungen anzupassen, kontrollieren Diabetiker ihren Blutzuckerspiegel mit einem automatisierten Blutzuckermessgerät. Dazu wird mit einer Lanzette ein Blutstropfen aus der Fingerbeere entnommen und auf einen Messstreifen gebracht. Nach wenigen Sekunden zeigt das Gerät den aktuellen Blutzuckerwert an.

Die Qualität der mittelfristigen (2 bis 3 Monate) Blutzuckerkontrolle kann mit dem HbA1c-Wert erfasst werden. Der HbA1c-Wert gibt den Anteil des „gezuckerten" roten Blutfarbstoffs (Hämoglobin) am Gesamthämoglobin wieder. Dieses stabile „Zucker-Hämoglobin" („glykosiliertes Hämoglobin" oder HbA1c) gibt es bei jedem Menschen, nicht nur bei Diabetikern. Seine Menge ist abhängig von der durchschnittlichen Blutzuckerkonzentration über einen gewissen Zeitraum (Wochen bis Monate). Je höher der Blutzuckerspiegel über diesen Zeitraum, desto höher auch der HbA1c-Wert.

Typ-2-Diabetes

Vor allem zu Beginn der Behandlung des Typ-2-Diabetes wird versucht, durch Gewichtsreduktion, Umstellung der Ernährung und Förderung körperlicher Aktivität die Blutzuckerwerte zu senken. Allein durch diese Basismaßnahmen lassen sich bei vielen Patienten mit Erwachsenen-Diabetes die Blutzuckerspiegel deutlich senken, so dass auf eine medikamentöse Therapie eventuell ganz verzichtet werden kann (Diabetes Prevention Program Research Group, 2002). Bezüglich der Diät gilt, dass generell schnell ins Blut strömende Zucker, wie der Haushaltszucker oder gesüßte Speisen (auch Honig!), gemieden werden sollten. Andere Kohlenhydrate, die verzögert in den Blutkreislauf abgegeben werden, wie beispielsweise in Kartoffeln, Vollkornmehlerzeugnissen (Nudeln, Backwaren) oder Obst und Gemüse, sind durchaus erlaubt. Erst nach Ausschöpfen dieser Maßnahmen wird eine medikamentöse Therapie in Betracht gezogen. Dabei gibt es verschiedene Therapieansätze. Beim Typ-2-Diabetiker sind dies in der Regel zunächst blutzuckersenkende Medikamente, die in Form von Tabletten eingenommen werden. In einigen Fällen kann es auch für den Typ-2-Diabetiker notwendig werden, zusätzlich Insulin zu spritzen.

Bluthochdruck. Da fast alle Typ-2-Diabetiker auch einen Bluthochdruck haben und der Bluthochdruck die Spätfolgen, vor allem an den Augen, den Nieren und den großen Blutgefäßen, weiter forciert, muss auch ein Bluthochdruck rechtzeitig erkannt und behandelt werden. Tatsächlich kann eine Blutdrucksenkung das weitere kardiovaskuläre Risiko und andere Komplikationen entscheidend vermindern.

Auch bei Typ-2-Diabetikern hilft eine regelmäßige Selbstkontrolle der Blutzuckerwerte dabei, eine gesundheitsbewusste Diät einzuhalten. Die ROSSO-Studie hat nachgewiesen, dass es zu einem deutlichen Rückgang von Folgeerkrankungen und zu einer erheblichen Senkung der Sterblichkeit kommt.

Gute, wichtige Studie

Die ROSSO-Studie (Martin et al., 2006)

Forschungsfrage
Hilft die regelmäßige Selbstkontrolle des Blutzuckers, Folgeerkrankungen und Sterblichkeit bei Typ-2-Diabetikern zu senken?

Methodik
Multizentrische Kohortenstudie mit Daten von 3.268 Typ-2-Diabetes-Patienten aus 192 repräsentativen Hausarztpraxen im gesamten Bundesgebiet. Die durchschnittliche Beobachtungsdauer war 6,5 Jahre. Erhoben wurden Daten zur Selbstkontrolle des Blutzuckers und Folgeerkrankungen (z. B. Herzinfarkt, Schlaganfall, Fußamputation, Erblindung, Dialyse) und Sterblichkeit.

Ergebnisse
Bei Patienten, die ihren Blutzucker regelmäßig kontrollierten, waren Folgeerkrankungen etwa um ein Drittel seltener und die Sterblichkeit war fast um die Hälfte niedriger als bei Patienten, die keine Blutzuckerkontrolle durchgeführt hatten. Dieser Effekt war unabhängig davon, ob die Patienten Insulin spritzen mussten oder nicht.

Schlussfolgerung
Typ-2-Diabetiker, die regelmäßig ihren Blutzucker selbst kontrollieren, führen ein gesünderes Leben und gehen insgesamt besser mit ihrer Erkrankung um.

5.1.4 Körperliche Folgeerkrankungen

Angiopathien
Die Folgen des Diabetes mellitus sind schwerwiegend. Auf lange Sicht schädigt ein zu hoher Blutzuckerspiegel alle Blutgefäße des menschlichen Körpers. Auch bei einer konsequenten Behandlung sind Spätfolgen möglich, da sowohl die großen als auch die kleinen Gefäße geschädigt werden. Gleichzeitig ist auch das Blut „zähflüssiger", und die Blutplättchen neigen vermehrt dazu, zu verklumpen.

Im Laufe von Jahren entwickelt sich somit eine ausgeprägte Arteriosklerose aller großen Arterien. Als Folge davon treten häufig eine Koronare Herzkrankheit, möglicherweise Herzinfarkt und Schlaganfall, und Durchblutungsstörungen in den Beinen (periphere Verschlusskrankheit) auf. Diese Folgeerkrankungen werden unter dem Begriff „Makroangiopathie" zusammengefasst.

Bei der Mikroangiopathie sind insbesondere die kleinen arteriellen Blutgefäße betroffen. Das führt zu einer Reihe von Erkrankungen an unterschiedlichen Organen. Ein häufiges Beispiel ist die diabetische Retinopathie, eine Netzhauterkrankung des Auges, die sogar zur Erblindung führen kann. Sind die kleinen Nierengefäße betroffen, kommt es zur diabetischen Nierenfunktionsstörung.

Durch Schäden an den kleinen Gefäßen der Haut und der größeren Gefäße kommt es im Bereich von Ferse und Zehen (Druckstellen) zu abgestorbenem Gewebe, dem so genannten „diabetischen Fuß".

▶ Diabetiker sterben 3- bis 4-mal häufiger an Herz-Kreislauf-Erkrankungen als Nicht-Diabetiker.

▶ Diabetiker stellen 70 Prozent aller nicht durch Unfälle verursachten Amputationen der unteren Gliedmaßen (Zehen, Füße, Beine).

▶ Diabetiker stellen die Hälfte aller neu dialysepflichtigen Patienten pro Jahr.

▶ Diabetes ist die häufigste Ursache für Erblindung bei unter 60-Jährigen.

5.2 Häufige psychische Begleiterkrankungen von Diabetes mellitus

Psychische Störungen treten bei Diabetikern fast doppelt so häufig auf wie in der Allgemeinbevölkerung. Da bei den meisten Diabetikern jedoch die chronische körperliche Erkrankung ganz im Vordergrund der Behandlungsmaßnahmen steht, werden die psychischen Störungen oft nicht diagnostiziert oder entsprechende Beschwerden bagatellisiert. Dies führt nicht nur zu einer Erhöhung des Risikos der Chronifizierung der unbehandelten psychischen Störung, da Depressionen und Ängste das Selbstbehandlungsverhalten der betroffenen Patienten stark einschränken (Insulintherapie, Blutzuckerkontrolle, Diät, Bewegung). Auch gehen einige psychische Störungen mit Hormonveränderungen einher, die die Wirkung des Insulins herabsetzen können. Die erfolgreiche Kontrolle und Behandlung des Diabetes ist dann nur noch schwer möglich.

5.2.1 Depression

Diabetiker haben ein doppelt so hohes Depressionsrisiko wie Nicht-Diabetiker. Dabei schätzt man, dass bei weniger als einem Drittel der betroffenen Patienten die Depression erkannt wird. Depressive Störungen nehmen bei den meisten Diabetikern einen chronisch-rezidivierenden Verlauf, d. h., es kommt über die Jahre immer wieder zu schweren depressiven Episoden. Depressionen gehen mit einer schlechteren Stoffwechseleinstellung und weiteren Komplikationen einher. Zum Beispiel haben ältere depressive Typ-2-Diabetiker ein wesentlich höheres Risiko für Herz-Kreislauf-Erkrankungen und andere diabetische Folgeerkrankungen als nichtdepressive Diabetiker – und sogar ein höheres Risiko als Depressive ohne Diabetes. Selbst depressive Verstimmungen, die nicht die diagnostischen Kriterien für eine depressive Störung erfüllen, können die Selbstbehandlung so weit beeinträchtigen, dass der Stoffwechsel sich verschlechtert, Hoffnungslosigkeit und Hilflosigkeit entstehen, was wiederum die depressive Stimmung verstärkt. Ein Teufelskreis.

Depressionsrisiken

Warum ist das Risiko für Depressionen bei Diabetes mellitus besonders hoch? Es gibt zusätzlich zu den Risikofaktoren, die das Depressionsrisiko auch bei Nicht-Diabetikern erhöhen (Geschlecht, soziale Unterstützung, Familienstand), Diabetes-spezifische Risiken:

▶ Diabetes-bedingte Gesundheitsbeeinträchtigungen (z. B. Herz-Kreislauf-Erkrankungen) erhöhen das Depressionsrisiko um das 6-Fache.

▶ Akutkomplikationen wie schwere Unterzuckerungen, deren Behandlung fremde Hilfe erfordert, verstärken Hilflosigkeit und das Gefühl der Unkontrollierbarkeit des Blutzuckers.

▶ Eine schlecht eingestellte Blutzuckerregulation führt zu erhöhten Blutzucker-Langzeitwerten (z. B. HbA1c), die wiederum mit einem erhöhten Depressionsrisiko verbunden sind.

▶ Typ-2-Diabetes, besonders wenn dieser mit Insulin behandelt wird: Dies wird damit erklärt, dass bei dieser Patientengruppe diabetische Folgekomplikationen und Schuldgefühle häufiger sind.

5.2.2 Angststörungen

Angststörungen sind bei Diabetikern fast ebenso häufig wie Depressionen: Man schätzt, dass ungefähr 20 Prozent der Diabetiker betroffen sind. Grundsätzlich kommen alle Angststörungsformen bei Menschen mit Diabetes vor, jedoch sind einige Diabetes-spezifische Ängste oder Angststörungen besonders häufig:

▶ Angst vor der Unterzuckerung (Hypoglykämie-Angst)
▶ Angst vor der Insulininjektion
▶ Panikstörung

Angst vor der Unterzuckerung

Fällt der Blutzuckerspiegel in einen Bereich von weniger als 80 mg/dl, so spricht man von einer Hypoglykämie (Unterzuckerung). Der Körper reagiert auf die Hypoglykämie mit einer hormonellen Gegenregulation (Ausschüttung von Stresshormonen) und einem Glukosemangel im Gehirn. Beides führt zu folgenden typischen Symptomen:

▶ Schweißausbrüche
▶ schnelles Atmen
▶ Übelkeit
▶ Nervosität
▶ Herzrasen
▶ Zittern
▶ Konzentrationsprobleme
▶ leichte Verwirrung
▶ Probleme beim Sprechen
▶ Sehprobleme
▶ schlechte Koordination

Hypoglykämien sind also sehr unangenehm und manchmal sogar gefährlich, deshalb haben viele Diabetiker Angst davor. Da sie häufiger bei Typ-1-Diabetikern auftreten, kommen ausgeprägte Unterzuckerungsängste bei diesen auch häufiger vor. Viele Typ-1-Diabetiker haben die Erfahrung gemacht, wie ausgeliefert und hilflos man sich in dieser Situation fühlt. War dieses Erlebnis stark oder gar traumatisierend, entwickeln manche Patienten ein ausgeprägtes Vermeidungsverhalten, sie gehen beispielsweise aus Angst vor einer möglichen Wiederholung nicht mehr aus dem Haus. Eine andere Form des Vermeidungsverhaltens besteht in der vorbeugenden Aufnahme von Kohlenhydraten und der zurückhaltenden Dosierung von Insulin. Aus Angst vor einer eventuellen Unterzuckerung halten die Patienten durch diese Maßnahmen den Blutzucker in einem Bereich von über 140 mg/dl, was durch exzessiv häufige Blutzuckermessungen kontrolliert wird. Konsequenzen dieses Verhaltens sind deutlich erhöhte Blutzucker-Langzeitwerte (HbA1c) und eine ausgeprägte Angst in Situationen, in denen die Selbsttestung nicht möglich ist.

Gestörte Hypoglykämie-Wahrnehmung. Normalerweise sind die Symptome einer Unterzuckerung gut wahrzunehmen und durch die Aufnahme von Traubenzucker rasch wieder zu beheben. Allerdings gibt es zunehmend auch Patienten, die die Anzeichen der Hypoglykämie entweder zu spät oder gar nicht mehr bemerken, weil sie eine gestörte Hypoglykämie-Wahrnehmung haben. Diese beruht wahrscheinlich darauf, dass sich der Körper vor allem bei schon seit langer Zeit bestehendem Diabetes an niedrige Blutzuckerspiegel gewöhnt hat. Dadurch nimmt die Symptomintensität ab, die fatalen Folgen bis hin zur Bewusstlosigkeit bleiben aber nicht aus. Unterzuckerungen werden so aus der Sicht der Patienten zu einem weitgehend unvorhersehbaren und unkontrollierbaren Ereignis. Dadurch erhöht sich das Risiko für eine Hypoglykämie-Angst.

Angst vor der Insulininjektion. Diabetiker, die mit Insulin behandelt werden, müssen sich mehrmals am Tag selbst spritzen und den Blutzuckerspiegel durch Entnahme eines Bluttropfens bestimmen. Anfängliche Ängste werden in der Regel durch eine kompetente Diabetes-Beratung ausgeräumt. Andauernde Ängste können jedoch Ähnlichkeiten mit einer spezifischen Phobie oder einer Blut-Spritzen-Verletzungsphobie bekommen. Diese stark ausgeprägte Angst vor der „Spritze" oder Injektion kann dazu führen, dass erforderliche Insulininjektionen und Blutzuckerkontrollen nicht mehr stattfinden und somit keine ausreichende Diabetes-Therapie gegeben ist. Die Folgen sind oft schwere Akutkomplikationen (Hypoglykämien, hyperglykämische Stoffwechselentgleisung).

Panikstörung. Ein Panikanfall äußert sich fast mit denselben Beschwerden wie eine Hypoglykämie: Zittern, Herzrasen, Nervosität, Schwindelgefühle, Angst vor Kontrollverlust. Deshalb können häufig erlebte Hypoglykämien die Entwicklung einer Panikstörung begünstigen. Differentialdiagnostisch ist es wichtig, wie realistisch die Ängste sind: Der Patient muss lernen, die Anzeichen einer Hypoglykämie klar zu erkennen. Dies kann er durch ein entsprechendes Training erlernen („Blood Glucose Awareness Training").

! Depressionen und Angst sind häufige psychische Begleiterkrankungen bei Diabetes mellitus. Beide erhöhen das Risiko für eine schlechte Prognose.

5.2.3 Essstörungen

Der tägliche Umgang mit der Erkrankung verlangt vom Patienten die ständige Beschäftigung mit Nahrungsmitteln und deren Zusammensetzung, vor allem in Bezug auf deren Kohlenhydratanteil. Diese gedankliche Beschäftigung mit Essen und allem, was damit zusammenhängt, ist ein Hauptsymptom für Essstörungen. Trotzdem sind Essstörungen wie die Magersucht (Anorexia nervosa) oder die Ess-Brech-Sucht (Bulimia nervosa) bei Diabetikern nicht häufiger als in der Allgemeinbevölkerung. Allerdings ist die Prävalenz von nicht näher bezeichneten Essstörungen bei jungen Frauen mit Typ-1-Diabetes doppelt so hoch wie bei gleichaltrigen Frauen ohne Diabetes. Nicht näher bezeichnete Essstörungen sind solche, die das Vollbild der Anorexie oder der Bulimie nicht erfüllen; auch die Binge Eating Disorder (Essstörung mit Essattacken) gehört zu dieser Gruppe von Essstörungen. Das Hauptmerkmal der Binge Eating Disorder sind häufig wiederkehrende Essanfälle, bei denen große Mengen hochkalorischer Speisen in kurzer Zeit gegessen werden. Oft haben die Betroffenen das Gefühl, während des Essanfalls nicht aufhören zu können.

Insulin-Purging. Schließlich gibt es eine Diabetes-spezifische Form des gestörten Essverhaltens, das Insulin-Purging. Wenn die Menge des gespritzten Insulins reduziert wird, führt dies zu einem erhöhten Blutzucker. Der Körper scheidet dann Zucker über den Urin aus und baut zur Energiegewinnung vermehrt Körperfett ab. Für Personen mit starker Fokussierung auf ein schlankes Körperideal, ein Hauptsymptom der Essstörungen, ist die absichtliche Insulinreduktion also ein effektives Mittel zur Gewichtsabnahme; allerdings besteht die Gefahr lebensbedrohlicher akuter Stoffwechselentgleisungen („diabetisches Koma") und Langzeitfolgen (z. B. Gefäßerkrankungen wegen erhöhter Blutzuckerspiegel).

!

Das Insulin-Purging ist eine Diabetes-spezifische Form gestörten Essverhaltens, das zu lebensgefährlichen Stoffwechselentgleisungen führen kann. Es wird von Diabetikern, die stark auf ein schlankes Körperideal fixiert sind, zur Gewichtsabnahme eingesetzt.

5.3 Klinisch-psychologische Diagnostik bei Diabetes mellitus

5.3.1 Gesprächsführung und Etablierung einer therapeutischen Beziehung

Die Ausführungen zur Gesprächsführung und Motivation zur Verhaltensänderung bei Herz-Patienten treffen auch für Diabetiker zu, und zwar aus mindestens zwei Gründen:

▶ Auch Diabetiker müssen nach der Erstdiagnose ihre Lebensweise in den Bereichen Ernährung und Bewegung grundlegend ändern (einschließlich Blutzuckerkontrollen und eventuell Insulintherapie).

▶ Es gibt eine große Überlappung zwischen diesen beiden Patientengruppen, d. h., viele Diabetiker sind herzkreislaufkrank.

5.3.2 Diagnostik der Behandlungsadhärenz

Die Beachtung medizinischer Behandlungsempfehlungen ist von entscheidender Bedeutung für die erfolgreiche Diabetes-Therapie. Wie vielleicht bei keiner anderen Gruppe chronisch Erkrankter ist die Prognose beim Diabetes mellitus abhängig vom Selbstmanagement des Einzelnen. Dies betrifft die tägliche Kontrolle der Ernährung, vermehrte körperliche Aktivität und die Einnahme von Medikamenten als Tabletten oder Insulininjektionen. Dazu kommt die häufige (mehrmals tägliche) Kontrolle des Blutzuckers.

So bedeutend eine gute Behandlungsadhärenz also ist, so wichtig ist es, eventuelle Schwierigkeiten rechtzeitig zu diagnostizieren, um Maßnahmen in die Wege zu leiten, die Adhärenz zu verbessern.

Mehrere Probleme können die Beurteilung der Behandlungsadhärenz bei Diabetes mellitus erschweren:

▶ Die meisten Patienten werden ambulant behandelt. Dadurch sind keine direkten Beobachtungen möglich, Informationen zur Adhärenz beruhen also auf Angaben seitens des Patienten.

▶ Für Verhaltensbereiche wie Ernährung und Bewegung gibt es oft keine exakten Empfehlungen, also sind Abweichungen auch nur mit Unsicherheit zu erkennen.

▶ Die verschiedenen Adhärenzbereiche (Ernährung, Bewegung, Medikation, Blutzuckerkontrolle) sind wenig oder gar nicht korreliert: Man kann also nicht aus der Kenntnis über die Adhärenz in einem Verhaltensbereich automatisch auf die Adhärenz in anderen Bereichen schließen.

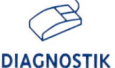

DIAGNOSTIK

Aus diesen Gründen müssen in der Diagnostik der Adhärenz alle Verhaltensbereiche getrennt beurteilt werden. Wie die ROSSO-Studie zeigt (vgl. 5.1.3 Medizinische Kontrolle und Behandlung), scheint die erfolgreiche Blutzuckerkontrolle allerdings mit anderen Adhärenzbereichen zusammenzuhängen, so dass dieser eine wichtige Bedeutung zukommt. Zur Beurteilung der Adhärenz gibt es keine allgemein empfohlenen deutschsprachigen Messinstrumente. Jedoch können einige englischsprachige strukturierte Interviews und Fragebögen Anhaltspunkte für die Fragen liefern, die bei der Beurteilung der Adhärenz gestellt werden sollten.

5.3.3 Diagnostik psychischer Störungen

Patienteninterview

Nach der Besprechung von Gesundheitsrisiken sollten im Interview Informationen zur vergangenen und aktuellen psychologischen Krankengeschichte erfragt werden. Weil Diabetiker oft an einer Angststörung oder Depression erkranken, ist es wichtig, vor allem diesen Bereichen in der klinisch-psychologischen Diagnostik besondere Aufmerksamkeit zu schenken. Bei der Beurteilung von körperlichen Symptomen als Indikatoren einer Angststörung oder Depression ist zu berücksichtigen, dass einige der Beschwerden (z. B. Müdigkeit, Antriebslosigkeit, Herzrasen, Konzentrationsschwierigkeiten, Gewichtsverlust) auch Folgen einer Hypo- oder Hyperglykämie sein können. Gerade deshalb ist die Befragung des Patienten in einem Gespräch besonders wichtig. So kann die Bedeutung dieser Symptome für eine psychische Störung besser eingeschätzt werden. Beispielsweise ist für die differentialdiagnostische Beurteilung von Symptomen, die sowohl bei einer Panikstörung als auch während einer Hypoglykämie auftauchen, wichtig, wie angemessen oder realistisch die Ängste sind. Wenn im Blutzuckerspiegelprotokoll zu den Zeiten, während deren der Patient diese Beschwerden hatte, sich kein Hinweis auf eine akute Unterzuckerung findet, spricht dies für eine Angststörungssymptomatik (z. B. Panikstörung, Hypoglykämie-Angst). In der Kognitiven Verhaltenstherapie kann diese Information zur Behandlung genutzt werden, indem die augenscheinliche Diskrepanz zwischen normalen Blutzuckerwerten und körperlichen Symptomen (Müdigkeit, Antriebslosigkeit, Herzrasen, Konzentrationsschwierigkeiten) durch Nachfragen seitens des Therapeuten deutlich gemacht wird (z. B.: „Wie erklären Sie sich Ihre Beschwerden in dieser Situation, obwohl – wie das Blutzuckerprotokoll zeigt – Ihre Werte im normalen Bereich waren?"). Ein solcher Dialog zwischen Therapeut und Patient ist wichtig bei der gemeinsamen Erarbeitung eines Modells, das die Symptome erklärt und als Begründung des therapeutischen Vorgehens dient (Therapierational).

Strukturierte Interviews. Als Interviewleitfaden für die Diagnostik psychischer Beeinträchtigungen und Störungen haben sich – wie bereits in anderen Kapiteln erwähnt – das DIPS (= Diagnostisches Interview bei psychischen Störungen) und das SKID (= Strukturiertes Klinisches Interview für DSM-IV) bewährt. Diese strukturierten Interviews gewährleisten eine kategoriale Zuordnung von Symptomen zu den in den international anerkannten Klassifikationssystemen DSM-IV und ICD-10 definierten psychischen Störungen. Dies ist sehr wichtig, da die Diagnose einer psychischen Störung Behandlungskonsequenzen nach sich zieht. Allerdings werden in der kategorialen Diagnostik „Alles-oder-nichts"-Entscheidungen getroffen; d. h., eine psychische Störung wird nur dann diagnostiziert, wenn alle erforderlichen Zeit-, Verlaufs- und Beeinträchtigungskriterien erfüllt sind. Manche Patienten erfüllen nicht das Vollbild einer Störung, leiden aber trotzdem unter einer behandlungswürdigen Beeinträchtigung. Dazu kommt, dass selbst psychische Beeinträchtigungen, die nicht die diagnostischen Kriterien für eine Störung erfüllen, die Selbstbehandlung so weit beeinträchtigen können, dass der Stoffwechsel sich verschlechtert, Hoffnungslosigkeit und Hilflosigkeit entstehen, was wiederum die psychischen Beschwerden verstärkt.

Fragebögen

Zusätzlich zur kategorialen Diagnostik empfiehlt sich eine dimensionale Beurteilung durch Fragebögen, da mit dieser Methode auch subklinische Beschwerden erfasst werden. Diese Fragebögen geben auch Aufschluss über andere in der Therapieplanung wichtige Bereiche wie Krankheitsbewältigung, Gesundheitsverhalten und Selbstmanagement. Die Fragebögen, die sich in der Diagnostik des Gesundheitsverhaltens, des Selbstmanagements und von psychischen Beeinträchtigungen bei Diabetikern bewährt haben, sind im Internet-Auftritt zu diesem Kapitel aufgeführt.

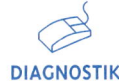

DIAGNOSTIK

5.4 Psychologische Behandlungsverfahren

5.4.1 Gesundheitsförderung und Verbesserung des Selbstmanagements

Gesundheitsfördernde Maßnahmen bei Diabetes mellitus sind weitgehend identisch mit Interventionen bei Herz-Kreislauf-Patienten und Übergewichtigen, da die Risikofaktoren identisch sind und es außerdem eine große Überlappung zwischen diesen Patientengruppen gibt. Die Patientenschulungsprogramme, die für Diabetiker entwickelt wurden, standen Pate für entsprechende Programme für andere chronische Erkrankungen. Im Mittelpunkt dieser Schulungsprogramme steht nicht (nur) die Wissensvermittlung, sondern auch als ganz wesentliche Komponente die Förderung der Patientenkompetenzen („Empowerment"). Dazu werden Prinzipien der motivationalen Gesprächsführung eingesetzt, wie sie sich in der Gesundheitsförderung bei anderen chronischen Erkrankungen bewährt haben (vgl. 2.3 Klinisch-psychologische Diagnostik bei Herz-Kreislauf-Erkrankungen). Ein Beispiel für ein im deutschsprachigen Raum entwickeltes und evaluiertes Programm ist das Schulungsprogramm „MEDIAS 2" von Kulzer et al. (2004). Das Programm vermittelt alltagsrelevante Hilfen zur Verhaltensmodifikation und verbindet diese mit motivationalen Strategien zur Stärkung der Selbstwirksamkeitsüberzeugung.

Ismail et al. (2004): Psychologische Interventionen zur Verbesserung der Blutzuckerkontrolle bei Typ-2-Diabetes

Forschungsfrage

Erreichen psychologische Interventionen eine Verbesserung der Blutzuckerkontrolle bei Typ-2-Diabetikern?

Auswahlkriterien der in der Analyse berücksichtigten Studien

▶ Zufallszuweisung der untersuchten Patienten zu einer Interventions- und einer nichtvorbereiteten Kontrollgruppe (randomisiertes Kontrollgruppen-design)

▶ Vergleich von Interventionsgruppe (psychologische Beratung, psychodynamische Kurztherapie, kognitiv-behaviorale Therapie oder interpersonelle Therapie) und Kontrollgruppe (konventionelle Therapie oder Beratung zur Blutzuckerkontrolle ohne Psychotherapie, Wartelistenkontrollgruppe)

Mit diesen Auswahlkriterien konnten 25 Studien identifiziert und in die Meta-Analyse aufgenommen werden.

Ergebnisse

▶ Teilnehmer der Interventionsgruppen hatten ein signifikant niedrigeres „glykosiliertes Hämoglobin" (HbA1c).

▶ Es gab keine Unterschiede zwischen Interventions- und Kontrollgruppen im akut gemessenen Blutzuckerspiegel oder in Veränderungen des Körpergewichts (BMI).

▶ Teilnehmer der Interventionsgruppen hatten geringere Depressions- und Angstwerte bzw. berichteten über eine geringere psychische Belastung.

Fazit

Psychologische Interventionen verbessern die Qualität der mittelfristigen (2 bis 3 Monate) Blutzuckerkontrolle. Darüber hinaus geht es Typ-2-Diabetikern psychisch besser, wenn sie an einer Psychotherapie teilnehmen. Effekte der psychologischen Intervention auf den akut gemessenen Blutzuckerspiegel oder Gewichtsveränderungen waren nicht nachzuweisen.

5.4.2   Behandlung psychischer Störungen

Depression

Die Behandlung von Depressionen bei Diabetikern richtet sich nach den Empfehlungen und Ergebnissen der Depressionstherapie bei Nicht-Diabetikern. Kognitive Verhaltenstherapie und Pharmakotherapie, allein oder in Kombination, gehören zu den erfolgreichsten Behandlungsansätzen. Werden die beiden Methoden kombiniert, besteht das Ziel darin, mit einer anfänglichen Medikation mit Antidepressiva eine Stimmungsaufhellung und Antriebssteigerung zu erreichen, die die Chancen auf eine erfolgreiche kognitiv-behaviorale Behandlung erhöhen. Die Antidepressiva können dann zumeist schrittweise wieder abgesetzt werden. Auch die Kombination einer kognitiv-behavioralen Gruppentherapie mit einer psychoedukativen Maßnahme zur Verbesserung des Selbstmanagements ist erfolgreich (z. B. Lustman et al., 1998): 85 Prozent der mit dieser Kombination behandelten Patienten waren nach durchschnittlich zehn Wochen depressionsfrei. In der nur mit Selbstmanagement-Förderungsinterventionen behandelten Gruppe waren dies nur 26 Prozent.

Angststörungen

Auch Angststörungen sind bei Diabetikern am besten mit den bewährten kognitiv-behavioralen Methoden zu behandeln. Eine Besonderheit ist das „Blutglukose Wahrnehmungs-Training" (Fehm-Wolfsdorf et al., 1997; original: „Blood Glucose Awareness Training", Cox et al., 1995).

Blutglukose Wahrnehmungs-Training (BGAT). Das BGAT ist ein strukturiertes Trainingsprogramm zur Verbesserung der Hypoglykämie-Wahrnehmung bei Patienten mit Typ-1-Diabetes. Es besteht aus acht wöchentlich angebotenen Doppelstunden, die in der Gruppe (6 bis 8 Personen) oder einzeln durchgeführt werden können. In diesem Programm wird die Wahrnehmung persönlicher Hypoglykämie-Warnzeichen systematisch trainiert und geübt: Was ist im Fall einer Unterzuckerung zu unternehmen?

Diskriminationstraining. Im Diskriminationstraining, einem dem BGAT ähnlichen Verfahren, wird gelernt, Unterzuckerungsreaktionen von Angstreaktionen zu unterscheiden (Kulzer, 1995). Der Patient protokolliert dabei über einige Wochen die Anzeichen, die bei ihm mit der Unterzuckerung einhergehen.

Konfrontationstraining. Werden die Hypoglykämie-Ängste durch Vermeidungsverhalten aufrechterhalten, ist es sinnvoll, zur Behandlung ein Konfrontationsverfahren in Erwägung zu ziehen. Ein wichtiges Sicherheitssignal, das von Diabetikern zur Vermeidung der angstauslösenden Situation benutzt wird, ist das Blutzuckermessgerät. Im Rahmen einer Exposition sollte dann auf das Gerät bzw. seine Mitführung verzichtet werden. Allerdings muss man beachten, dass es – abhängig von der Stoffwechsellage des Patienten – tatsächlich zu Unterzuckerungen kommen kann. Dieses Risiko kann jedoch vor der Behandlungssitzung durch eine Anpassung der Insulindosierung minimiert und in der kognitiven Vorbereitung mit dem Patienten besprochen werden.

Konfrontationsverfahren sind auch für die Behandlung von Ängsten geeignet, die mit der Injektion zusammenhängen. Sind starke blut- oder spritzenbezogene Ängste vorhanden, eignen sich jene Verfahren, die in der Behandlung der Blutphobie eingesetzt werden (z. B. stufenweises Vorgehen bei der Exposition oder muskuläre Anspannungstechniken, um dem Blutdruckabfall bei beginnender Ohnmacht entgegenzuwirken; s. Beispiel im Internet-Auftritt zu diesem Kapitel).

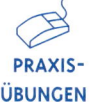

PRAXIS-ÜBUNGEN

Essstörungen

Die Behandlung von Essstörungen bei Diabetes mellitus entspricht dem Vorgehen bei essgestörten Nicht-Diabetikern. Besonders aus dem Bereich der kognitiv-behavioralen Therapie liegen inzwischen zahlreiche Interventionsstudien vor, die die Effektivität dieser Verfahren belegen. Kognitiv-behaviorale Therapien versuchen, durch eine Kombination verschiedener Therapieelemente der Komplexität und der Vernetztheit der verschiedenen Symptombereiche gerecht zu werden. Dazu gehören u. a.:

▶ das Einüben normalen Essverhaltens
▶ das Essen von „verbotenen" Speisen sowie das Umgehen-Lernen mit den sich daran anschließenden Schuldgefühlen
▶ das Verhindern von Maßnahmen zur Kalorienabfuhr (z. B. Insulin-Purging)
▶ die In-vivo-Konfrontation (vor dem Spiegel) mit dem eigenen Körperbild
▶ die kognitive Behandlung dysfunktionaler Kognitionen (Bedeutung des Körpergewichts)
▶ eine Ernährungsberatung

Nicht alle Interventionsansätze kombinieren all diese Elemente, jedoch ist ihnen der Versuch gemeinsam, durch die Bearbeitung dysfunktionaler Kognitionen über die Bedeutung von Figur, Gewicht und Essen die Lösung rigider Verhaltensmuster zugunsten flexibler und alternativer Verhaltensweisen zu ermöglichen. Auch die gleichzeitige Konfrontation mit Situationen, die diese Kognitionen auslösen (der Anblick des eigenen Körpers, Streitsituationen in der Interaktion mit anderen etc.), tragen zu der Aufgabe der alten Verhaltensmuster bei.

> **!** Diabetiker mit einer Binge Eating Disorder (BED) sind in der Regel adipös, so dass alle drei Störungsbereiche (Diabetes mellitus, Adipositas, BED) bei der Behandlung berücksichtigt werden müssen.

5.5   Behandlung in der Praxis

Medizinische Behandlung

Die medizinische Behandlung von Diabetikern findet in Fachkliniken, Fachabteilungen in Krankenhäusern und niedergelassenen Praxen statt. Die DDG verleiht Versorgungseinrichtungen eine dreijährige Anerkennung für die Behandlung von Diabetes-Patienten, die auf zwei Stufen erfolgen kann: die „Basisanerkennung" (Stufe 1) und die „Erweiterte Anerkennung mit diabetesspezifischem Qualitätsmanagement" (Stufe 2). Die Basisanerkennung gilt für Kliniken, Polikliniken oder Arztpraxen, die ein gutes diabetologisches Qualitätsniveau für eine flächendeckende Versorgung von Personen mit Diabetes mellitus nachweisen können. Für die „Erweiterte Anerkennung" müssen zusätzliche Qualitätskriterien (z. B. ein erweiterter Stellenplan, höhere Anzahl von behandelten Patienten etc.) erfüllt sein.

Fakten zur Versorgung von Diabetikern in Deutschland sind bislang zwar in großer Zahl, aber in höchst unterschiedlicher Qualität, weit verstreut und nur ungenügend aufbereitet verfügbar. Das „Weißbuch Diabetes in Deutschland" (Häussler et al., 2006) liefert eine wissenschaftlich fundierte, systematische Zusammenfassung der aktuellen Versorgungssituation.

Psychologische Behandlung

Das psychologische Behandlungsangebot in der Praxis richtet sich nach den eventuellen Zusatzqualifikationen des behandelnden Hausarztes oder Psychologen. Die Deutsche Diabetes Gesellschaft (DDG) hat schon vor einigen Jahren die Weiterbildung zum „Fachpsychologen Diabetes DDG" eingeführt. In dieser Weiterbildung werden Kenntnisse und Fertigkeiten in Diabetesspezifischen Therapieangeboten und diabetologisches Fachwissen vermittelt. Seit 2003 besteht für approbierte Psychologische Psychotherapeuten die Möglichkeit, eine in Rheinland-Pfalz kammerzertifizierte berufsbegleitende Weiterbildung in Psychodiabetologie zu absolvieren. Diese Weiterbildung beinhaltet die Vermittlung medizinischer Kenntnisse zum Diabetes mellitus und zu seinen Begleit- und Folgeerkrankungen sowie zu speziellen psychischen Problemen, die mit Diabetes assoziiert sein können. Hierzu zählen beispielsweise die Behandlung von Angst vor Unterzuckerung, von Wahrnehmungsstörungen bei Hypoglykämien, von Störungen des Essverhaltens, aber auch die Effekte einer Insulinbehandlung. Die Weiterbildung umfasst auch sozialrechtliche Aspekte.

Die Deutsche Diabetes Gesellschaft hat umfangreiche Leitlinien zur Behandlung von Diabetes-Patienten herausgegeben, die frei über das Internet erhältlich sind (www.deutsche-diabetesgesellschaft.de). In diesen Leitlinien sind u. a. folgende Empfehlungen enthalten:

▶ Inhalte eines strukturierten Schulungsprogramms für Typ-1- und Typ-2-Diabetiker
▶ Empfehlungen für das Vorgehen bei einer psychosomatischen Basisversorgung
▶ verschiedene Fragebögen zur Diagnostik von psychischen Beeinträchtigungen bei Diabetes mellitus

Zusammenfassung

Diabetes mellitus ist eine chronische Stoffwechselerkrankung. Je nach Ursache unterscheidet man zwei Diabetes-Typen, Typ-1- und Typ-2-Diabetes. Die beiden Typen haben einen gemeinsamen Leitbefund, nämlich eine Überzuckerung des Blutes (Hyperglykämie), jedoch unterschiedliche Ursachen, die dazu führen.

Beim Typ-1-Diabetes kommt es aufgrund einer Zerstörung der Insulin-produzierenden Inselzellen der Bauchspeicheldrüse zu einem absoluten Insulinmangel. Insulin muss deshalb lebenslang durch Injektion zugeführt werden.

Beim Typ-2-Diabetes besteht eine Insulinunempfindlichkeit („Insulinresistenz"). Besonders in der Anfangsphase des Typ-2-Diabetes können die Blutzuckerwerte oft durch Gewichtsreduktion, Umstellung der Ernährung und Förderung körperlicher Aktivität normalisiert werden. Erst im weiteren Verlauf der Erkrankung kann es nötig werden, auch medikamentös (durch Tabletten oder Insulininjektionen) zu behandeln. Mit geschätzten 4 Millionen Diabetikern in Deutschland (5 Prozent der Bevölkerung) gehört Diabetes mellitus hierzulande zu den häufigsten chronischen Erkrankungen.

Diabetes mellitus erfordert vom Patienten eine einschneidende Veränderung in der Lebensführung, da er die wesentlichen Therapiemaßnahmen in seinem Alltag eigenverantwortlich umsetzen muss. Anpassungsschwierigkeiten an die ständige Kontrolle des Essens und möglicherweise tägliche Insulininjektionen und psychische Störungen, insbesondere Depressionen, Ängste und Essstörungen, sind häufig. Diese beeinträchtigen das Selbstmanagement des Patienten und erhöhen das Risiko für eine akute Stoffwechselentgleisung (Über- oder Unterzuckerung) oder eine der zahlreichen Folgeerkrankungen (z. B. Herz-Kreislauf-Erkrankungen, Schlaganfall, Erblindung).

Psychotherapeutische Verfahren liefern einen wichtigen Beitrag zur Unterstützung der Selbstbehandlung (Blutzuckerkontrolle, Ernährung, Bewegung), zur Verbesserung der Angst- und Depressionssymptomatik und zu einer besseren Lebensqualität.

Verständnisfragen

▶ Wie unterscheiden sich Typ-1- und Typ-2-Diabetes? Welche Konsequenzen hat dies für die medizinische Behandlung?

▶ Warum ist das Risiko für Depressionen bei Diabetes mellitus besonders hoch? Erläutern Sie die möglichen Zusammenhänge.

▶ Welche psychischen Faktoren beeinträchtigen die Adhärenz bei Typ-1- und Typ-2-Diabetes?

▶ Tragen psychologische Interventionen zu einer Verbesserung der Blutzuckerkontrolle bei?

▶ Was ist eine Hypoglykämie-Angst? Wie würden Sie sie behandeln?

Weiterführende Literatur

▶ Kulzer, B., Albus, C., Herpertz, S., Kruse, J., Lange, K. & Petrak, F. (2007). Psychosoziales und Diabetes mellitus. Diabetologie, 2 (Suppl 2), S. 184–190. Aktualisierte Behandlungsleitlinie der Deutschen Diabetes Gesellschaft mit einer Liste der empfohlenen Elemente eines Schulungsprogramms und Screening-Fragebögen.

▶ Lange, K. & Hirsch, A. (2002). Psycho-Diabetologie. Mainz: Kirchheim-Verlag. Aktuelle und praxisorientierte Zusammenstellung zentraler psychologischer Themen der Diabetologie.

6 Krebserkrankungen

Was Sie in diesem Kapitel erwartet

In Deutschland erkranken jährlich rund 420.000 Menschen neu an Krebs, 211.400 starben im Jahr 2005 an den Folgen dieser Erkrankung. Experten schätzen, dass rund zwei Drittel aller Krebskrankheiten durch Verzicht auf das Rauchen, gesunde Ernährung, Sport und einen vorsichtigen Umgang mit der Sonne vermieden werden könnten. Früh erkannt, haben viele Krebserkrankungen eine große Heilungschance. Trotzdem gehört Krebs zu den Erkrankungen, die bis heute am stärksten mit der Angst vor körperlichem Verfall verbunden sind. Auch wenn die Folgen von Chemotherapie und Bestrahlung vorübergehend sind, haben größere Operationen oft langfristige Auswirkungen, etwa wenn ein künstlicher Darmausgang angelegt oder eine Brust amputiert werden muss oder die Entfernung des Magens zur völligen Umstellung der Ernährungsgewohnheiten zwingt. Die Krebserkrankung bedeutet für den Patienten eine absolut veränderte Lebensperspektive und erfordert weitreichende Anpassungsleistungen in der Lebensführung.

Anpassungsschwierigkeiten und psychische Störungen sind häufig, besonders Depressionen, Ängste und Anpassungsstörungen. Diese beeinträchtigen sowohl die Behandlungsadhärenz als auch die Lebensqualität und wirken sich ungünstig auf das Immunsystem aus. In diesem Kapitel geht es darum, wie psychologische Interventionen zur Unterstützung bei der Krankheitsbewältigung und der Reduzierung der Behandlungsnebenwirkungen beitragen.

6.1 Ursachen und Verlauf von Krebserkrankungen

6.1.1 Definition und Symptome

„Krebs" bezeichnet in der Medizin einen bösartigen (malignen) Tumor. Dabei heißt „bösartig", dass die Zellen des Tumors

▶ sehr undifferenziert sind (keine Ähnlichkeit mit dem Muttergewebe),
▶ sich unkontrolliert vermehren,
▶ in benachbartes Gewebe eindringen und es verdrängen oder zerstören,
▶ Tochtergeschwülste (Metastasen) bilden können,
▶ nach einer Behandlung erneut auftreten können (Rezidivbildung).

Je nach dem Gewebetyp, aus dem sich die Tumorzellen entwickelt haben, unterscheidet man:

▶ Karzinome (Geschwülste des Deckgewebes, z. B. Haut, Darmschleimhaut)
▶ Sarkome (Geschwülste des Bindegewebes)
▶ Hämoblastosen (bösartige Neubildungen des blutbildenden und des lymphatischen Systems)

Krebs ist im allgemeinen Sprachgebrauch ein Sammelbegriff für eine Vielzahl verwandter Krankheiten, bei denen Körperzellen unkontrolliert wachsen, sich teilen und gesundes Gewebe verdrängen und zerstören können.

Krebs hat unterschiedliche Auslöser, die alle zu einer Störung des genetisch geregelten Gleichgewichts zwischen Zellzyklus (Wachstum und Teilung) und Zelltod (Apoptose) führen.

Krebserkrankungen gibt es in verschiedenen Ausprägungen und Krankheitsbildern. Aus diesem Grunde können keine generellen Aussagen bezüglich Lebenserwartung und Heilungschancen gemacht werden. Es sind derzeit ungefähr 100 verschiedene Krebserkrankungen bekannt, die sich in Krankheitsverlauf, Überlebenschance, Behandlungsmöglichkeiten und der Neigung, Metastasen zu bilden, stark unterscheiden.

6.1.2 Epidemiologie und Risikofaktoren

Prinzipiell kann jedes Organ des menschlichen Körpers von Krebs befallen werden. Allerdings gibt es erhebliche Häufigkeitsunterschiede nach Alter, Geschlecht, kollektiver Zugehörigkeit, geografischer Region, Ernährungsgewohnheiten usw. In Deutschland sind Krebserkrankungen der Brustdrüse (Frauen), der Prostata (Männer), der Lunge und des Dickdarms besonders häufig.

Krebs ist nach den Herz-Kreislauf-Erkrankungen die zweithäufigste Todesursache in Deutschland. Dennoch ist nicht jeder Erkrankungsverlauf tödlich, falls rechtzeitig eine Behandlung begonnen wird oder der Krebs erst in hohem Lebensalter auftritt und daher langsam wächst. Nach Angaben des Robert Koch-Instituts erkranken in Deutschland jährlich rund 420.000 Menschen neu an Krebs, 211.400 starben im Jahr 2005 an den Folgen dieser Erkrankung. Brustkrebs, Darmkrebs und Lungenkrebs sind die häufigsten Krebsarten bei Frauen. Männer erkranken besonders häufig an Prostatakrebs, Darmkrebs und Lungenkrebs. Die durchschnittliche Heilungsrate bei allen Krebserkrankungen beträgt 30 bis 40 Prozent. Allgemein wird in der Medizin ein Patient als geheilt betrachtet, wenn er wenigstens fünf Jahre nach der Erstdiagnose ohne Rückfall (Rezidiv) überlebt. Diese Definition ist allerdings problematisch, weil viele der Rückfälle erst zu einem späteren Zeitpunkt erfolgen. Damit gehen viele Patienten in die „Krebs-Erfolgsstatistik" ein, die später an Krebs sterben.

Die meisten Krebserkrankungen nehmen an Häufigkeit im Alter deutlich zu, so dass man Krebs auch als eine degenerative Alterserkrankung des Zellwachstums ansehen kann. Weitere Risikofaktoren für Krebserkrankungen sind:

▶ Tabakrauchen
▶ Alkohol und andere chemische Stoffe (z. B. Arsen, Asbest, Benzol)
▶ energiereiche Strahlen (UV-Strahlen und Röntgenstrahlen)
▶ Viren (z. B. Hepatitis-B- und Hepatitis-C-Virus, humane Papillomviren)
▶ Immundefekte (z. B. bei HIV oder Einnahme von entsprechenden Medikamenten)
▶ familiäre Disposition (Veranlagung)

Für einige Krebsarten konnte man inzwischen die an ihrer Entstehung beteiligten Genmutationen identifizieren. Die Träger der Mutation dieses Gens (oder mehrerer Gene) haben im Vergleich mit der Allgemeinbevölkerung ein erhöhtes Risiko, an Krebs zu erkranken. Für Menschen mit einer genetischen Prädisposition für eine besondere Form des Dickdarmkrebses wird das Erkrankungsrisiko beispielsweise auf 65 bis 85 Prozent geschätzt. Demgegenüber ist die Erkrankungswahrscheinlichkeit in der Allgemeinbevölkerung etwa 14 Prozent. Dies hat eine besondere Bedeutung für die Vorsorge: Bei Menschen mit einer bekannten genetischen Prädisposition, muss die Früherkennungsdiagnostik intensiver durchgeführt werden, um im Fall der Erkrankung diese in den Anfangsstadien zu erkennen und rechtzeitig eine Behandlung zu beginnen.

6.1.3   Tragen psychische Faktoren zur Krebserkrankung bei?

Wahrscheinlich sind psychische Faktoren an der Krebsentstehung auf zwei Arten beteiligt:

▶ durch den direkten Einfluss auf die Funktionsfähigkeit des Immunsystems
▶ durch ihre Wirkung auf gesundheitsrelevantes Risikoverhalten

Psychoneuroimmunologische Zusammenhänge

Eine wichtige Funktion des Immunsystems ist die Überwachung und Beseitigung von Tumorzellen. Geschädigte oder irreguläre Zellen entstehen häufig bei der Zellteilung, werden aber normalerweise von speziellen Immunzellen (z. B. natürliche Killerzellen, NK-Zellen) rasch beseitigt. Die Anzahl und Funktionsfähigkeit der NK-Zellen nimmt bei psychischer Belastung ab, so dass sich Tumorzellen ausbreiten und vermehren können. Außerdem nimmt die Produktion von Immunbotenstoffen ab (Zytokine), die die NK-Zellen zur Vermehrung und Zerstörung entarteter Zellen anregen.

> **!** Psychische Belastung vermindert die Anzahl und die Funktionsfähigkeit von NK-Zellen und begünstigt so das Tumorwachstum.

Ein weiterer Weg, über den psychische Belastungen zur Tumorentstehung beitragen können, betrifft das DNS-Reparatursystem. Durch äußere Faktoren, beispielsweise Röntgenstrahlen, entstehen Schäden am Erbgut (DNS), die bei einem funktionstüchtigen Immunsystem durch bestimmte Zellenzyme repariert werden, so dass die Zelle nicht entartet. Bei Belastung ist dieser Reparaturmechanismus gestört, so dass entartete Zellen entstehen und so das Tumorwachstum begünstigt wird. Es gibt auch Laborbefunde, die darauf hinweisen, dass chronischer Stress den normalen Zelltod (Apoptose) hemmt. Dadurch kommt es vermehrt zu Gendefekten, die zur Zellentartung führen und das Tumorwachstum begünstigen.

Die Arbeitsgruppe um Kiecolt-Glaser und Glaser (1999) hat eine Reihe von Studien durchgeführt, in denen der Einfluss von psychischer Belastung auf die DNS-Reparatur nachgewiesen werden konnte. Blutproben von Patienten mit einer psychischen Störung und einer gesunden Kontrollgruppe wurden einer Röntgenbestrahlung ausgesetzt, die DNS-Schäden produziert, wie sie auch in der Tumorentstehung vorkommen. Im Vergleich zur Kontrollgruppe waren die Reparatur-Enzyme in den Blutproben der psychisch-gestörten Patienten deutlich weniger wirksam. Besonders stark ausgeprägt war dieser Effekt bei Patienten mit hohen Depressionswerten. Inwiefern diese Befunde allerdings klinisch relevant sind, muss noch geklärt werden.

Meta-Analyse

Oerlemans et al. (2007): Depression als Risikofaktor für Krebs

Forschungsfrage

Ist eine Depression ein unabhängiger Risikofaktor für die Entstehung einer Krebserkrankung?

Auswahlkriterien der in der Analyse berücksichtigten Studien

▶ prospektive Längsschnittuntersuchung einer Stichprobe der Allgemeinbevölkerung
▶ Verwendung standardisierter Depressionsdiagnostik nach DSM-Kriterien

Mit diesen Auswahlkriterien konnten 13 Studien mit insgesamt 127.840 Teilnehmern identifiziert und in die Meta-Analyse aufgenommen werden.

▶

Ergebnisse

▶ Das Risiko einer Krebserkrankung ist bei Depressiven nur wenig höher als bei Nicht-Depressiven.

▶ Das Brustkrebsrisiko ist bei depressiven Frauen deutlich erhöht, und zwar mehr als zehn Jahre nach Beginn der Depression.

Fazit

Ob Depressionen das Risiko für eine Krebserkrankung erhöhen, scheint von der Art des Tumors abzuhängen: Depressionen haben keinen nachweisbaren Einfluss auf das Risiko, an Lungen-, Dickdarm- oder Prostata-Krebs zu erkranken. Demgegenüber ist das Brustkrebsrisiko bei depressiven Frauen mehr als zweimal so hoch wie bei nichtdepressiven Frauen. Dabei taucht die Krebserkrankung im Schnitt mehr als zehn Jahre nach der Depression auf.

Schließlich ist seit längerem bekannt, dass chronischer Stress mit erhöhten Werten des Hormons Kortisol einhergeht. Kortisol wirkt kurzfristig entzündungshemmend, auf lange Sicht trägt es jedoch zu einer verminderten Produktion von Immunzellen bei, die bei der Bekämpfung von Tumorzellen eine Rolle spielen (NK-Zellen, zytotoxische T-Zellen). Dies begünstigt vermutlich nicht nur die Entstehung einer Krebserkrankung. Wie folgendes Beispiel zeigt, verschlechtern hohe Kortisolspiegel auch die Prognose bei bereits bestehender Krebserkrankung.

Sephton et al. (2000) untersuchten in einer prospektiven Längsschnittstudie den Zusammenhang von Kortisoltagesprofil und Überlebensdauer über sieben Jahre bei 104 Patientinnen mit metastasierendem Brustkrebs. Dabei stellte sich heraus, dass Patientinnen mit einem normalen Kortisoltagesprofil (deutliches Absinken der Kortisolwerte am Morgen mit weiteren schwächeren Abnahmen über den Tag) länger lebten als Patientinnen mit einem verflachten Kortisoltagesprofil (insgesamt höhere Werte mit gering ausgeprägten Abnahmen oder sogar Anstiegen über den Tag). Auch die Anzahl und die Funktionsfähigkeit der NK-Zellen waren bei normalem Kortisoltagesprofil besser als in der anderen Gruppe. Diese Ergebnisse sind ein erster wichtiger Hinweis auf die prognostische Bedeutung des Kortisolprofils für Krebs-Patienten. Wenn es gelänge, mit dem Kortisolprofil besonders belastete Patienten zu identifizieren, könnten gezielte psychologische Interventionen geplant werden, um deren Prognose zu verbessern.

Gesundheitsrelevantes Risikoverhalten

Derzeit wird geschätzt, dass 65 Prozent der Todesfälle durch Krebs auf gesundheitsschädigendes Verhalten wie Rauchen, übermäßigen Alkoholkonsum und ungesunde Ernährung zurückzuführen sind. Die Krebsarten, die mit diesen Risikofaktoren in Zusammenhang gebracht werden, sind die mit den höchsten Zuwachsraten: Lungenkrebs, Brustkrebs und Darmkrebs. Vorbeugende Maßnahmen sind deshalb besonders wichtig.

Bei der Aktion „Europa-Woche gegen den Krebs", einer von der Deutschen Krebshilfe koordinierten Gesundheitskampagne, wurde ein Kodex mit zehn Regeln gegen den Krebs veröffentlicht. Dieser sollte die Bevölkerung auf vermeidbare Risiken hinweisen und zu einer gesundheitsbewussten Lebensführung motivieren:

▶ Rauchen Sie nicht!

▶ Reduzieren Sie Ihren Alkoholkonsum!

▶ Vermeiden Sie starke Sonneneinstrahlung!

▶ Folgen Sie den Gesundheits- und Sicherheitsvorschriften!

▶ Essen Sie häufig frisches Obst, Gemüse und Getreideprodukte mit hohem Ballaststoffgehalt!

- ▶ Vermeiden Sie Übergewicht!
- ▶ Gehen Sie zum Arzt, wenn Sie eine ungewöhnliche Schwellung bemerken, eine Veränderung an einem Hautmal oder eine abnorme Blutung!
- ▶ Gehen Sie zum Arzt, wenn Sie andauernde Beschwerden haben!
- ▶ Gehen Sie einmal im Jahr zur Vorsorgeuntersuchung!
- ▶ Für Frauen gilt: Untersuchen Sie regelmäßig Ihre Brust!

6.1.4 Medizinische Behandlung

Abhängig vom Typ und der Lokalisation des Tumors, dem Erkrankungsstadium und dem Allgemeinzustand des Patienten stehen verschiedene medizinische Behandlungsmöglichkeiten zur Verfügung. Oft werden diese Therapieformen auch kombiniert, um die Heilungschancen zu optimieren:

- ▶ operative Entfernung des Tumors und benachbarter Lymphknoten
- ▶ Strahlentherapie (Röntgenstrahlen und andere energiereiche Strahlen)
- ▶ Medikamente (Chemotherapie-Zytostatika, Hormontherapie bei hormonempfindlichen Tumoren, Immuntherapie)
- ▶ Radioimmuntherapie (mit Ibritumomab, einem Antikörper, wird eine krebszellenzerstörende Strahlenquelle zielgenau zu den Krebszellen gebracht)

Mit diesen Behandlungsmethoden liegt die derzeitige Heilungsrate in den Industrieländern bei ca. 30 bis 65 Prozent (USA: 65 Prozent), wenn man alle verschiedenen Krebserkrankungen bei beiden Geschlechtern zusammenfasst. Solange eine Krebskrankheit örtlich begrenzt bleibt, sind die Heilungschancen besser, als wenn der Tumor sich bereits in mehreren Organen des Körpers ausgebreitet hat. Die Schwierigkeit bei der Behandlung vieler Krebserkrankungen liegt allerdings darin, dass sie sehr spät erkannt werden – ein Tumor kann schon ab einem Volumen von unter 1 Milliliter Metastasen produzieren. Brustkrebs kann aber beispielsweise mittels Selbstabtastung durch einen Laien erst ab dieser Größe erkannt werden. Ein Problem stellt mitunter die anatomische Zugänglichkeit der Tumoren für eine operative Entfernung dar, beispielsweise an der Speiseröhre. Auch sind die Symptome nicht immer leicht zu erkennen oder treten erst in fortgeschrittenem Stadium auf, weshalb z. B. Bauchspeicheldrüsenkrebs oftmals sehr spät erkannt wird.

Fortschritte in der medizinischen Behandlung haben dazu geführt, dass die gefürchteten langfristigen Auswirkungen wie körperliche Verunstaltung durch große Operationsnarben oder andere Operationsfolgen in vielen Fällen vermieden werden können. Beim Dickdarmkrebs haben neue Chemotherapie- und Bestrahlungsmöglichkeiten vor der Operation beispielsweise dazu geführt, dass nicht mehr alle Patienten einen künstlichen Darmausgang benötigen. Selbst bei großen Brusttumoren wird die brusterhaltende Therapie für immer mehr Frauen möglich, indem vor der Operation durch eine Chemotherapie der Tumor reduziert und damit das Operationsfeld verkleinert wird.

6.1.5 Folgen der Diagnose und Behandlung

Chemotherapie

Die in der Chemotherapie eingesetzten Medikamente (Zytostatika) verhindern die Zellteilung der Tumorzellen, da diese sich sehr schnell teilen. Zytostatika erreichen jedoch auch andere, gesunde Körperzellen mit einer hohen Zellteilungsrate. So schädigen sie das Knochenmark und die dort gebildeten Blutkörperchen, das lymphatische Gewebe und die Schleimhäute (in Mund, Magen-Darm-Trakt und Harnwegen) sowie die Haut und Haarfollikel (Haarausfall). Zu den wichtigsten Nebenwirkungen der Chemotherapie gehören Übelkeit und Erbrechen, Veränderungen in der Immunfunktion sowie Nahrungsaversion und Appetitlosigkeit.

Übelkeit und Erbrechen. Übelkeit und Erbrechen sind besonders häufige und belastende Begleiterscheinungen der Chemotherapie. Sie können so belastend für die Patienten sein, dass sie die Chemotherapie abbrechen und eine Fortsetzung der Therapie ablehnen. Übelkeit und Erbrechen können akut auftreten (innerhalb von 24 Stunden nach Beginn der Infusion), sie können aber auch noch verzögert auftreten (nach mehr als 24 Stunden) auftreten – oder sogar schon vor Beginn der Infusion. Im letzteren Fall spricht man von antizipatorischer Übelkeit bzw. von antizipatorischem Erbrechen. Dabei handelt es sich um konditionierte (erlernte) Reaktionen. Um die Restwirkung von Zytostatika als Erklärung für die Übelkeit und das Erbrechen auszuschließen und sicherzugehen, dass es sich um eine erlernte Reaktion handelt, definiert man einen medikamentenfreien Zeitraum, innerhalb dessen die Übelkeit oder das Erbrechen auftauchen: Wenigstens sieben Tage sind seit der letzten Chemotherapie vergangen, und Übelkeit und Erbrechen stellen sich wenigstens einen Tag vor Beginn eines neuen Chemotherapiezyklus ein. Trotz einer verbesserten Therapie mit Medikamenten, die Übelkeit und Erbrechen reduzieren sollen (Antiemetika), leiden immer noch viele Patienten besonders unter der antizipatorischen Übelkeit (30 Prozent) oder unter antizipatorischem Erbrechen (6 Prozent); bei der verzögerten Übelkeit sind dies sogar 80 Prozent und beim verzögerten Erbrechen 40 Prozent der Patienten.

Veränderungen der Immunfunktion. Nicht nur Übelkeit und Erbrechen können bereits antizipatorisch auftreten, also schon beim Anblick der Signalreize für die Infusion (Infusionsbesteck, Krankenbett, Stationsumgebung usw.). Auch Immunfunktionen scheinen sich in Abhängigkeit von erlernten Reaktionen bei der Chemotherapie zu verändern. Allerdings ist die Richtung des Zusammenhangs bislang nicht klar: Einige Studien zeigen bei antizipatorischer Übelkeit eine verminderte Abwehrleistung auf, während andere eine bessere Immunfunktion gefunden haben. Wahrscheinlich hängt die erlernte Verbesserung oder Verschlechterung der Immunfunktion von der Dauer und/oder der Intensität der Chemotherapie ab. Dies wird derzeit untersucht.

Nahrungsaversion. Eine weitere unerwünschte Folge der Chemotherapie ist die erlernte Aversion gegen Nahrungsmittel, die kurz vor oder während der Infusion verzehrt wurden. Es ist nicht auszuschließen, dass Patienten, die eine Chemotherapie erhalten, deswegen bedeutend an Gewicht verlieren – und nicht nur aufgrund der direkten Folgen des Tumorwachstums.

Schmerzen

Akute und chronische Schmerzen treten zu verschiedenen Zeitpunkten während der Erkrankung auf. Dabei spielt die Art des Tumors eine Rolle. Patienten mit Lungenkrebs, Darmkrebs oder Knochentumoren geben beispielsweise häufig schon bei Diagnosestellung Schmerzen an, während dies bei Leukämie-Patienten nur selten der Fall ist.

Chronische Schmerzen bei Krebs-Patienten können durch den Tumor verursacht werden. Diese entstehen durch das Eindringen des Tumors in gesundes Gewebe oder durch direkte Folgen des Tumorwachstums, wie mangelnde Durchblutung, absterbendes gesundes Gewebe und Knochenbrüche. Diese chronischen, direkt tumorbezogenen Schmerzen kommen bei 60 bis 80 Prozent aller Krebs-Patienten vor und sind damit die häufigste Form chronischer Krebsschmerzen. In etwa 10 Prozent aller Fälle verursachen Tumoren auch indirekt Schmerzen, indem sie zu

Entzündungen oder Nervenschädigungen (Neuropathien) führen. Schließlich sind chronische Schmerzen in etwa 10 bis 20 Prozent der Fälle eine Konsequenz der diagnostischen oder therapeutischen Maßnahmen. Chemotherapien, Strahlentherapien und operative Eingriffe können in der Zeit nach der Behandlung zu Schmerzen führen, die nicht mehr abklingen und chronifizieren.

Wichtig ist bei allen Schmerzformen, dass sie durch psychische Faktoren beeinflusst werden können. Mangelnde Stressbewältigung, Angst, Depression und das Gefühl, keine Kontrolle zu haben, verstärken die Schmerzwahrnehmung.

6.2 Häufige psychische Begleiterkrankungen und Krankheitsbewältigung

Wie wir bereits sahen, gehört Krebs zu den Erkrankungen, die bis heute am stärksten mit der Angst vor körperlichem Verfall verbunden sind. Die Folgen der medizinischen Behandlung können – wie im Falle der Chemo- oder Strahlentherapie – vorübergehend sein. Größere Operationen können aber auch langfristige Auswirkungen haben, z. B., wenn eine Brust amputiert werden muss.

Wie dramatisch eine Veränderung erlebt wird, hängt allerdings stark von der Selbstwahrnehmung ab: Mit der Erkrankung oder deren Behandlung verbundene körperliche Veränderungen belasten die meisten Betroffenen auch psychisch, selbst wenn es sich nur um vorübergehende Probleme handelt. Haarausfall, Gewichtsabnahme, Übelkeit und Erbrechen, Narben oder weitere Folgen gehören dazu. Hinzu kommt oft das Gefühl, der eigene Körper habe einen „im Stich gelassen". Wie dramatisch dies unter Umständen erlebt wird, zeigen anonymisierte Befragungen: Viele Patienten fühlen sich unattraktiv und kommen mit dem eigenen Körper lange nicht zurecht. Dies kann auch Folgen für die Sexualität und somit für Ehe und Partnerschaft haben. Gerade dieses Thema besprechen jedoch die wenigsten Patienten mit dem Partner und schon gar nicht mit dem Arzt oder anderen professionellen Ansprechpartnern.

Nach ungefähr sechs Monaten sind ausgefallene Haare nach einer Chemotherapie in der Regel wieder deutlich nachgewachsen, Hautprobleme nach einer Bestrahlung haben sich gelegt, und Narben nach Operationen sind fest und belastbar. Der eigene Körper wird dann von den meisten Patienten auch wieder als normal erlebt. Ein deutlich verändertes Körperbild, z. B. nach einer Amputation, kann dagegen noch länger nachwirken, die Anpassung braucht Zeit.

6.2.1 Depression und Angst

Psychische Störungen sind bei Krebs-Patienten häufiger als in der Allgemeinbevölkerung. Die Depressionsprävalenz wird auf 22 bis 29 Prozent geschätzt, demgegenüber liegt sie in der Allgemeinbevölkerung bei 10,3 Prozent. Die Angaben zur Prävalenz variieren zwischen Studien u. a. deswegen, weil die Wahrscheinlichkeit, an einer Depression zu erkranken, auch von der Art der Krebserkrankung abhängt. Am häufigsten sind Depressionen bei Patienten mit Bauchspeicheldrüsenkrebs, Kehlkopfkrebs und Brustkrebs (20 bis 50 Prozent). Auch das Geschlecht spielt beim Depressionsrisiko von Krebs-Patienten eine Rolle: Krebskranke Frauen haben ein wesentlich höheres Depressionsrisiko als krebskranke Männer. Zumindest z. T. könnte dies mit der größeren Häufigkeit von Depressionen bei Brustkrebserkrankungen zusammenhängen.

Für die Angststörungen trifft genau das Gegenteil zu: Hier sind es vor allem krebskranke Männer (bis zu einem Drittel der Patienten), die im Unterschied zu Gesunden und krebskranken Frauen ein wesentlich größeres Risiko haben, an Ängsten zu leiden. Dies können Anpassungsreaktionen auf die Diagnose sein. Wenn die Beschwerden jedoch anhalten und so intensiv erlebt werden, so dass sie den normalen Tagesablauf, das Gesamtbefinden und die Therapiemaßnahmen beeinträchtigen, handelt es sich wahrscheinlich um eine Angststörung. Recht häufig sind dabei Symptome der Posttraumatischen Belastungsstörung (PTBS).

Die **Posttraumatische Belastungsstörung (PTBS)** ist eine Form der Angststörungen, die durch Albträume, Schlafstörungen und das immer widerkehrende Nacherleben der bedrohlichen (oder als bedrohlich erleb-ten) traumatisierenden Situation in plötzlich hereinbrechenden Erinnerungssequenzen (Flashbacks, Intrusionen) gekennzeichnet ist.

Die Flashbacks sind bei der PTBS typischerweise sehr deutlich, ähnlich einer filmischen Aufzeichnung, sie sind von Gerüchen, Geräuschen und Emotionen begleitet. Im Unterschied zur akuten Belastungsreaktion (Dauer der Symptome bis zu einem Monat) spricht man von einer PTBS ab einer Dauer von einem Monat. Ab einer Dauer von drei Monaten ist von einer Chronifizierung der PTBS auszugehen.

Differentialdiagnostisch betrachtet, zeigt eine PTSB bei Krebs-Patienten einige Besonderheiten: Im Unterschied zu den Symptomen einer PTSB bei nicht an Krebs erkrankten Menschen berichten Krebs-Patienten – neben den Erinnerungssequenzen, die oft mit der Krebs-Diagnose oder -Behandlung zu tun haben – von intrusiven Gedanken, die zukünftige Ängste betreffen. Dies weist auf eine Erwartungsangst hin, wie sie wiederum typisch für andere Angstformen ist, beispielsweise die Generalisierte Angststörung. Eine PTSB ist deshalb bei Krebs-Patienten oft nicht klar von einer anderen Angststörung zu trennen.

Von Angststörungen besonders betroffen sind Krebs-Patienten, die bereits vor der Krebsdiagnose schon einmal eine Angststörung hatten. Dies ist ein wichtiger Unterschied zu den depressiven Störungen, die bei vielen Patienten nach der Krebsdiagnose zum ersten Mal auftaucht.

Ursachen der Häufigkeit von psychischen Begleiterkrankungen

Warum sind psychische Störungen bei Krebs-Patienten häufiger als in der Allgemeinbevölkerung? Die Diagnose „Krebs" erleben viele Patienten als existenzielle Bedrohung. Mit jeder Veränderung des Gesundheitszustands, aber auch mit jeder Etappe der medizinischen Behandlung ergeben sich Situationen, die sie so noch nie erlebt haben. Krebs-Patienten müssen sich neu orientieren, sie müssen Möglichkeiten finden, mit veränderten Bedingungen zurechtzukommen, mit Schmerzen, den Folgen der Chemotherapie, der Bestrahlung und der Operation zurechtkommen. Eine Krebserkrankung stellt also enorme Anforderungen an die Bewältigungskapazitäten des Einzelnen, die auch überschritten werden können. Eine Depression oder Angststörung kann die Folge sein.

6.2.2 Krankheitsbewältigung

Viel ist dazu geschrieben worden, ob es besonders günstige (z. B. Optimismus, Kampfgeist) oder ungünstige Stile der Krankheitsbewältigung (z. B. stark emotionale Auseinandersetzung, Hilf-

und Hoffnungslosigkeit) gibt. Insgesamt betrachtet sind die wissenschaftlichen Ergebnisse dazu nicht eindeutig. Krankheitsbewältigung ist ein dynamischer Prozess, und dies ist in den meisten Untersuchungen nicht berücksichtigt worden. Menschen ändern ihre Bewältigungsstrategien ständig, und genau diese Flexibilität ist vermutlich gesundheitsförderlich.

Die Ergebnisse neuerer Untersuchungen lassen die Schlussfolgerung zu, dass denjenigen Patienten die Auseinandersetzung mit der Krankheit besser gelingt, die je nach den Erfordernissen der Situation flexibel reagieren können. Damit können völlig unterschiedliche Dinge zu unterschiedlichen Zeiten genau das Richtige sein: Wenn an einem Tag die Informationssuche im Vordergrund steht, ist am anderen Tag vielleicht Ablenkung wichtiger. Manchmal muss man sich mit den eigenen Ängsten allein auseinandersetzen. Manchmal möchte man sich lieber im Gespräch anderen anvertrauen und sich helfen lassen. Auch Verleugnung, also das „Nicht-wahrhaben-Wollen" der Realität, kann in bestimmten Phasen eine sinnvolle Reaktion sein, da die Angst sonst möglicherweise unerträglich wäre. Zeitweilige Verdrängung erlaubt es Patienten, sich mit der Diagnose „Krebs" im eigenen Tempo und schrittweise zu befassen. Dann ist wieder die aktive Auseinandersetzung richtig.

6.3 Klinisch-psychologische Diagnostik bei Krebserkrankungen

Bei Diagnosestellung der Krebserkrankung befinden sich viele Patienten im Krankenhaus. Daher ist die Anwendung einer umfassenden Fragebogenbatterie zu diesem Zeitpunkt oft unpraktisch; bewährt haben sich kürzere Verfahren, die auch in einer Krankenhausumgebung, z. B. auf der Station oder am Bett des Patienten, durchgeführt werden können. Solche Screening-Verfahren sind eine praktische Alternative zu umfangreichen diagnostischen Interviews. Allerdings ist ihre Aussagekraft begrenzt. Sie bieten daher in der Regel nur Hinweise auf die Problembereiche, die dann anschließend in einer ausführlicheren Diagnostik berücksichtigt werden sollten.

Die wichtigsten Informationsquellen und Bereiche der klinisch-psychologischen Diagnostik bei Krebserkrankungen sind:

▶ Patientenakte: Krankengeschichte, Medikation, medizinischer Befund und Behandlungsempfehlung, andere relevante medizinische Informationen
▶ Screening-Verfahren: Kurzverfahren, die psychische Belastungen erfassen
▶ Patienteninterview: klinisch-psychologische Krankengeschichte, Berufstätigkeit, Drogen-/Medikamenten-/Alkoholkonsum, soziale und familiäre Situation
▶ Fragebögen: Krankheitsbewältigung, Krankheitskontrollüberzeugungen, psychische Beschwerden, Lebensqualität

6.3.1 Patientenakte

In der Patientenakte sind die Ergebnisse der medizinischen Untersuchung zusammengefasst. Für die klinisch-psychologische Diagnostik kann es sehr wichtig sein, zu wissen, ob bereits Hinweise auf psychische Erkrankungen bestehen (auch wenn diese zumeist unsystematisch erhoben wurden). Wichtig ist auch die Information, ob es bereits vor der Krebserkrankung bereits Hinweise auf eine psychische Störung gab, da dies das Risiko für eine aktuelle oder zukünftige psychische Störung erhöht. Außerdem finden sich hier Hinweise auf eventuell bestehende körperliche Begleiterkrankungen, die unter Umständen bei der psychologischen Therapieplanung berücksichtigt werden müssen. So ist z. B. eine Exposition bei Koronarer Herzerkrankung kontraindiziert. Die im Rahmen der medizinischen Therapie verordneten Medikamente können einen Einfluss auf das Befinden und die Reaktionen des Patienten haben; deshalb sind auch diese Informationen für die klinisch-psychologische Diagnostik wichtig. Abhängig von der Art der verordneten medizinischen Krebstherapie – Chemotherapie, Strahlentherapie, Operation oder eine Kombination dieser Interventionen – können klinisch-psychologische Maßnahmen eingeleitet werden, um die belastenden Konsequenzen der invasiven medizinischen Therapie abzufedern.

6.3.2 Screening-Verfahren

Zum Screening eignen sich mehrere Selbstbericht-Fragebögen, die im Internet-Auftritt zu diesem Kapitel näher beschrieben sind. Dazu gehören der „General Health Questionnaire" (GHQ), die „Aktuelle Stimmungsskala" (ASTS), die „Hospital Anxiety and Depression Scale" (HADS) und der „Fragebogen zum Gesundheitszustand" (SF-36). Zum Screening von Angst und Depression eignen sich außerdem die im Internet-Auftritt beschriebenen Screening-Fragen zur differentialdiagnostischen Einordnung von Angst- und Depressionssymptomen. Zur unaufwändigen Beurteilung der psychischen Belastung haben Psychoonkologen ein „Disstress-Thermometer" entwickelt. Dort schätzt der Patient sein Befinden auf einem aufgezeichneten Thermometer selbst ein. Die Skala reicht von 0 („gar nicht belastet") bis 10 („extrem belastet").

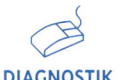

DIAGNOSTIK

Diese Screening-Instrumente sind recht zuverlässige Verfahren, um einen ersten Hinweis auf psychische Probleme zu geben. Allerdings muss die so erstellte Verdachtsdiagnose mit einem ausführlicheren Verfahren, beispielsweise einem strukturierten Interview, näher untersucht werden.

6.3.3 Patienteninterview

Im Interview werden Informationen zur vergangenen und zur aktuellen psychologischen Krankengeschichte erfragt. Da Depressionen und Angststörungen häufig vorkommen, ist es wichtig, vor allem diesen Bereichen in der klinisch-psychologischen Diagnostik besondere Aufmerksamkeit zu schenken. Die eindeutige Zuordnung von körperlichen Symptomen wie Gewichtsverlust, Müdigkeit und Konzentrationsschwierigkeiten zu den Diagnosen „Angststörung" oder „Depression" ist – wie bei anderen körperlichen Erkrankungen auch – aufgrund der Überlappung mit krebs- und behandlungsbedingten Symptomen (Symptomüberschneidung) schwierig. Die Befragung des Patienten in einem Gespräch ist besonders wichtig, um die Bedeutung dieser Symptome für eine psychische Störung besser einschätzen zu können. Beispielsweise kann im Gespräch genauer nach den Umständen gefragt werden, in denen Angst oder Traurigkeit oder Gedanken über die eigene Wertlosigkeit und Schuld und die Aussichtslosigkeit aller therapeutischen Bemühungen (typische Depressionsgedanken) vorkommen. Auch die differentialdiagnostische Beurteilung von PTBS-ähnlichen Symptomen ist im Interview besser möglich als mit einem Fragebogen.

Als Interviewleitfaden haben sich bei allen psychischen Störungen das DIPS (= Diagnostisches Interview bei psychischen Störungen) und das SKID (= Strukturiertes Klinisches Interview für DSM-IV) bewährt. Diese strukturierten Interviews gewährleisten eine kategoriale Zuordnung von Symptomen zu den psychischen Störungen, die in den international anerkannten Klassifikationssystemen DSM-IV und ICD-10 definiert werden. Dies ist sehr wichtig, da die Diagnose einer psychischen Störung Behandlungskonsequenzen nach sich zieht. Allerdings werden in der kategorialen Diagnostik „Alles-oder-nichts"-Entscheidungen getroffen; d. h., eine psychische Störung wird nur dann diagnostiziert, wenn alle erforderlichen Zeit-, Verlaufs- und Beeinträchtigungskriterien erfüllt sind. Jedoch erfüllen manche Patienten erfüllen das Vollbild einer Störung, leiden aber trotzdem unter einer behandlungswürdigen Beeinträchtigung.

6.3.4 Fragebögen

DIAGNOSTIK

Daher empfiehlt sich zusätzlich zur kategorialen Diagnostik eine dimensionale Beurteilung durch Fragebögen. Diese Fragebögen geben auch Aufschluss über andere, in der Therapieplanung wichtige Bereiche wie Krankheitsbewältigung und Lebensqualität. Die Fragebögen, die sich in der Diagnostik psychischer Beeinträchtigungen bei Krebs-Patienten bewährt haben, sind im Internet-Auftritt zu diesem Kapitel aufgeführt.

6.4 Psychologische Behandlungsverfahren

Ganz im Vordergrund der Therapie der Krebserkrankung stehen die medizinischen Behandlungsmaßnahmen Chemotherapie, Strahlentherapie, Operation und medikamentöse Behandlung. Abhängig von den spezifischen Beschwerden des Patienten und auch vom Zeitpunkt im Behandlungs- und Erkrankungsverlauf werden klinisch-psychologische Verfahren mit den folgenden Zielen eingesetzt:

▶ Unterstützung bei der Krankheitsbewältigung (einschließlich der Behandlung eventueller psychischer Störungen)
▶ Reduzierung der Behandlungsnebenwirkungen

6.4.1 Unterstützung bei der Krankheitsbewältigung

Die Diagnose „Krebs" löst bei den Betroffenen oft starke und manchmal widersprüchliche Gefühle aus. Eine mögliche Sofortreaktion ist ein Gefühl der Überforderung und Verletzlichkeit mit Gedanken wie „Warum passiert das gerade mir?".

Übersicht

Mögliche Gefühle, die bei der Erstdiagnose aufkommen können

Unglauben	Die Betroffenen weigern sich, das, was man ihnen erzählt hat, zu glauben. Durch diese Verleugnung schwächen sie den plötzlichen Aufprall der Diagnose ab. Dieses Verhalten kann jedoch einer angemessenen und rechtzeitigen Behandlung im Wege stehen.
Angst	Häufig besteht die Angst vor körperlichem Verfall, vor Schmerzen, der bevorstehenden Behandlung, einer möglichen Behinderung und dem Tod.
Ärger	„Warum gerade ich?" – Auch die Unterbrechung des Lebensablaufs und körperliche Einschränkungen rufen Ärger hervor.

▶

Stress	Stress, Angst und auch Depressionen sind häufige Reaktionen auf die Diagnose „Krebs" und können sich in körperlichen Symptomen wie Schlafstörungen, Appetitverlust sowie Kopfschmerzen äußern und zu einem Zeitpunkt, an dem die Körperabwehr besonders wichtig ist, das Immunsystem schwächen.
Kontrollverlust	Die Diagnose „Krebs" kann dem Betroffenen das Gefühl geben, die Kontrolle über seinen Körper und damit über sein Leben zu verlieren.
Schuldgefühle	Manche an Krebs Erkrankte haben Schuldgefühle, ihnen und ihrer Familie Kummer und Sorgen zu bereiten oder durch ihr Verhalten, selbst zur Erkrankung beigetragen zu haben (z. B. durch Rauchen).

Stressmanagement

Die in der Übersicht aufgeführten Gefühle sind nicht nur als Reaktion auf die Diagnosestellung häufig. Sie können auch zu anderen Zeitpunkten während des Krankheitsverlaufs vorkommen. Klinisch-psychologische Verfahren können Patienten dabei helfen, die Diagnose „Krebs" und die Erkrankung besser zu bewältigen. Diese Verfahren werden z. B. im Rahmen von Stress-management-Programmen kombiniert und in der Gruppe durchgeführt. Sie haben folgende Komponenten:

► Entspannungstrainings (z. B. Progressive Muskelrelaxation, Atemübungen, Hypnose)
► kognitive Restrukturierung (Behandlung dysfunktionaler Denkmuster, Anpassen der Bewältigungsstrategie an die realistisch erreichbaren Ziele)
► Wissensvermittlung (z. B. Wirkung von Stress auf das Immunsystem, Behandlungsmöglichkeiten, Behandlungswirkung und -nebenwirkungen)
► Kommunikationstraining (Selbstbehauptungstraining, Ärger-Management)

Diese Interventionen haben folgende Ziele:
► verbesserte Selbstwirksamkeitsüberzeugung und wahrgenommene Kontrolle
► Erlernen funktionaler Bewältigungsstrategien
► Möglichkeiten zur Verbesserung der sozialen Unterstützung

Die Interventionen umfassen meist zehn im wöchentlichen Abstand durchgeführte Gruppensitzungen. Wie einige kontrollierte, randomisierte Untersuchungen zeigen, sind sie sehr erfolgreich dabei, die psychische Befindlichkeit zu verbessern und die Krankheitsbewältigung zu erleichtern.

Gute, wichtige Studie

Antoni et al. (2006): Stressmanagement-Training bei Brustkrebs-Patientinnen

Forschungsfrage
Welche Wirkung hat ein zehnwöchiges Stressmanagement-Programm auf die psychische Befindlichkeit und die Krankheitsbewältigung bei Brustkrebs-Patietinnen?

Methodik
► Stichprobe: 199 Brustkrebs-Patientinnen, die nicht mehr als acht Wochen vor Studienbeginn operiert worden waren
► Zufallszuweisung zu einer Interventions- und Kontrollgruppe
► Intervention: zehn zweistündige Stressmanagement-Sitzungen, durchgeführt im wöchentlichen Abstand

►

- Inhalt: Entspannungsübungen, kognitive Restrukturierung, Wissensvermittlung, Kommunikationstraining
- Kontrollbedingung: gekürzte Version der Komponente „Wissensvermittlung der Interventionsgruppe"
- Beobachtungszeitraum: ein Jahr (Erhebungszeitpunkte: Untersuchungsbeginn, sechs und zwölf Monate nach Untersuchungsbeginn)

Ergebnisse

Patientinnen der Interventionsgruppe berichteten seltener von intrusiven Gedanken, waren weniger ängstlich und waren insgesamt weniger psychisch belastet als Patientinnen in der Kontrollgruppe. Diese Wirkung war auch noch nach einem Jahr festzustellen.

Schlussfolgerung

Stressmanagement-Trainings sind erfolgreiche Interventionen zur Verbesserung der psychischen Befindlichkeit und der Krankheitsbewältigung während der medizinischen Brustkrebs-Behandlung.

Supportiv-expressive Gruppentherapie

Im Unterschied zu den kognitiv-behavioral orientierten Stressmanagement-Programmen liegt der Schwerpunkt von supportiv-expressiven Gruppentherapien auf dem Aufbau von unterstützenden Beziehungen zwischen den Gruppenmitgliedern, dem Ausdruck und der Bearbeitung von Ängsten bezüglich der Krebserkrankung und auf dem Thematisieren von Sterben und Tod. In einzelnen Studien der Arbeitsgruppe um Spiegel (vgl. Spiegel, 2001) zeigte sich, dass Teilnehmerinnen mit Brustkrebs eine längere Überlebensdauer hatten als Patientinnen in einer nichtbehandelten Kontrollgruppe. Insgesamt sind die Ergebnisse jedoch nicht einheitlich: Nachfolgeuntersuchungen (z. B. Goodwin et al., 2001) konnten diese Wirkung der supportiv-expressiven Guppentherapie nicht replizieren. Man geht derzeit davon aus, dass diese Form der Gruppentherapie eher die Lebensqualität erhöht als die Lebensdauer verlängert.

6.4.2 Reduzierung der Behandlungsnebenwirkungen

Operative Eingriffe

Die Befindlichkeit vor einem Eingriff übt einen deutlichen Einfluss auf körperliche Stressreaktionen nach dem Eingriff und somit auf die Qualität der postoperativen Erholung aus. Beispielsweise stellt man bei Patienten mit hoher Stressbelastung vor dem Eingriff eine verminderte Leistungsfähigkeit des Immunsystems nach der Operation fest. Dadurch erhöht sich das Risiko einer verzögerten Wundheilung und anderer klinischer Komplikationen (z. B. Infektionen). Die wahrgenommene Stressbelastung hängt dabei entscheidend mit dem Geschlecht, dem Alter und dem sozio-ökonomischen Status zusammen. Frauen, ältere Patienten und Personen aus einkommensschwachen Gesellschaftsschichten sind besonders stark belastet. Auch eine hohe Ausprägung in Persönlichkeitseigenschaften wie Ängstlichkeit oder Neurotizismus und die Wahrnehmung, dass man sozial nur schlecht durch Freunde und Familie unterstützt wird, tragen zu einer erhöhten Belastung, zu körperlichen Stressreaktionen und zu deren physiologischen Folgen (z. B. stärkere Schmerzen, häufigere Komplikationen) bei.

Wie die Forschung der letzten 25 Jahre gezeigt hat, können psychologische Interventionen diese Belastungsreaktionen vermindern und damit zu einem günstigeren Genesungsverlauf beitragen. Viele der inzwischen publizierten Übersichtsreferate kommen zu dem Schluss, dass psychologisch vorbereitete Patienten einen besseren postoperativen Verlauf zeigen als unvorbereitete Patienten.

Viele Formen der psychologischen Operationsvorbereitung sind in den letzten Jahren untersucht worden:

▶ Prozedurinformationen
▶ Verhaltensinstruktionen
▶ Empfindungsinformationen
▶ Kognitiv-verhaltenstherapeutische Ansätze
▶ Hypnose und Entspannungstechniken
▶ Tiefenpsychologische Verfahren
▶ Kombinationen dieser Verfahren

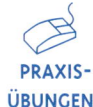

PRAXIS-ÜBUNGEN

Prozedurinformationen. Dies sind Informationen über medizinisch-technische Aspekte der Operation und der Narkose, z. B. die Art der Narkose-Einleitung, die Operationsdurchführung und therapeutische Maßnahmen nach der Operation. Diese Informationen bekommen Patienten in der Regel zu verschiedenen Zeitpunkten und von Angehörigen verschiedener Berufsgruppen vermittelt. Dazu gehören in erster Linie der behandelnde Haus- oder Facharzt, der operierende Chirurg und der Anästhesist. Im Rahmen des Aufklärungsgesprächs, das mindestens 24 Stunden vor der Operation stattfinden sollte, sind Chirurgen und Anästhesisten rechtlich dazu verpflichtet, den Patienten über die Art und Bedeutung des Eingriffs, über Risiken und mögliche Komplikationen sowie über mögliche Nachteile im Falle einer Ablehnung der Behandlung zu informieren.

Nun erfüllt nahezu jeder ärztliche Eingriff prinzipiell den Straftatbestand der Körperverletzung, jede Injektion und jede Operation, jede Verordnung von Medikamenten und jede Anwendung von Röntgenstrahlen. Natürlich wollen Patienten behandelt werden – und nicht den Arzt hinter Gitter bringen. Deshalb kann der Patient die „ärztliche Körperverletzung" durch Einwilligung legitimieren. Wenn ein mündiger Patient im Vollbesitz seiner Urteilskraft einem Eingriff zustimmt, bleibt dieser für den Arzt ohne strafrechtliche Folgen.

Hier bereits beginnt das Problem – denn wir können nur (rechtskräftig) in Dinge einwilligen, die wir auch verstanden haben. Doch für die meisten der Patienten ist das ärztliche Handeln ein Buch mit sieben Siegeln. Deshalb steht vor der Einwilligung die umfassende Aufklärung über das, was bevorsteht. In einem ausführlichen Gespräch müssen die Patienten über die Art des Eingriffs, über mögliche Risiken und Behandlungsalternativen informiert werden. Dann erst dürfen – und können – Patienten entscheiden.

Diese Notwendigkeit einer Entscheidung durch den Patienten setzt voraus, dass dieser in der Lage ist, den Inhalt des Aufklärungsgesprächs voll und ganz zu verstehen. Das kann problematisch werden bei Kindern, bei Menschen, die unter dem Einfluss von Medikamenten stehen oder deren Urteilskraft anderweitig eingeschränkt ist. In solchen Fällen müssen Eltern, bestellte Betreuer oder ein Gericht über das weitere Vorgehen entscheiden.

Eine entscheidende Hilfe beim Aufklärungsgespräch sind heute so genannte „Aufklärungsbögen" – vorgedruckte Formulare, oft mit Zeichnungen oder Abbildungen, die einen bestimmten Eingriff erklären und über Risiken und Alternativen berichten. Der Einsatz dieser Formblätter ist sehr sinnvoll – vor allem, weil er dem Patienten die Möglichkeit gibt, alles in Ruhe durchzulesen und Fragen zu formulieren. Ebenso lassen diese Bögen Platz für eine umfassende Dokumentation der Aufklärungsinhalte durch den aufklärenden Arzt sowie für die Unterschriften von Arzt und Patient, welche die Aufklärung und Einwilligung „besiegeln". Jedoch reichen die Bögen allein nicht aus! Sie ersetzen – auch juristisch – nicht das Gespräch mit dem Arzt. Ebenso darf das Aufklärungsgespräch nicht an medizinisches Personal wie Krankenschwestern oder -pfleger delegiert werden.

Allerdings gibt es manchmal Umstände, in denen ausführliche Aufklärung und mündige Einwilligung nicht möglich sind – beispielsweise, wenn der Notarzt im Einsatz auf einen bewusstlosen oder in seinem Bewusstsein getrübten Menschen trifft. Dann gilt, dass bereits der mutmaßliche Wunsch des Patienten, „gerettet" zu werden, das ärztliche Handeln legitimiert – soweit der Patient nicht zuvor einen anderen Willen erklärt und dokumentiert hat (z. B. ein unheilbar kranker Mensch, der im Falle seines nahenden Todes keine weitere medizinische Behandlung wünscht).

> **!** Für den „Normalfall" gilt: Erst das Aufklärungsgespräch, dann die Einwilligung – und dann erst der Eingriff. Leider wird in der Praxis immer wieder von diesem Vorgehen abgewichen, und das führt mitunter zu Streitigkeiten, die vor Gericht enden.

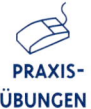

**PRAXIS-
ÜBUNGEN**

In der Regel bekommt der Patient durch das Aufklärungsgespräch alle Informationen, um sich gut auf den bevorstehenden Eingriff vorbereiten zu können. Damit ist dieses Gespräch über den rechtlichen Aspekt der Einwilligungserklärung hinaus ein Verfahren der psychologischen Operationsvorbereitung. Es gibt allerdings Gesprächssituationen, in denen zu wenig Zeit zur Verfügung steht, um Fragen zu beantworten, oder andere Kommunikationsschwierigkeiten bestehen. Dann ist es im Rahmen einer Optimierung der psychologischen Operationsvorbereitung sinnvoll, dass der Patient in einem zusätzlichen Gespräch die Möglichkeit bekommt, eventuell noch offen stehende Fragen zu stellen bzw. Unsicherheiten zum Ausdruck zu bringen.

Verhaltensinstruktionen. Sie geben Empfehlungen, was Patienten nach der Operation selbst tun können, um sich möglichst rasch von der Operation zu erholen. Beispielsweise kann durch die richtige Atemtechnik einer Lungeninfektion vorgebeugt werden; rechtzeitig aufzustehen vermindert das Embolie-Risiko und fördert die allgemeine Erholung usw. Viele Verhaltensinstruktionen sind natürlich vom Typ des Eingriffs und dem Gesundheitszustand des Patienten abhängig.

Empfindungsinformationen. Welche postoperativen Schmerzen, Missempfindungen, Schwellungen im operierten Bereich, Unannehmlichkeiten, Beeinträchtigungen etc. werden die Patienten vermutlich zu erwarten haben? Durch Studienergebnisse ist gut belegt, dass die affektive Komponente von Schmerzen erfolgreich reduziert wird, wenn der Schmerz nicht unerwartet auftritt. Schmerzen, auf die man sich vorbereitet hat, ängstigen weniger. Dadurch werden Schmerzen insgesamt weniger stark wahrgenommen. Dies gilt auch für andere unangenehme Empfindungen und vorübergehende körperliche Beeinträchtigungen wie Atemschwierigkeiten, Schluckbeschwerden etc. Aus mehreren Untersuchungen ist bekannt, dass Patienten, die mehr Schmerzen erwartet hatten, als sie dann tatsächlich verspürten, am zufriedensten waren. Und umgekehrt gilt: Je mehr die tatsächlichen Schmerzen die erwarteten übersteigen, desto unzufriedener sind die Patienten.

Kognitiv-verhaltenstherapeutische Ansätze. Von psychotherapeutischer Seite aus wird versucht, den Patienten eine kognitive Neubewertung der Operation und des Klinikaufenthalts zu ermöglichen, z. B. durch die Konzentration auf die positiven Aspekte der Behandlung. Dies beginnt bereits bei der Risikoeinschätzung des Eingriffs: Ein 5%iges Misserfolgsrisiko bedeutet auch eine 95%ige Erfolgschance. Andere Beispiele der kognitiven Neubewertung betreffen die Aufmerksamkeitslenkung weg von den unmittelbaren unangenehmen Konsequenzen nach der Operation hin zu den positiven Langzeitfolgen wie die Wiederherstellung der Funktiontüchtigkeit und Arbeitsfähigkeit, größere Gesundheit und Schmerzfreiheit oder -erleichterung.

Hypnose und Entspannungstechniken. Diese Verfahren werden verwendet, um akute Stressreaktionen zu behandeln und das Erregungsniveau bei sehr aufgeregten und ängstlichen Patienten zu senken. Ein Verfahren, das für Patienten schnell zu erlernen und deshalb vor einer Operation gut einzusetzen ist, ist die Progressive Muskelrelaxation nach Jacobson. Mit diesem Verfahren wird die Arm-, Bein-, Rumpf- und Gesichtsmuskulatur zuerst angespannt und diese Anspannung schließlich langsam gelöst. Dadurch entsteht schnell und zuverlässig ein tiefes Gefühl der Entspannung.

Tiefenpsychologische Verfahren. Durch die Bearbeitung von vergangenen Traumata wird versucht, eventuelle Assoziationen, die mit der Krankenhauseinweisung, dem Eingriff oder der Stationsumgebung geknüpft werden, aufzudecken und dadurch Angst und Belastung zu reduzieren. Die Bewusstmachung der Traumata ermöglicht ihre Verarbeitung.

Kombination der Verfahren. Als erfolgreich hat sich die Kombination von Progressiver Muskelrelaxation und der Autosuggestion von angenehmen Gefühlen und Bildern herausgestellt. Bei diesen Hypnoseverfahren werden Gefühle der Geborgenheit und Sicherheit durch selbst gewählte Bilder und Vorstellungen vermittelt. Dieses Vorgehen hat sich bei der Durchführung von so genannten minimal-invasiven Eingriffen bewährt, bei denen die Patienten keine Vollnarkose bekommen, somit während des Eingriffs bei Bewusstsein sind.

Meta-Analyse

Johnston & Vögele (1993): Psychologische Operationsvorbereitung

Forschungsfrage
Wie erfolgreich sind die verschiedenen Vorbereitungsmaßnahmen (Empfindungsinformation, Prozedurinformation, Verhaltensinstruktionen, kognitive Verfahren, Entspannungsverfahren, Hypnose, tiefenpsychologische Verfahren) in den verschiedenen Bereichen der postoperativen Erholung (subjektives Befinden, Schmerzen, Schmerzmedikation, Hospitalisierungsdauer, postoperatives Verhalten, klinische Erholungsparameter, physiologische Indikatoren, Zufriedenheit der Patienten)?

Auswahlkriterien der in der Analyse berücksichtigten Studien
▶ Zufallszuweisung der untersuchten Patienten zu einer Interventionsgruppe und einer nicht psychologisch vorbereiteten Kontrollgruppe
▶ erwachsene Patienten, die sich einem Wahleingriff unter Vollnarkose unterzogen hatten
▶ stationärer Aufenthalt

Mit diesen Auswahlkriterien konnten 38 Studien identifiziert und in die Meta-Analyse aufgenommen werden.

Ergebnisse
▶ Die Erfolgsquoten von psychologischen Operationsvorbereitungsmaßnahmen liegen in allen Genesungsindikatoren bei ungefähr 50 Prozent und darüber – und immer über der Zufallswahrscheinlichkeit.
▶ Die Berechnung von Effektstärken zeigt, dass in fast allen Bereichen der postoperativen Erholung substanzielle Wirkungen bei den psychologisch vorbereiteten Patienten zu beobachten sind.
▶ Prozedurinformationen und Verhaltensinstruktionen sind in allen Bereichen der postoperativen Erholung erfolgreich und zeigen damit eine umfassende Wirkung.

▶ Kognitiv-verhaltenstherapeutische Verfahren verbessern vor allem die negative Befindlichkeit (z. B. Angst und Depressivität) und erleichtern Schmerzen.

Fazit

Die psychologische Vorbereitung auf eine Operation verbessert das psychische Befinden und die körperliche Gesundung nach der Operation nachweislich. Maßnahmen der psychologischen Operationsvorbereitung optimieren damit den Erfolg des chirurgischen Eingriffs und sollten deshalb in das Behandlungsangebot in chirurgischen Abteilungen aufgenommen werden.

Chemotherapie, Strahlentherapie und Knochenmarkstransplantation

Die nichtoperativen Therapieformen zur Behandlung von Krebserkrankungen haben oft stark belastende Nebenwirkungen. Bei der Chemotherapie beispielsweise kommt es sehr häufig zu starken Übelkeitsgefühlen, die – nachdem die ersten Behandlungen durchgeführt wurden – sogar schon antizipatorisch, d. h. schon vor Beginn der Infusion, auftreten können. Dabei handelt es sich also um konditionierte (erlernte) Reaktionen. Als psychologische Vorbereitungsmaßnahme haben sich Prozedurinformationen und Empfindungsinformationen als besonders wirksam herausgestellt. Die größte Wirkung wird erzielt, wenn diese Informationen mit einem positiven Rollenmodell kombiniert werden. So kann in einem Video ein Patient gezeigt werden, der die Chemotherapie erhält und nach anfänglicher Unsicherheit und Ängstlichkeit zunehmend an Vertrauen gewinnt und positive Bewältigungsstrategien demonstriert („Übelkeitsgefühle werden vorrübergehen"; „Die Therapie hilft mir, wieder gesund zu werden"). Auch Entspannungsverfahren haben sich hier als erfolgreich herausgestellt:

Meta-Analyse

Luebbert et al. (2001): Entspannungstrainings zur Behandlung der Nebenwirkungen von invasiven medizinischen Maßnahmen

Forschungsfrage

Können Entspannungstrainings dazu beitragen, dass die mit Chemotherapie, Strahlentherapie und Knochenmarkstransplantation verbundenen Nebenwirkungen reduziert werden?

Auswahlkriterien der in der Analyse berücksichtigten Studien

▶ Zufallszuweisung der untersuchten Patienten zu einer Interventionsgruppe und einer nichtbehandelten Kontrollgruppe (randomisiertes Kontrollgruppendesign)
▶ Vergleich von Interventionsgruppe (Progressive Muskelrelaxation, Hypnose, Autogenes Training)

und nicht psychologisch behandelter Kontrollgruppe
▶ Zielvariablen: Abnahme akuter unerwünschter Nebenwirkungen der medizinischen Therapie (z. B. Schmerzen, Übelkeit), Abnahme der physiologischen Aktivierung (z. B. Pulsfrequenz) und Abnahme psychischer Belastung (z. B. Angst, Müdigkeit, Anspannung)

Mit diesen Auswahlkriterien konnten 15 Studien identifiziert und in die Meta-Analyse aufgenommen werden.

Ergebnisse

▶ Entspannungsmethoden bewirken eine Abnahme von Depressivität und physiologischer Aktivierung (Pulsfrequenz und Blutdruck).
▶ Die Wirkung auf Schmerz und Übelkeit war ebenfalls signifikant, aber weniger deutlich.

▶ Das Entspannungstraining sollte bereits vor der medizinischen Behandlung durch den Patienten erlernt werden.

Fazit

Entspannungstrainings sollten in der Routineversorgung von Krebs-Patienten, die eine Chemotherapie, eine Strahlentherapie oder eine Knochenmarkstransplantation bekommen, eingesetzt werden.

Eine besondere Form des Entspannungstrainings ist die achtsamkeitsbasierte Meditation. Ziel dieser meditativen Therapie ist eine bessere Distanzierungsfähigkeit von negativen Gedanken und Gefühlen (De-Identifikation). Wichtig ist das Prinzip der Akzeptanz von Gedanken oder Gefühlen, die nicht verändert werden können, ohne sie festhalten oder verdrängen zu wollen. Dies soll eine Fortsetzung der Depressions- und Angstspirale unterbinden und langfristig zu einer Auflösung der Gedanken führen. Darüber hinaus kommt der Achtsamkeit gegenüber dem Körper eine große Bedeutung zu. Belastende Gefühle oder Gedanken werden frühzeitig wahrgenommen.

Die bisherigen Ergebnisse zur Wirksamkeit dieser Therapie bei Krebs-Patienten sind vielversprechend. Allerdings stehen methodisch gut durchgeführte Untersuchungen noch aus.

6.5   Behandlung in der Praxis

Medizinische Behandlung

In den letzten Jahren haben Fortschritte in der Vorbeugung, Früherkennung, Diagnostik und Therapie der Krebserkrankungen die Überlebenschancen und die Lebensqualität krebskranker Menschen in Deutschland deutlich verbessert. Aus der Sicht der Deutschen Krebshilfe ist es nun wichtig, die Versorgungsstrukturen und -prozesse bundesweit zu optimieren sowie auf ein einheitliches Niveau zu bringen, damit jeder Krebs-Patient nach neuesten wissenschaftlichen Erkenntnissen diagnostiziert und therapiert werden kann. Daher hat die Deutsche Krebshilfe das Förderschwerpunktprogramm „Onkologische Spitzenzentren" eingerichtet. Diese Spitzenzentren sollen künftig neue Standards in der Diagnostik, Behandlung und Betreuung von Krebserkrankungen erarbeiten und etablieren, Krebs-Patienten nach weitgehend einheitlichen Prozessen versorgen sowie verstärkt die Krebsforschung und die Übertragung wissenschaftlicher Erkenntnisse in die Krankenversorgung nach vorne bringen. Die Deutsche Krebshilfe plant, bis zum Frühjahr 2009 insgesamt zehn Onkologische Spitzenzentren in Deutschland zu etablieren und zu fördern. Wichtig sind auch die Etablierung und Zertifizierung von so genannten Organzentren – wie beispielsweise Brustzentren und Darmzentren –, die derzeit von der Deutschen Krebsgesellschaft vorangebracht werden. Als dritte strukturelle Säule neben den Spitzenzentren und den Organzentren sehen die Experten so genannte Klinische Krebszentren, in denen die Krankenversorgung und nicht die Forschung im Vordergrund steht.

Eine weitere Maßnahme zur Optimierung der Patientenversorgung ist das neue „Leitlinienprogramm Onkologie". Die Arbeitsgemeinschaft der Wissenschaftlichen Medizinischen Fachgesellschaften (AWMF), die Deutsche Krebsgesellschaft und die Deutsche Krebshilfe haben eine Vereinbarung getroffen, um die Voraussetzungen für die Erstellung und Einführung von onkologischen Leitlinien in Deutschland zu verbessern. Leitlinien sorgen dafür, dass Interdisziplinarität und Qualitätssicherung in der Versorgung krebskranker Menschen zur Selbstverständlichkeit werden. Zu dieser wichtigen und notwendigen Standardisierung tragen evidenzbasierte Leitlinien bei. Sie sind eine wichtige Entscheidungshilfe sowohl für Ärzte als auch für Patienten und ermöglichen eine leistungsfähige, qualitätsgesicherte Patientenversorgung.

Psychologische Behandlung

Die psychologische Unterstützung spielt in der Nachsorge von Krebserkrankten eine große Rolle. Dies ist auch in der Leitlinie „Prinzipien der onkologischen Rehabilitation" ausgeführt, die 2003 von der Deutschen Krebsgesellschaft herausgegeben wurde (im Internet unter www.krebsgesellschaft.de/download/a4_onkologrehabilitation.pdf).

Die größeren Krankenhäuser haben häufig psychoonkologische Abteilungen oder Teams, die psychologische Hilfe bei der Behandlung im Krankenhaus anbieten. Wenn Patienten wieder nach Hause entlassen werden, stehen in den Krebsberatungsstellen Ansprechpartner und Informationen zu Möglichkeiten der psychologischen Betreuung zur Verfügung. Krebsberatungsstellen gibt es in den meisten größeren Städten und regionalen Zentren. Sie richten ihr Angebot ausdrücklich nicht nur an Patienten, sondern auch an Angehörige und enge Freunde. Die Beratungsstellen bieten in der Regel selbst eine Auswahl psychologischer Hilfen an und verweisen in Bezug auf konkrete Therapieangebote auch an geeignete Ansprechpartner vor Ort.

Darüber hinaus gibt es Fachgesellschaften und -verbände, die bei der Suche nach geeigneten Therapeuten und Beratern hilfreich sind.

Zusammenfassung

„Krebs" ist ein Sammelbegriff für eine Vielzahl verwandter Krankheiten, bei denen Körperzellen unkontrolliert wachsen, sich teilen und gesundes Gewebe verdrängen und zerstören können. Krebs hat unterschiedliche Auslöser, die alle zu einer Störung des genetisch geregelten Gleichgewichts zwischen Zellzyklus (Wachstum und Teilung) und Zelltod (Apoptose) führen.

Krebs ist nach den Herz-Kreislauf-Erkrankungen die zweithäufigste Todesursache in Deutschland. Besonders häufig sind Krebserkrankungen der Brustdrüse (Frauen), der Prostata (Männer), der Lunge und des Dickdarms. Die meisten Krebserkrankungen nehmen an Häufigkeit im Alter deutlich zu. Dazu kommen eine Reihe anderer Risikofaktoren: Tabakrauchen, Alkohol und andere chemische Stoffe, Viren, Immundefekte sowie die Veranlagung für bestimmte Krebsarten.

Psychische Faktoren spielen in der Krankheitsentwicklung möglicherweise über den Einfluss auf das Immunsystem und das Gesundheitsverhalten eine Rolle. Trotz der Fortschritte in der medizinischen Behandlung sind die meisten Behandlungsmethoden mit schweren Nebenwirkungen verbunden. Die Krebserkrankung bedeutet für den Patienten eine völlige veränderte Lebensperspektive und erfordert weitreichende Anpassungsleistungen in der Lebensführung. Anpassungsschwierigkeiten und psychische Störungen sind häufig, besonders Depressionen, Ängste und Anpassungsstörungen. Diese beeinträchtigen sowohl die Behandlungsadhärenz als auch die Lebensqualität und wirken sich ungünstig auf das Immunsystem aus.

Psychologische Interventionen tragen wesentlich zur Unterstützung bei der Krankheitsbewältigung und zur Reduzierung der Behandlungsnebenwirkungen bei. Besonders erfolgreich sind kognitiv-behaviorale Stressmanagement-Programme.

Verständnisfragen

▶ Was ist die grundlegende Gemeinsamkeit von Krebserkrankungen? Was passiert, wenn sich ein bösartiger Tumor entwickelt?

► Tragen psychische Faktoren zur Krebserkrankung bei? Wie erklärt man sich ihren möglichen Einfluss?

► Welche Nebenwirkungen der Chemotherapie sind für Krebs-Patienten besonders belastend? Wie können psychologische Verfahren helfen?

► Welche psychologischen Operationsvorbereitungsmaßnahmen kennen Sie? Welche sind besonders erfolgreich?

► Wie kann man Krebs-Patienten bei der Krankheitsbewältigung psychologisch unterstützen?

Weiterführende Literatur

► Ott, M.J., Norris, R.L. & Bauer-Wu, S.M. (2006). Mindfulness meditation for oncology patients: a discussion and critical review. Integrative Cancer Therapies, 5, 98–108.
Übersicht und erste Zusammenfassung zur Anwendung und zur Wirkung achtsamkeitsbasierter Therapien bei Krebs-Patienten.

► Spira, J.L. & Reed, G.M. (2002). Group Psychotherapy for Women with Breast Cancer. Washington, D.C.: American Psychological Association.
Therapiemanual zur Gruppenpsychotherapie für Frauen mit Brustkrebs. Enthält viele wertvolle Informationen und Hinweise für die Anleitung einer Gruppe zur Unterstützung bei der Krankheitsbewältigung. Geeignet für erfahrene und unerfahrene Therapeuten.

7 HIV und AIDS

Was Sie in diesem Kapitel erwartet

Noch nie zuvor waren so viele Menschen HIV-infiziert wie heute. Mehr als 39 Millionen Menschen leben mit dem HI-Virus. Vor allem trifft es Frauen: Bei ihnen stieg die Ansteckungsrate in den letzten zwei Jahren dramatisch. Durch die Fortschritte der medizinischen Behandlung leben Menschen mit einer HIV-Infektion heute sehr viel länger als vor der Einführung der modernen Kombinationstherapie (HAART). Dadurch ist HIV bzw. AIDS zu einer chronischen Erkrankung geworden, die vom betroffenen Patienten ein hohes Maß an Anpassungsleistungen verlangt. Antiretrovirale Medikamente müssen lebenslang mit großer Regelmäßigkeit eingenommen werden. Die z. T. schweren Nebenwirkungen dieser Medikamente sind eine starke Belastung für die Patienten und erschweren die Behandlungsadhärenz. HIV ist nicht heilbar und in unserer Gesellschaft immer noch stigmatisiert. Psychische Störungen sind häufig, werden aber häufig nicht erkannt oder behandelt. Dabei könnten psychologische Interventionen entscheidend zur Verbesserung der Lebensqualität und Behandlungsadhärenz, zur Behandlung psychischer Begleiterkrankungen und zur Stärkung des Immunsystems beitragen.

7.1 Ursache und Krankheitsverlauf von HIV und AIDS

7.1.1 Definition, Ursache und Diagnose

Ursache und Krankheitsverlauf

Die Infektion mit dem Human Immunodeficiency Virus (HIV) führt zum Einschleusen des Viruserbguts in Immunzellen, die den CD4-Rezeptor tragen (v. a. T-Helfer-Lymphozyten, Makrophagen). Diese Frühphase der Infektion verläuft in den meisten Fällen ohne jegliches Krankheitszeichen. Nur bei etwa 10 bis 20 Prozent der neu infizierten Personen treten nach zwei bis drei Wochen grippeähnliche Symptome auf, die nach einigen Tagen wieder völlig abklingen. Bei manchen Personen entwickeln sich Lymphknotenschwellungen, die aber ohne Einfluss auf den weiteren Verlauf sind. Es folgt ein krankheitsfreies Intervall von mehreren Jahren bis Jahrzehnten. Während dieser Zeit ruht die HIV-Infektion jedoch nicht, wie man früher annahm. Vielmehr handelt es sich um ein dynamisches Geschehen, bei dem jeden Tag Milliarden neuer Viren entstehen und vom Immunsystem bekämpft werden. Die meisten infizierten Personen sind während dieser Zeit völlig gesund, obwohl die Anzahl der funktionsfähigen T-Helferzellen ständig abnimmt. Erst wenn die Konzentration dieser Immunzellen unter eine kritische Schwelle sinkt, kommt es aufgrund der verminderten Abwehrleistung in zunehmendem Maße zu schweren Infektionskrankheiten, Lymphknotenschwellungen und bestimmten Krebsarten (Tumoren).

Die HIV-Infektion verläuft in mehreren Stadien, die in der Regel nach der CDC-Klassifikation (Centers for Disease Control and Prevention, 1992) eingeteilt werden. Diese Einteilung beruht auf drei Kategorien, die sich aus dem klinischen Bild (A bis C) und der Anzahl bestimmter Immunzellen (T-Helferzellen) ergeben (1 bis 3):

- Kategorie A1: keine Symptome; mehr als 500 T-Helferzellen/µl Blut
- Kategorie B2: mäßig symptomatisch; Krankheiten, die nicht AIDS-spezifisch sind (AIDS = „Acquired Immuno Deficiency Syndrome"), aber mit einer Immunschwäche im Zusammenhang stehen (z. B. wiederkehrende Pilzinfektionen, Gürtelrose usw.); 200 bis 499 T-Helferzellen/µl Blut
- Kategorie C3: schwer symptomatisch; AIDS definierende Erkrankungen (opportunistische Infektionen oder bösartige Erkrankungen, die bei einem gesunden Immunsystem nicht oder nicht in der beschriebenen Weise auftreten, z. B. schwere bakterielle Lungenentzündungen, Kaposi-Sarkom, Pilzbefall der Atemwege und der Speiseröhre, Toxoplasmose-Infektion des Gehirns, HIV-bedingte Erkrankung des Herzmuskels); weniger als 200 T-Helferzellen/µl Blut

Die HIV-Infektion verläuft in Stadien. Die Erkrankung AIDS ist Stadium C der HIV-Infektion.

HIV-Test

Eine HIV-Infektion wird mit Antikörpern diagnostiziert, die gegen HI-Viren gerichtet sind. Sind solche Antikörper im Körper vorhanden, müssen HI-Viren in den Körper eingedrungen sein, der Test wird dann als „positiv" bezeichnet. Um Sicherheit zu gewinnen, sollten drei Monate nach einer möglichen Ansteckung bis zum HIV-Test vergehen. Diese Zeit braucht der Körper etwa, um Antikörper zu bilden. Heutzutage ist auch ein schneller, aber kostenintensiver Direktnachweis des Virus möglich. Ein weiterer Test bestimmt die Konzentration der Viren (Anzahl der Viren pro Milliliter Blut). Dieser Wert, die Viruslast, ist neben der Anzahl der T-Helferzellen ein wichtiger Verlaufsparameter zur Beurteilung einer HIV-Infektion.

7.1.2 Epidemiologie

Prävalenz und Inzidenz

Vor einem Vierteljahrhundert wurde die Krankheit AIDS zum ersten Mal beobachtet und beschrieben. Die Ursache, das HI-Virus, wurde bald darauf identifiziert, und man schätzt, dass seither weltweit 25 Millionen Menschen an der Krankheit gestorben sind. Seit der Entdeckung der Erkrankung im Jahre 1982 haben sich 65 Millionen Menschen angesteckt.

Globale Entwicklung. Trotz rückläufiger Ansteckungsraten in wenigen Ländern wie Simbabwe und Kenia ist das südliche Afrika weiterhin die am schlimmsten betroffene Region der Erde. Dort leben zwei Drittel der weltweit mit HIV-infizierten Menschen. Stark angestiegen sind in den letzten Jahren aber auch die Zahlen der HIV-infizierten Menschen in Ländern wie China, Vietnam, Russland oder der Ukraine. In Ostasien hat sich die Zahl der Infizierten seit 2002 sogar verdoppelt.

Die gesellschaftlichen und wirtschaftlichen Folgen sind immens – die WHO befürchtet, dass durch die hohe Zahl von erkrankten und dadurch arbeitsunfähigen Menschen ganze Volkswirtschaften zusammenbrechen könnten.

Botswana ist ein Beispiel aus dem südlichen Afrika – unverändert die Region in der Welt, die am schwersten von AIDS betroffen ist. 2,3 Millionen Menschen sind nach Schätzung der Organisation UNAids allein im Jahr 2007 an den Folgen der Immunschwächekrankheit gestorben. Menschen in Botswana haben in den letzten 14 Jahren 25 Jahre ihrer Lebenserwartung verloren. 1990 wurden die Menschen hier durchschnittlich 65 Jahre alt. Heute sind es 40.

Entwicklung in Deutschland. In Deutschland leben zurzeit rund 44.000 Menschen mit HIV, bei rund 5.000 von ihnen ist die Krankheit ausgebrochen. Seit Beginn der Epidemie in den 80er Jahren sind rund 23.500 HIV-Infizierte in Deutschland gestorben. Angesteckt haben sich im Jahr 2006 mehr Deutsche als im Jahr zuvor. Damit hält die stete Zunahme der Infektionen seit 2002 an. Man schätzt den Anstieg der Neuinfektionen auf 13 Prozent. Acht von 10 Neuinfizierten sind Männer, die gleichgeschlechtlichen Sex haben. Anteilig ist der Anstieg bei Heterosexuellen jedoch stärker. Hier kletterte die Zahl der Neuinfektionen um 25 Prozent. Dagegen haben sich die Zahlen bei Drogenabhängigen und Menschen aus Ländern mit hohem AIDS-Risiko (z. B. Afrika) kaum geändert.

Übertragungswege

Das HI-Virus wird mit den Körperflüssigkeiten Blut, Sperma, Vaginalsekret, Rückenmarksflüssigkeit und Muttermilch übertragen. Potenzielle Eintrittspforten sind frische, noch blutende Wunden in Schleimhäuten (Bindehaut, Mund-, Nasen-, Vaginal- und Analschleimhaut) bzw. nicht ausreichend verhornte, leicht verletzliche Stellen der Außenhaut. Die häufigsten Infektionswege sind der Vaginal- oder Analverkehr ohne Verwendung von Kondomen, der aufnehmende Oralverkehr (Schleimhautkontakt mit Sperma bzw. Menstruationsblut) und die Benutzung kontaminierter Spritzen bei intravenösem Drogenkonsum. Männer, die gleichgeschlechtlichen Sex haben, gelten als Risikogruppe, da häufige Partnerwechsel und Analverkehr in der Szene weitverbreitet sind. Wie hoch das Risiko beim Geschlechtsverkehr ist, hängt vor allem von der Viruslast in der Samenflüssigkeit, im Scheidensekret und im Blut ab. Diese ist unmittelbar nach der Infektion, bevor sich Antikörper gebildet haben, besonders hoch, nimmt dann aber zunächst ab und steigt in späten Stadien der Erkrankung wieder an.

Bluttransfusionen bergen ebenfalls das Risiko einer HIV-Infektion, Routineüberwachungen der Blutspender – wie sie in Deutschland seit 1985 durchgeführt werden – reduzieren es jedoch stark. Aufgrund des durchschnittlich etwa 25 Tage andauernden Zeitraums, in dem eine Neuinfektion noch nicht durch einen Test nachgewiesen werden kann, verbleibt jedoch eine Restgefahr.

Das Risiko einer Infektion eines Kindes durch eine HIV-infizierte Mutter während der Schwangerschaft oder während der Geburt wird auf 10 bis 30 Prozent geschätzt. Bei bekannter HIV-Infektion der Mutter kann das Risiko einer Übertragung auf das Kind durch die Gabe antiretroviraler Medikamente und die Geburt durch Kaiserschnitt auf ca. 2 Prozent vermindert werden.

7.1.3   Medizinische Behandlung

Der Ausbruch der Erkrankung bzw. das Fortschreiten der HIV-Infektion kann heutzutage durch Medikamente sehr lange hinausgezögert werden. Diese Medikamentengabe wird unter dem Begriff „antiretrovirale Therapie" (ART) zusammengefasst. Die Einnahme der HIV-unterdrückenden Medikamente und die Behandlung von Sekundärinfektionen können den Krankheitsfortschritt entscheidend verlangsamen und damit die Lebenserwartung von HIV-Infizierten deutlich verlängern. Allerdings ist eine Heilung nicht möglich, da das Virus durch diese oder andere Medikamente nicht beseitigt werden kann.

Einmal begonnen, sollte die ART nicht mehr abgesetzt werden. Nur so kann man verhindert, dass sich die Viren wieder ungehindert vermehren. Außerdem wird das Virus schneller unempfindlich gegen Medikamente, wenn diese nur unregelmäßig eingenommen werden (Resistenzbildung). Um der Entwicklung von resistenten Virusstämmen entgegenzuwirken, werden mehrere Medikamente in der Therapie kombiniert, das so genannte „Highly Active Antiretroviral Treatment" (HAART). Zurzeit werden drei Wirkstoffklassen angewandt:

▶ Nukleosid- und Nukleotidanaloga (NRTI)
▶ nichtnukleosidische Reverse-Transkriptase-Inhibitoren (NNRTI)
▶ Proteasehemmer (Protease Inhibitors, PI)

Gemeinsam ist diesen Medikamenten, dass sie in den Vermehrungszyklus des Virus eingreifen, allerdings an unterschiedlichen Stellen. Sie werden in verschiedenen Kombinationen oft mehrmals am Tag eingenommen.

Eine Sammlung mit übersichtlichen Beschreibungen aller zurzeit angewandten antiretroviralen Therapeutika sowie einiger gängiger Medikamente zur Behandlung opportunistischer Infektionen findet sich unter http://www.hiv.net.

!

Durch die Entwicklung der antiretrovialen Therapie ist aus einer noch vor wenigen Jahren in kurzer Zeit zum Tode führenden Infektionskrankheit eine chronische Erkrankung geworden, die zwar zu behandeln, aber immer noch unheilbar ist.

Eine regelmäßige Tabletteneinnahme ist unumgänglich. Dies bedeutet eine hohe Belastung für den Patienten, nicht zuletzt, weil schwerwiegende Nebenwirkungen der Medikamente auftreten können. Dazu gehören:

▶ Kopfschmerzen
▶ Völlegefühl oder Übelkeit
▶ Erbrechen und Durchfälle
▶ allgemeine Müdigkeit

Nach längerer Anwendung können folgende Nebenwirkungen auftreten:

▶ Knochenmarksschädigungen
▶ Schädigung peripherer Nerven
▶ Bauchspeicheldrüsenentzündungen
▶ Lipodystrophie (Umverteilung des Körperfetts: Abmagern im Gesicht, mehr Fett im Bauch- und Hüftbereich; Erhöhung der Blutfettwerte; Insulinresistenz)
▶ psychische Nebenwirkungen (Depression; Nervosität; Halluzinationen; psychotische Episoden)

Antiretrovirale Medikamente müssen lebenslang mit großer Regelmäßigkeit eingenommen werden. Die z. T. schweren Nebenwirkungen dieser Medikamente sind eine starke Belastung für die Patienten und erschweren die Behandlungsadhärenz.

7.2 Häufige psychische Begleiterkrankungen und neurokognitive Auffälligkeiten

7.2.1 Depression und Angst

Psychische Störungen sind bei HIV-Patienten häufig, allerdings variieren die Angaben zur Prävalenz erheblich. Übereinstimmend wird das Risiko für eine oder mehrere psychische Störungen bei HIV-Infizierten jedoch als bedeutend höher eingeschätzt als in der Allgemeinbevölkerung.

Beispielsweise berichten einige Studien von einem fünfmal höheren Depressionsrisiko und einem achtmal so hohen Risiko für eine Generalisierte Angststörung.

Meta-Analyse

Ciesla & Roberts (2001): HIV-Infektion und Depressionsrisiko

Forschungsfragen

▶ Sind Depressionen bei HIV-Infizierten häufiger als bei demografisch vergleichbaren Personen, die nicht HIV-infiziert sind?

▶ Ist das Depressionsrisiko abhängig vom Erkrankungsstadium?

▶ Hat die sexuelle Orientierung einen Einfluss auf das Depressionsrisiko?

Auswahlkriterien der in der Analyse berücksichtigten Studien

▶ Vergleich von HIV-infizierten Personen mit demografisch ähnlichen, nicht mit HIV infizierten Kontrollpersonen (Alter, Geschlecht, sexuelle Orientierung)

▶ Verwendung eines strukturierten Interviews zur Depressionsdiagnostik

▶ Beurteilung des derzeitigen (und nicht vergangenen) Depressionsstatus

▶ Teilnehmer zum Zeitpunkt der Untersuchung nicht in psychiatrischer oder psychologischer Behandlung (da sonst die Prävalenz fälschlicherweise überschätzt würde)

Mit diesen Auswahlkriterien konnten zehn Studien mit Teilnehmern mit Major Depression (2.596) oder Dysthymer Störung (1.822) identifiziert und in die Meta-Analyse aufgenommen werden.

Ergebnisse

▶ Das Risiko für eine Major Depression ist bei HIV-infizierten Personen fast doppelt so hoch wie bei HIV-negativen Vergleichspersonen.

▶ Das Depressionsrisiko hängt nicht mit dem Erkrankungsstadium oder der sexuellen Orientierung zusammen.

▶ Für die Dysthyme Störung konnten keine systematischen Unterschiede zwischen HIV-positiven und HIV-negativen Personen festgestellt werden.

Fazit

Obwohl das Depressionsrisiko bei HIV-Patienten höher ist als bei Gesunden, erkranken weniger HIV-Patienten an einer Depression als andere chronisch Erkrankte. Dies lässt darauf schließen, dass die HIV-Infektion selbst nicht direkt mit dem Erkrankungsrisiko zusammenhängt, sondern indirekt, d. h. über psychosoziale Faktoren beeinflusst wird (soziale Stigmatisierung, Isolation etc.). Deshalb sollten in der Diagnostik auch protektive Faktoren (z. B. soziale Unterstützung, adäquate Krankheitsbewältigung) berücksichtigt werden. Diese Erkenntnisse können bei der Prävention und Behandlung von psychischen Störungen helfen.

Ursachen der Häufigkeit von psychischen Störungen

Warum sind psychische Störungen bei HIV-Infizierten häufiger als in der Allgemeinbevölkerung? Die Diagnose einer unheilbaren, chronischen Erkrankung ist für die meisten Patienten ein einschneidendes und belastendes Ereignis. Dies ist besonders dann der Fall, wenn mit der Erkrankung eine Todesbedrohung verbunden ist oder wenn sie weitreichende Lebensstiländerungen notwendig macht. Beides trifft auf die Infektion mit HIV aus folgenden Gründen in besonderem Maß zu:

▶ Die Infektion mit HIV ist unheilbar.

▶ Nach Beginn einer antiretroviralen Therapie verlangt sie die mehrmals tägliche, lebenslange Einnahme von Medikamenten mit z. T. schweren Nebenwirkungen.

▶ Sie erfordert weitere Anpassungen im Lebensstil.

▶ Sie ist mit einem sozialen Stigma belegt.

Hinzu kommt, dass bereits vor der HIV-Infektion bestehende psychische Störungen, wie beispielsweise Drogenmissbrauch oder eine schizophrene Erkrankung, das Risikoverhalten und damit die Wahrscheinlichkeit, sich mit HIV zu infizieren, erhöhen. Eine in der Vorgeschichte bestehende psychische Störung erhöht wiederum die Wahrscheinlichkeit des erneuten Ausbruchs.

7.2.2 Anpassungsstörung

Die Infektion mit HIV verlangt vom Betroffenen ein hohes Maß an Anpassungsleistungen, die bei besonders kritischen Ereignissen die Bewältigungskapazitäten des Einzelnen überschreiten können. Kritische Situationen können sich beispielsweise ergeben, wenn

▶ das positive Ergebnis des HIV-Tests mitgeteilt wird,

▶ Freunde oder Familienangehörige sterben,

▶ mit der antiretroviralen Therapie begonnen werden muss,

▶ soziale Ausgrenzung und Benachteiligung erlebt wird.

Wenn innerhalb von drei Monaten nach einem solchen Ereignis Anzeichen wie depressive Stimmung, Angst oder Sorge (oder eine Mischung dieser Anzeichen) auftauchen, aber nicht länger als ein halbes Jahr andauern, diagnostiziert man eine Anpassungsstörung. Anpassungsstörungen sind Reaktionen auf außergewöhnliche Belastungen und führen zu sozialem Rückzug, Angst, Trauer, Freudlosigkeit und Gedankenkreisen. Außerdem kann ein Gefühl bestehen, mit den alltäglichen Gegebenheiten nicht zurechtzukommen, diese nicht vorausplanen oder fortsetzen zu können. Störungen des Sozialverhaltens können insbesondere bei Jugendlichen ein zusätzliches Problem sein.

Im Unterschied zur Depression sind sich die Betroffenen über die Ursache ihres Befindens im Klaren und auch leicht von ihren Sorgen abzulenken. Die Symptome sind also nicht so deutlich ausgeprägt, dass die speziellen Diagnosen „Depression" oder „Angststörung" gegeben werden können.

Es gibt kaum systematisch erhobene Befunde zur Häufigkeit von Anpassungsstörungen bei HIV-Patienten. Bei Patienten in ambulanter psychotherapeutischer Behandlung schätzt man die Prävalenz auf 5 bis 20 Prozent. Vermutlich ist die Dunkelziffer vor allem bei chronisch Erkrankten – und hier besonders bei HIV – jedoch sehr viel höher.

7.2.3 Neurokognitive Auffälligkeiten

Es gibt noch weitere Gründe, warum psychische Störungen bei HIV-Infizierten häufiger sind als in der Allgemeinbevölkerung:

▶ HIV ist ein neurotropes Virus, d. h., es infiziert auch Nervenzellen im Gehirn und kann über die Ausschüttung von Giftstoffen (Neurotoxine) zu neuronalen Schädigungen führen.

▶ Opportunistische Erkrankungen (z. B. Toxoplasmose) und einige antiretrovirale Medikamente können zu psychischen Beschwerden beitragen.

Neurologische Komplikationen durch die HIV-Infektion sind häufig. Beispielsweise zeigt sich bei 20 bis 30 Prozent der Patienten im Verlauf der Krankheitsentwicklung eine krankhafte Veränderung des Gehirns (Enzephalopathie). Die Enzephalopathie geht mit kognitiven und moto-

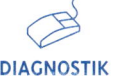

DIAGNOSTIK

rischen Einschränkungen einher, beispielsweise Gedächtnis- und Konzentrationsstörungen, Verlangsamung von Auffassung und Reaktionsbereitschaft sowie Störungen der Feinmotorik. Auch emotionale Probleme wie Verlust von Initiative und Antrieb, sozialer Rückzug mit Verlust sozialer Kompetenz (Umgang mit Geld, Kontakt mit Behörden), Depressivität und verminderte emotionale Schwingungsfähigkeit sind häufig bei einer Enzephalopathie. Die diagnostischen Kriterien für eine HIV-assoziierte Demenz sind im Internet-Auftritt zu diesem Kapitel aufgeführt.

> **!** Das HI-Virus durchdringt die Blut-Liquor-Schranke, indem es bestimmte Immunzellen (Makrophagen) infiziert. Ist es einmal im Gehirn, infiziert das Virus den Hippocampus, die Basalganglien und die Gliazellen.

Durch die Ausscheidung von Giftstoffen (Neurotoxine), kommt es zu Schädigungen der Nervenzellen, die bis zum Zelluntergang führen. Besonders geschädigt werden die Frontallappen, die subkortikale weiße Substanz und die Basalganglien. Einige Neurotoxine führen über eine Freisetzung von Immunbotenstoffen (z. B. Zytokine, Chemokine) zu einer Veränderung der synaptischen Architektur der Hirnrinde. Eine hohe Viruslast begünstigt diese Prozesse.

Eindeutige neurokognitive Auffälligkeiten sind bei ausreichender antiretroviraler Behandlung seltener als ohne Behandlung und betreffen nur etwa 1 Prozent der Behandelten pro Jahr der Erkrankung (Inzidenz). Allerdings überwinden die antiretroviralen Medikamente nur in geringer Dosierung die Blut-Liquor-Schranke, so dass die Viruslast im Gehirn hoch bleibt. Leichtere neurokognitive Defizite, die sich bei genauerer Untersuchung ergeben, sind auch bei sonst beschwerdefreien HIV-Patienten häufiger als in der Allgemeinbevölkerung und nehmen im Verlauf der Erkrankung zu.

7.2.4 Gesundheitsfolgen psychischer und neurokognitiver Beeinträchtigungen

Wenn man die vielfältigen Anforderungen betrachtet, denen sich ein HIV-Infizierter ausgesetzt sieht, wird klar, dass unbehandelte Depressionen, Angst und Anpassungsstörungen einen ungünstigen Einfluss auf das Selbstmanagement der Erkrankung haben.

Behandlungsadhärenz

Wenn mit der antiretroviralen Behandlung begonnen werden muss, wirken sich psychische Beeinträchtigungen negativ auf die erforderliche regelmäßige Tabletteneinnahme aus. Werden die Medikamente dann nicht mit hoher Regelmäßigkeit genommen, kann es zu Resistenzen kommen, d. h., die Medikamente wirken nicht mehr und die Medikation muss geändert werden. Wirksame antiretrovirale Medikamente gibt es jedoch nur in beschränkter Anzahl, und auch deren Kombinationsfähigkeit ist begrenzt. Abgesehen von den fatalen Folgen für den betroffenen Patienten trägt eine schlechte Behandlungsadhärenz auch zur Entwicklung von resistenten Virusstämmen bei, die bei Verbreitung auch bei anderen Personen eine erfolgreiche antiretrovirale Therapie erschweren oder unmöglich machen.

Depression, Angst oder Anpassungsstörungen sind mit dysfunktionalen Denkmustern verbunden, die die Behandlungsadhärenz entscheidend erschweren. Diese Denkmuster unterscheiden sich nicht von denen, die auch für andere Menschen mit psychischen Störungen beschrieben wurden. Dazu gehören:

- „Alles-oder-nichts"-Denken („Jetzt habe ich einmal die Tabletten vergessen, jetzt ist das Kind eh schon in den Brunnen gefallen")
- absolutistisches Denken („Diese Nebenwirkungen werde ich nie in den Griff bekommen")
- Übergeneralisierung („Ich hab ja bei meinem Bekannten gesehen, was die Medikamente machen")

Risikoverhalten

Abhängig vom sozialen und kulturellen Kontext gehören bei HIV-infizierten Personen unge-schützter Geschlechtsverkehr und Drogenmissbrauch zu den bekannten Risikoverhaltensweisen. Bei einem Teil der in Deutschland am meisten von HIV betroffenen gesellschaftlichen Gruppe – also bei Männern, die Sex mit Männern haben – kommt manchmal ein „ungebremstes" Sexual-verhalten (ungeschützter Geschlechtsverkehr, riskante Sexpraktiken, häufig wechselnde Partner) vor, häufig unter Einfluss von Alkohol und anderen Rauschmitteln (z. B. Amylnitrit: „Poppers"; Amphetamine: „Speed"; Crack: „Rock"). Psychische Beeinträchtigungen fördern dieses für den Betroffenen und seine Partner hochriskante Verhalten, da es zur HIV-Infektion des Sexualpart-ners kommen kann, zur „Kreuzinfektion" (d. h. Wiederansteckung) mit einem anderen HIV-Stamm und zur Ansteckung mit anderen sexuell übertragbaren Krankheiten. Oft berichten die Betroffenen von einem „Alles-oder-nichts"-Denken (z. B.: „Jetzt ist es auch egal"; „Ich bin schon infiziert, da kann es auch nicht schlimmer kommen"; „Ich möchte alles vom Leben, was es mir noch bieten kann, sonst ist es zu spät"). Es gibt noch eine andere, ergänzende Unter-scheidung von Bewältigungsstrategien, und zwar:
- problemorientierte Bewältigung
- emotionsorientierte Bewältigung

Beide Bewältigungsstrategien können gesundheitsförderlich oder -schädlich sein – je nach den Möglichkeiten, die dem Einzelnen in der Belastungssituation, die bewältigt werden muss, zur Verfügung stehen. Menschen mit psychischen Störungen neigen dazu, emotionsorientierte Bewältigungsstrategien anzuwenden, um die intensiv erlebten negativen Gefühle zu reduzieren. Dies sind oft nur kurzfristig wirkende, ablenkende Strategien (z. B. Drogenkonsum, ungeschütz-ter Sex usw.), die in sich selbst ein Gesundheitsrisiko tragen und außerdem einer eventuellen Lösung des Problems (oder eines Teilbereichs) im Wege stehen.

Folgen für das Immunsystem

Die Forschungsergebnisse der Psychoneuroimmunologie haben in den letzten 30 Jahren über-zeugend belegt, dass die Funktionsfähigkeit des Immunsystems entscheidend von psychischen Faktoren beeinflusst wird. Vor allem chronische Belastungen führen zu einer verminderten Immunfunktion, z. B. längerfristig erhöhte Kortisolspiegel. Auch akute Belastungen können Immunzellen in ihrer Funktionsfähigkeit beeinflussen, vor allem über die Ausschüttung von Adrenalin und Noradrenalin. Bei HIV-infizierten Personen, deren Immunsystem durch die Infektion bereits beeinträchtigt ist, wirken sich Belastungen besonders stark aus. Dabei wird der Zusammenhang zwischen Stress und Immunstatus besonders deutlich, wenn die individuellen Bewältigungsstrategien berücksichtigt werden:
- HIV-infizierte Personen mit einem aktiven Bewältigungsverhalten haben mehr T-Helfer-zellen, auch andere Immunzellen sind bei ihnen funktionsfähiger (NK-Zellen).
- Die Verleugnung der Erkrankung ist mit einem Abfall der Anzahl von T-Helferzellen ver-bunden.

Positive stabile soziale Unterstützung schützt vor den stressinduzierten Veränderungen in der Immunfunktion. Wichtiger als die tatsächlich erfahrene scheint dabei die subjektive Wahrnehmung der sozialen Unterstützung zu sein.

7.3 Klinisch-psychologische Diagnostik bei HIV und AIDS

Menschen, die HIV-infiziert sind, kommen je nach Land aus den unterschiedlichsten gesellschaftlichen Gruppen. In Deutschland sind es hauptsächlich Männer, die gleichgeschlechtlichen Sex haben, und Menschen aus Ländern mit hohem AIDS-Risiko (z. B. Afrika, Osteuropa, Südostasien). In anderen Ländern sind es Frauen aus ethnischen Minderheitengruppen, Drogenabhängige und Wanderarbeiter. Die meisten diagnostischen Instrumente wurden jedoch an Populationen entwickelt und normiert, die sich in wesentlichen Eigenschaften von den getesteten Personen unterscheiden können (z. B. Sprache, kultureller Kontext etc.). Dies muss beim Einsatz dieser Instrumente beachtet werden. Auch eventuelle sprachliche Schwierigkeiten können sich nachteilig auf die Zuverlässigkeit der klinisch-psychologischen Diagnostik auswirken.

Die wichtigsten Bereiche, die in der klinisch-psychologischen Diagnostik von Menschen mit HIV berücksichtigt werden sollten, sind:

▶ gesundheitliches Risikoverhalten und Behandlungsadhärenz
▶ psychische Störungen
▶ kognitive Einschränkungen

7.3.1 Gesundheitliches Risikoverhalten und Behandlungsadhärenz

Menschen mit HIV, die in Deutschland leben, sind oft recht gut über die Gesundheitsrisiken informiert, die mit ungeschütztem Sex, Drogenmissbrauch und der unregelmäßigen Medikamenteneinnahme einhergehen. Entsprechend groß ist in der Diagnostik die Gefahr, sozial erwünschte Antworten zu bekommen. Zudem berühren Fragen nach diesen Verhaltensweisen den Intimbereich der befragten Person. Eine Voraussetzung für die zuverlässige Diagnostik des gesundheitlichen Risikoverhaltens und der Behandlungsadhärenz ist daher eine gute therapeutische Beziehung zwischen Diagnostiker und Befragtem. Am Anfang des Gesprächs sollte zunächst auf allgemeine Bereiche des Gesundheitsverhaltens eingegangen werden, beispielsweise auf Fragen zur Anpassung an die neue Situation nach der HIV-Diagnose, zum allgemeinen Befinden und zur Bewältigung von Alltagsbelastungen:

▶ „Wie kommen Sie nach dem positiven Test-Ergebnis mit Ihrem Leben zurecht?"
▶ „Wie geht es Ihnen im Alltag?"
▶ „Gibt es Bereiche, die Ihnen besonders schwerfallen?"
▶ „Was geht besonders gut?"
▶ „An wen können Sie sich wenden, wenn Sie Hilfe brauchen?"

Die Prinzipien der motivationalen Gesprächsführung, wie sie näher im Kapitel zu Herz-Kreislauf-Erkrankungen beschrieben werden, sind auch in der Diagnostik von gesundheitlichem Risikoverhalten bei HIV-Patienten zu empfehlen.

Die Beachtung medizinischer Behandlungsempfehlungen ist von entscheidender Bedeutung für die erfolgreiche HIV-Therapie. Dies betrifft in erster Linie die regelmäßige Einnahme der antiretroviralen Medikamente, da jede Abweichung vom Therapieplan schwere Folgen haben kann.

Das Selbstmanagement des Einzelnen ist also bei der medikamentösen Behandlung von HIV von ähnlich großer Bedeutung wie beim Diabetes mellitus. Dazu kommen die Behandlung von eventuellen Folgeerkrankungen (z. B. opportunistische Infektionen) und die Behandlung der Nebenwirkungen der antiretroviralen Medikation.

Voraussetzung für die rechtzeitige Intervention zur Verbesserung der Behandlungsadhärenz ist es, die Schwierigkeiten und Barrieren zu identifizieren, die einem guten Selbstmanagement des Patienten im Wege stehen. Zur Beurteilung der Adhärenz gibt es keine allgemein empfohlenen deutschsprachigen Messinstrumente. Allerdings können einige englischsprachige strukturierte Interviews und Fragebögen Anhaltspunkte für die Fragen liefern, wie sie bei der Beurteilung der Adhärenz gestellt werden sollten.

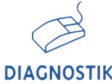
DIAGNOSTIK

7.3.2 Psychische Störungen

Patienteninterview

Nach der Besprechung von Gesundheitsrisiken sollten im Interview Informationen zur vergangenen und aktuellen psychologischen Krankengeschichte erfragt werden. Weil Depressionen, Angst- und Anpassungsstörungen besonders häufig vorkommen, sollten diese Störungsbilder in der klinisch-psychologischen Diagnostik zuerst berücksichtigt werden. Bei der Beurteilung von körperlichen Symptomen als Indikatoren einer Angststörung oder Depression ist zu berücksichtigen, dass einige der Beschwerden (z. B. Müdigkeit, Antriebslosigkeit, Herzrasen, Konzentrationsschwierigkeiten) auch durch die HIV-Infektion oder die verordnete antiretrovirale Medikation hervorgerufen werden können. Gerade um die Bedeutung dieser Symptome für eine psychische Störung besser einschätzen zu können, ist die Befragung des Patienten in einem Gespräch besonders wichtig. Beispielsweise kann im Gespräch genauer nach den Umständen gefragt werden, in denen Angst oder Traurigkeit und etwa Gedanken über die eigene Wertlosigkeit, über Schuld und die Aussichtslosigkeit aller therapeutischen Bemühungen (typische Depressionsgedanken) vorkommen. Beschwerden, die symptomatisch für eine Angststörung sein können, werden oft als extreme Gesundheitssorgen geäußert. Sozialer Rückzug kann eine Sozialphobie anzeigen. Ein schnell durchführbares Screening ist auf der Internet-Seite aufgeführt.

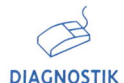
DIAGNOSTIK

Entweder als Teil der depressiven Symptomatik oder unabhängig davon äußern Patienten manchmal Gefühle der Irritierbarkeit, des Ärgers und der Wut. Dies können Symptome einer Anpassungsstörung sein oder Äußerungen einer starken Extroversion, die unter Umständen mit gesundheitlichem Risikoverhalten einhergehen („Sensation Seeking").

Als Interviewleitfaden für die Diagnostik psychischer Beeinträchtigungen und Störungen haben sich bei allen psychischen Störungen das DIPS (= Diagnostisches Interview bei psychische Störungen) und das SKID (= Strukturiertes Klinisches Interview für DSM-IV) bewährt. Diese strukturierten Interviews gewährleisten eine kategoriale Zuordnung von Symptomen zu den psychischen Störungen, die in den international anerkannten Klassifikationssystemen DSM-IV und ICD-10 definiert werden. Dies ist sehr wichtig, da die Diagnose einer psychischen Störung Behandlungskonsequenzen nach sich zieht. Allerdings werden in der kategorialen Diagnostik „Alles-oder-nichts"-Entscheidungen getroffen; d. h., eine psychische Störung wird nur dann diagnostiziert, wenn alle erforderlichen Zeit-, Verlaufs- und Beeinträchtigungskriterien erfüllt sind. Manche Patienten erfüllen nicht das Vollbild einer Störung, leiden aber trotzdem unter einer behandlungswürdigen Beeinträchtigung.

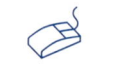

DIAGNOSTIK

Fragebögen

Zusätzlich zur kategorialen Diagnostik empfiehlt sich eine dimensionale Beurteilung durch Fragebögen, da mit dieser Methode auch subklinische Beschwerden erfasst werden. Diese Fragebögen geben auch Aufschluss über andere in der Therapieplanung wichtige Bereiche wie Krankheitsbewältigung und Gesundheitsverhalten. Die Fragebögen, die sich in der Diagnostik des Gesundheits- und Risikoverhaltens, von psychischen Beeinträchtigungen und der Lebensqualität bei HIV-Patienten bewährt haben, sind im Internet-Auftritt zu diesem Kapitel aufgeführt.

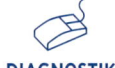

DIAGNOSTIK

7.3.3 Kognitive Einschränkungen

Wie wir bereits sahen, überwinden trotz der sehr guten Wirkung antiretroviraler Medikamente auf die Viruslast in der Körperperipherie nur geringe Mengen der Medikamente die Blut-Liquor-Schranke. Das bedeutet, dass die Viruslast im Gehirn hoch bleibt und damit neurokognitive Defizite – abhängig vom Erkrankungsstadium – nicht unwahrscheinlich sind. Zur Diagnostik kognitiver Einschränkungen bieten sich das Mini-Mental-State (MMS) an. Im Internet-Auftritt zu diesem Kapitel sind außerdem die diagnostischen Kriterien für eine HIV-assoziierte Demenz aufgeführt sowie eine Zusammenfassung der Stadieneinteilung der HIV-Enzephalopathie (Memorial-Sloan-Kettering-Skala, vgl. Internet-Auftritt).

7.4 Psychologische Behandlungsverfahren

7.4.1 Gesundheitsförderung, Abbau von Risikoverhalten und Stressmanagement

Die Wirksamkeit gesundheitsfördernder Maßnahmen bei HIV-Patienten wurde vor allem im Rahmen von Stressmanagement-Programmen untersucht. Diese zumeist in der Gruppe durchgeführten Interventionen kombinieren folgende Techniken:

▶ Entspannungstraining (z. B. Progressive Muskelrelaxation, Hypnose)
▶ kognitive Restrukturierung (Behandlung dysfunktionaler Denkmuster, Anpassen der Bewältigungsstrategie an die realistisch zu erreichenden Ziele)
▶ Wissensvermittlung (z. B. Wirkung von Stress auf das Immunsystem, Medikamentenwirkung und -nebenwirkungen)
▶ Kommunikationstraining (Selbstbehauptungstraining, Ärger-Management)

Diese Interventionen haben folgende Ziele:

▶ verbesserte Selbstwirksamkeitsüberzeugung und wahrgenommene Kontrolle
▶ Erlernen funktionaler Bewältigungsstrategien
▶ Möglichkeiten zur Verbesserung der sozialen Unterstützung

Vor allem die Gruppe um Neil Schneiderman und Michael Antoni konnten in einer Reihe von Untersuchungen zeigen (Antoni, 2003), dass solche Stressmanagement-Programme nicht nur diese Ziele erreichen, sondern dass durch sie grundsätzlich gesundheitsgefährdendes Verhalten seltener wird, das psychische Befinden und die Immunfunktion sich verbessern und die Erkrankung insgesamt langsamer fortschreitet.

Rueda et al. (2006): Psychologische Interventionen zur Förderung der Medikamentenadhärenz bei HIV bzw. AIDS

Frage

Können gesundheitsfördernde Maßnahmen die Medikamentenadhärenz bei HIV-infizierten Personen verbessern?

Methodik

Die untersuchten Patienten kamen per Zufallszuweisung in eine Interventionsgruppe und eine nicht-behandelte Kontrollgruppe (randomisiertes Kontrollgruppendesign). Die Interventionsgruppe (psychologische Beratung, Gesundheitserziehung, Wissensvermittlung, telefonische Erinnerung) und die Kontrollgruppe (konventionelle Beratung) wurden verglichen. Die Überprüfung der Adhärenz fand über einen Zeitraum von mindestens sechs Wochen statt.

Mit diesen Auswahlkriterien konnten 19 Studien mit insgesamt 2.159 Teilnehmern identifiziert werden. Die Heterogenität der untersuchten Populationen und die großen Unterschiede im Untersuchungsdesign erlaubten keine Meta-Analyse.

Ergebnisse

- In zehn der 19 Studien zeigten Teilnehmer der Interventionsgruppen eine bessere Medikamentenadhärenz.
- Besonders erfolgreiche Maßnahmen vermittelten praktische Fertigkeiten beim Management der Medikamenteneinnahme, waren Einzeltherapien und nicht Gruppenmaßnahmen und dauerten mindestens zwölf Wochen.
- Studien, die die Medikamenteneinnahme bei gesellschaftlichen Randgruppen (Latinos, Alkoholabhängige) und solchen, bei denen HIV seltener vorkommt (Frauen), waren nicht erfolgreich.

Schlussfolgerung

Psychologische Interventionen verbessern die Qualität der Medikamentenadhärenz bei Personen mit HIV bzw. AIDS. Allerdings ist der Erfolg von der Dauer der Maßnahme (mindestens zwölf Wochen) und deren Format abhängig (Einzeltherapie ist besser als Gruppentherapie). Zudem spielt der kulturelle und gesellschaftliche Kontext eine Rolle, aus dem der HIV-Patient kommt.

7.4.2 Psychotherapie

Die Kognitive Verhaltenstherapie ist nachweislich die erfolgreichste psychologische Therapie bei Angststörungen und Depression. In der Therapie depressiver Störungen bei HIV-Patienten werden demnach ebenfalls kognitiv-behaviorale Therapieformen angewandt, die sich allerdings in der Betonung des kognitiven Elements der Therapie stark unterscheiden können. In einer Meta-Analyse der Studien zur Wirksamkeit von kognitiv-behavioralen Gruppentherapien (Himelhoch et al., 2007) zeigt sich die Wirksamkeit dieser Therapieform bei der Behandlung depressiver Symptomatik bei HIV-Patienten.

Himelhoch et al. (2007): Kognitiv-behaviorale Gruppentherapie zur Behandlung depressiver Symptomatik bei HIV-Patienten

Forschungsfrage

Wie wirksam sind kognitiv-behaviorale Gruppentherapien zur Behandlung depressiver Symptome bei Patienten mit HIV?

Auswahlkriterien der in der Analyse berücksichtigten Studien

- Zufallszuweisung der untersuchten Patienten zu einer Interventionsgruppe und einer nichtbehandelten oder Kontrollgruppe (randomisiertes Kontrollgruppendesign)

- Vergleich von Interventionsgruppe (Kognitive Verhaltenstherapie, Training in Bewältigungsstrategien, unterstützende Psychotherapie)
- Überprüfung der Depressionssymptomatik mit Standardfragebögen

Mit diesen Auswahlkriterien konnten acht Studien mit insgesamt 665 Teilnehmern identifiziert und in die Meta-Analyse aufgenommen werden.

Ergebnisse
- Kognitiv-behaviorale Gruppentherapie reduziert depressive Symptomatik bei HIV-Patienten.
- Durchschnittlich wurden zehn Sitzungen von jeweils 90 Minuten Dauer durchgeführt.

- Erfolgreiche Elemente der Therapie sind kognitiv-behaviorale Techniken zur Verbesserung von Bewältigungsstrategien und Entspannungstrainings.
- Mit einer Ausnahme wurden alle Studien mit männlichen Teilnehmern durchgeführt.

Fazit
Depressive Beschwerden bei HIV-infizierten Männern können mit einer kognitiv-behavioralen Gruppentherapien erfolgreich behandelt werden. Ob dies auch für HIV-positive Frauen zutrifft, kann auf der Grundlage der bisher zur Verfügung stehenden Ergebnisse noch nicht beantwortet werden.

Zur psychotherapeutischen Behandlung von Angststörungen bei HIV-Patienten gibt es bislang noch keine systematischen Ergebnisse. Grundsätzlich sind jedoch alle Verfahren der Kognitiven Verhaltenstherapie zur Behandlung von Angststörungen bei HIV-Patienten geeignet. Wie bei anderen chronischen Erkrankungen auch ist bei der Diagnostik und der kognitiven Neubewertung von körperlichen Angstsymptomen zu beachten, dass diese sich stark mit Beschwerden überlappen können, die eine Folge der Erkrankung oder der Medikation sein können. Vor allem in einem fortgeschrittenen Erkrankungsstadium muss berücksichtigt werden, dass neurokognitive Einschränkungen und krankhafte Veränderungen des Herzmuskels (sekundäre, HIV-bedingte Kardiomyopathie) vorkommen. Daher sollte bei diesen Patienten von einer massierten Reizkonfrontation abgesehen werden.

 Psychotherapeutische Interventionen, vor allem kognitiv-behaviorale Verfahren, sind in der Behandlung psychischer Störungen bei HIV-Patienten erfolgreich.

7.4.3 Pharmakotherapie

Die psychopharmakologische Therapie von Depressionen bei HIV-infizierten Patienten unterscheidet sich nicht von der bei anderen Patienten (Himelhoch & Medoff, 2005). Sie sollte Teil eines Gesamttherapieplans sein, nach dem entschieden werden muss, ob das Medikament zur Akuttherapie, auf Dauer oder zur Vorbeugung einer erneuten psychischen Verschlechterung eingesetzt wird. Nach dem Abklingen depressiver Symptome sollte sechs Monate lang weiterbehandelt werden. Zum Ende sollte die Medikation über Wochen schrittweise „ausgeschlichen" werden. Die Wahl des Antidepressivums richtet sich nach erwünschten (z. B. sedierend versus nichtsedierend) und unerwünschten Wirkungen. Wichtig sind vorangegangene Therapien: Was schon einmal geholfen hat, wirkt auch wieder.

Patienten sollten wissen, dass mit einem Wirkungseintritt erst nach etwa zwei Wochen zu rechnen ist, Nebenwirkungen dagegen schon früher auftreten können. Von einem Nichtansprechen kann ausgegangen werden, wenn sich – bei ausreichender Dosierung – nach 4 bis 6 Wochen kein Therapieerfolg einstellt. Es sollte dann auf ein Antidepressivum einer anderen Wirkstoff-gruppe ausgewichen werden. Auch dann muss mit einer Wirklatenz von 2 bis 4 Wochen gerechnet werden. Sinnvoll kann dann auch die Kombination zweier Antidepressiva sein.

Selektive Serotonin-Wiederaufnahmehemmer gelten bei HIV-Patienten als Mittel der ersten Wahl, da sie gut wirksam und nebenwirkungsarm sind. Eine langsame Steigerung der Medikamentendosis verringert die Wahrscheinlichkeit unerwünschter Nebenwirkungen.

7.5 Behandlung in der Praxis

Medizinische Behandlung

Die Deutsche AIDS-Gesellschaft hat Leitlinien zur Behandlung von HIV-Patienten herausgegeben, die frei über das Internet erhältlich sind (http://leitlinien.net/). Die fachärztliche Versorgung von HIV-Patienten in Deutschland ist durch HIV-Ambulanzen, HIV-Behandlungszentren an Kliniken, niedergelassene Fachärzte und Hausärzte mit entsprechender Weiterbildung sehr gut.

Psychologische Behandlung

Ganz wesentlich unterstützt wird die gute medizinische Versorgung durch die Deutsche AIDS-Hilfe, die die örtlichen AIDS-Hilfe-Vereine im gesamten Bundesgebiet unterstützt und koordiniert. Dazu gibt es weitere Selbsthilfeorganisationen, deren Internet-Adressen im Netzauftritt zu diesem Kapitel aufgeführt sind.

Das psychologische Behandlungsangebot ist noch nicht in gleicher Weise organisiert, wie dies bei anderen chronischen Krankheiten (z. B. Diabetes oder Krebs) der Fall ist. Es ist zu hoffen, dass in Zukunft dem Bereich der psychotherapeutischen Versorgung von Menschen mit HIV mehr Aufmerksamkeit geschenkt wird.

Zusammenfassung

HIV bzw. AIDS ist eine Infektionskrankheit mit dem HI-Virus. Weltweit sind fast 40 Millionen Menschen infiziert, in Deutschland sind es 44.000. Bei Nicht-Behandlung führt die Infektion nach wenigen Jahren zum Ausbruch der Erkrankung AIDS und zum Tod durch opportunistische Infektionen und bösartige Tumoren. Die Infektion mit dem HI-Virus ist unheilbar. Die Behandlung mit antiretroviralen Medikamenten kann das Fortschreiten der Erkrankung verlangsamen und dadurch die Lebenserwartung entscheidend verlängern.

Antiretrovirale Medikamente müssen lebenslang mit großer Regelmäßigkeit eingenommen werden. Die z. T. schweren Nebenwirkungen dieser Medikamente sind eine starke Belastung für die Patienten und erschweren die Behandlungsadhärenz. Die Infektion mit dem HI-Virus bedeutet für den Patienten eine völlig veränderte Lebensperspektive und erfordert weitreichende Anpassungsleistungen in der Lebensführung.

Anpassungsschwierigkeiten und psychische Störungen sind häufig. Besonders Depressionen, Ängste, Anpassungsstörungen und in fortgeschrittenen Erkrankungsstadien auch kognitive Einschränkungen. Diese beeinträchtigen die Behandlungsadhärenz, erhöhen das Risiko für gesundheitliches Risikoverhalten und wirken sich ungünstig auf das Immunsystem aus.

Psychologische Interventionen tragen wesentlich zum Abbau von Risikoverhaltensweisen bei, verbessern die Behandlungsadhärenz und Depressions- und Angstsymptomatik und steigern die Lebensqualität.

Verständnisfragen

▶ Was bedeuten die Abkürzungen HIV und AIDS? Welche Erkrankungsstadien werden unterschieden, und wie werden sie definiert? Welches sind die häufigsten Übertragungswege?

▶ Wie wird HIV medizinisch behandelt, und welche Konsequenzen hat dies für die Behandlungsadhärenz?

▶ Beschreiben Sie die Anpassungsleistungen im täglichen Leben, die ein HIV-Infizierter erbringen muss.

▶ Warum sind psychische Störungen bei HIV-positiven Personen häufig, und welche sind dies? Welchen Einfluss haben psychische Beeinträchtigungen auf das Fortschreiten der Erkrankung?

▶ Erläutern Sie die Zusammenhänge zwischen HIV, psychischer Belastung und Immunstatus.

▶ Was ist bei der Diagnostik des gesundheitlichen Risikoverhaltens und der Behandlungsadhärenz zu beachten?

▶ Welche psychologischen Ansätze gibt es zur Förderung des Gesundheitsverhaltens bei HIV-Infizierten?

▶ Wie werden psychische Störungen bei HIV-positiven Personen am erfolgreichsten behandelt?

Weiterführende Literatur

▶ Halkitis, P.N., Gomez, C.A. & Wolitski, R.J. (2005). HIV + Sex: The psychological and interpersonal dynamics of HIV-seropositive gay and bisexual men's relationships. Washington, D.C.: American Psychological Association.
Die Sexualität von HIV-infizierten Personen wird von professionellen Behandlern oft auf „Safer-sex"-Praktiken reduziert. Demgegenüber bietet dieses Buch viele Anhaltspunkte und Beispiele dafür, wie das Thema Sexualität in der psychotherapeutischen Beratung von schwulen und bisexuellen Männern besser integriert werden kann.

▶ Vögele, C. (2005). Kinder und Heranwachsende mit HIV oder AIDS. In: P.F. Schlottke, R.K. Silbereisen, S. Schneider & G.W. Lauth (Hrsg.), Enzyklopädie der Psychologie, D/II/6: Störungen im Kindes- und Jugendalter – Verhaltensauffälligkeiten, Kap. 13 (S. 411–442). Göttingen: Hogrefe.

Ausführliche Beschreibung des aktuellen wissenschaftlichen Kenntnisstands zur Ätiologie und zum Krankheitsverlauf von HIV und AIDS bei Kindern. Beschrieben werden außerdem die Behandlung von psychischen Begleiterkrankungen bei HIV-infizierten Kindern, familientherapeutische Ansätze und die Strukturelemente einer multidisziplinären Versorgung.

▶ Whitaker, R., Vögele, C., McSherry, K. & Goldstein, E. (2006). Chronic illness as a stimulus to eupraxia in patient-centred medicine: The example of long-term diagnosis with HIV. Chronic Illness, 2, 311–320.
Entwurf eines partnerschaftlichen Konzepts zwischen Behandlern und Patienten am Beispiel der chronischen Krankheit HIV bzw. AIDS.

8 Rheumatische Erkrankungen und chronische Schmerzen

Rheumatische Erkrankungen sind Volkskrankheiten, die alle Alters- und Berufsgruppen und sozialen Schichten betreffen. Rheuma ist eine der ältesten dokumentierten chronischen Erkrankungen. Untersuchungsergebnisse an ägyptischen Mumien legen den Verdacht nahe, dass bereits Menschen im alten Ägypten an rheumatischen Beschwerden gelitten haben. Obwohl schon sehr lange an den Ursachen geforscht wird, ist es bislang nicht gelungen, die Entstehung von Rheuma zu verhindern oder Rheuma zu heilen. Die Fortschritte in der medizinischen Behandlung können Menschen dabei helfen, besser mit der Krankheit zu leben. Trotzdem sind chronische Schmerzen und psychische Begleiterkrankungen wie Depressionen und Angststörungen häufig. In diesem Kapitel geht es darum, welchen entscheidenden Beitrag psychologische Verfahren zur Besserung der Lebensqualität und Verminderung chronischer Schmerzen leisten können.

8.1 Ursachen und Entwicklung von rheumatischen Erkrankungen

8.1.1 Definition und Ursachen

Der Begriff „Rheuma" stammt ursprünglich aus dem Griechischen und bezeichnet einen ziehenden, reißenden Schmerz. Heute versteht man darunter alle Krankheiten im Bereich des Bewegungsapparates (z. B. Gelenke, Gelenkkapseln, Knochen, Muskulatur oder Sehnen), die nicht durch eine Verletzung oder durch Tumore hervorgerufen werden.

„Rheuma" ist also keine Diagnose im engeren Sinne, auch keine einheitliche Krankheit. Vielmehr fallen unter den Oberbegriff „Rheuma" etwa 400 einzelne Erkrankungen, die einander z. T. ähneln, z. T. aber auch völlig unterschiedlich sind, in ihrer Ursache, der Art ihrer Symptome, aber auch in ihrem Verlauf, in ihrer Behandlung und in ihren Folgen.

Rheumatische Erkrankungen beschränken sich zudem nicht allein auf den Bewegungsapparat. Da „Rheuma" eine Erkrankung von Bindegewebsstrukturen ist und Bindegewebe praktisch überall im Körper vorhanden ist, können fast alle Organe im Körper bei einer entzündlich-rheumatischen Erkrankung beteiligt sein. So gibt es beispielsweise folgende Formen:

▶ rheumatische Augenentzündungen (z. B. Regenbogenhautentzündung oder Lederhautentzündung)
▶ rheumatische Herzbeutel-, Herzklappen- oder Herzmuskelentzündungen
▶ rheumatische Entzündungen der Nieren
▶ rheumatische Entzündungen der Gefäße
▶ rheumatische Entzündungen der Nerven
▶ rheumatische Entzündungen des Gehirns

Diese Organbeteiligungen rheumatischer Erkrankungen sind teilweise lebensgefährlich und müssen sofort richtig erkannt und behandelt werden. Trotz dieser Vielzahl von Krankheitsbildern kann man nach Ursachen und Beschwerden vier Hauptgruppen unterscheiden:

- entzündlich-rheumatische Erkrankungen (Autoimmunerkrankungen, z. B. rheumatoide Arthritis)
- degenerative (verschleißbedingte) rheumatische Erkrankungen (Arthrose)
- Stoffwechselstörungen, die mit rheumatischen Beschwerden einhergehen (z. B. Gicht)
- rheumatische Erkrankungen der Weichteile (Sehnen und Muskeln, z. B. Fibromyalgie)

Entzündlich-rheumatische Erkrankungen

Bei dieser Gruppe der rheumatischen Erkrankungen kommt es zu einer Störung des Immunsystems, die dazu führt, dass der Körper eigenes Gewebe wie die Gelenkinnenhaut angreift. Die Ursachen für die Fehlfunktion des Immunsystems sind noch immer unbekannt. In einigen Fällen können jedoch familiäre und geschlechtsspezifische Häufungen festgestellt werden. Bei vielen Betroffenen lassen sich charakteristische genetische Marker nachweisen, was auf einen Einfluss genetischer Faktoren schließen lässt. Bei einer kleinen Gruppe entzündlich-rheumatischer Erkrankungen, den „infektreaktiven Arthritiden", wird die rheumatische Erkrankung durch eine (bereits überstandene) bakterielle Infektion ausgelöst, vor allem durch eine Infektion des Darms oder der Harnwege.

Arthrosen

Eine Arthrose ist eine verschleiß- oder altersbedingte Veränderung des Gelenks. Neben Überlastungen sind frühere Verletzungen, angeborene oder erworbene Gelenkfehlstellungen (X-Beine, O-Beine) oder Fehlanlagen (z. B. Hüftgelenkdysplasie) häufige Ursachen von Arthrosen. Typische Krankheitsbilder sind die Kniegelenkarthrose bei einem Fußballspieler mit Knieverletzung, die Hüftgelenkarthrose bei Schwerarbeitern (z. B. Hafenarbeitern) und die Arthrose der kleinen Wirbelgelenke in den Hauptbelastungszonen der Wirbelsäule. Starkes Übergewicht ist ein Risikofaktor für eine Arthrose, insbesondere bei Frauen.

Stoffwechselstörungen

Gicht. Eine häufige Stoffwechselstörung, die zu einer Entzündung eines Gelenks führt, ist die Gicht. Verantwortlich für die Gelenkentzündung ist hier die Ablage von Harnsäurekristallen. Die Ursache dafür ist eine Erhöhung der Harnsäurekonzentration im Blut (Hyperurikämie). Ursache der Hyperurikämie kann zum einen eine Überproduktion an Harnsäure sein. Diese Überproduktion kann genetisch bedingt sein und wird dann „primäre Hyperurikämie" genannt. Sie kann aber auch ohne ersichtlichen Grund (idiopathisch) auftreten. Bei „sekundären Hyperurikämien" kommt es zu einer Überproduktion, z. B. durch exzessive Purinaufnahme durch die Ernährung, verschiedene Erkrankungen oder auch extreme Muskelarbeit. Eine weitere grundsätzliche Möglichkeit der Hyperurikämie liegt in der verringerten Harnsäureausscheidung. Das ist etwa bei einer chronischen Niereninsuffizienz, bei Bluthochdruck, bei einer Überproduktion der Nebenschilddrüse und durch die Einnahme verschiedener Medikamente möglich.

Osteoporose. Eine weitere sehr häufige Stoffwechselstörung, die zu rheumatischen Beschwerden führt, ist die Osteoporose („Knochenschwund"). Ungefähr 30 Prozent der Frauen und 15 Prozent der Männer über 50 Jahren tragen das Risiko, im Laufe ihres weiteren Lebens einen durch Osteoporose bedingten Knochenbruch zu erleiden. 95 Prozent aller Osteoporosefälle werden als primäre Osteoporose diagnostiziert, d. h., es gibt keine direkte Ursache für den Knochenschwund. Zu den Risikofaktoren gehören Bewegungs- und Ernährungsmangel in der Pubertät.

Rheumatische Erkrankungen der Weichteile

„Weichteilrheumatismus" ist keine Diagnose, sondern ein Oberbegriff für eine ganze Reihe von rheumatischen Erkrankungen, die in erster Linie „weiche" Strukturen betreffen (z. B. Unterhautfettgewebe, Kapsel-Band-Apparat, Sehnen, Muskulatur), also nicht die Gelenke oder Gelenkknorpel, die Wirbelsäule oder andere knöcherne Strukturen. Auch in dieser Gruppe von rheumatischen Erkrankungen gibt es entzündliche und nichtentzündliche Erkrankungen. So unterscheidet man die entzündliche Erkrankung des Unterhautfettgewebes (Pannikulitis) von der nichtentzündlichen Form (Pannikulose), die entzündliche Erkrankung der Sehne (Tendinitis) von nichtentzündlichen (Tendinosen) oder die entzündlichen Erkrankungen der Muskulatur (Myositis) von den nichtentzündlichen (Myopathie).

Die Fibromyalgie ist die häufigste „weichteilrheumatische" Erkrankung. Sie tritt vorzugsweise bei Frauen auf und ist durch Schmerzen an ganz typischen Sehnenansatzpunkten gekennzeichnet. Zusätzlich bestehen häufig Symptome wie Verdauungsstörungen, Herzrhythmusstörungen oder Schlafstörungen. Daher spricht man auch von einer „Ganzkörperschmerzerkrankung" mit Dauermüdigkeit, schneller muskulärer Erschöpfbarkeit, verzögerter Erholung und Schlafstörungen. Über die Ursachen wird derzeit weiter geforscht. Diskutiert werden u. a. Störungen in der Schmerzwahrnehmung, die möglicherweise mit dem Serotoninstoffwechsel zusammenhängen. Dies würde auch die hohe Komorbidität mit Depressionen erklären.

Die Diagnose wird durch eine Untersuchung der typischen Fibromyalgie-Druckpunkte gestellt. Gleichzeitig müssen andere Erkrankungen, die einer Fibromyalgie ähneln können, ausgeschlossen werden. Dazu müssen eine ausführliche Befragung und eine komplette körperliche Untersuchung erfolgen, gegebenenfalls auch eine Labordiagnostik, Röntgenuntersuchungen und weitere Spezialuntersuchungen. Die Diagnostik ist also außerordentlich aufwändig und führt trotzdem häufig nicht zu einem klaren Bild. Fast alle Patienten erleben somit zuerst einmal, dass ihre Erkrankung zunächst sehr lange nicht erkannt wird. Wenn die Diagnose dann gestellt wird und die Phase langer diagnostischer Irrwege beendet ist, beginnt häufig eine genauso lange Zeit ebenso erfolgloser wie teilweise aufwändiger und belastender Therapieversuche. Es gibt kaum einen Patienten mit Fibromyalgie, bei dem nicht das komplette Arsenal physikalisch-therapeutischer und orthopädischer Behandlungstechniken erfolglos ausprobiert wurde.

8.1.2 Epidemiologie

Rheumatische Erkrankungen gehören zu den besonders häufigen Erkrankungen in den westlichen Gesellschaften. Beispielsweise leiden 21 Prozent der US-amerikanischen Erwachsenen an einer rheumatoiden Arthritis (Helmick et al., 2008). Auch in Deutschland zählen rheumatische Erkrankungen zu den häufig vorkommenden chronischen Erkrankungen. Schätzungsweise 15 Prozent der Bevölkerung sind mindestens einmal im Jahr aufgrund von rheumatischen Beschwerden in ärztlicher Behandlung:

▶ wegen einer entzündlich-rheumatischen Krankheit (1 Prozent)
▶ wegen Rückenschmerzen (5 Prozent)
▶ wegen Arthrosen, weichteilrheumatischer Beschwerden oder unklarer Schmerzsyndrome des Bewegungsapparates (jeweils 3 Prozent)

Häufig wird ein Patient von Arzt zu Arzt geschickt, ehe die richtige Diagnose gestellt wird. So vergehen bei der Bechterew-Strümpell-Marie-Krankheit (entzündlich-rheumatische Erkrankung der Wirbelsäule) durchschnittlich sieben Jahre vom Auftreten der ersten Symptome bis zur Diagnosestellung, bei der Fibromyalgie bis zu zehn Jahre!

In der ersten deutschlandweiten Untersuchung (Schneider et al., 2006) zur Häufigkeit und Versorgungssituation von Patienten mit rheumatischen Erkrankungen wurden die Daten von 6.461 befragten Personen im Alter von 18 bis 79 Jahren aus dem Zeitraum von Oktober 1997 bis März 1999 ausgewertet. Dabei fand sich eine Prävalenz für entzündliche Arthritiden von 3,4 Prozent mit einer signifikant höheren Rate bei Frauen, bei den über 50-Jährigen, bei Menschen mit niedrigerem Einkommen und bei Rauchern. Die Arthritis-Patienten hatten im Vergleich zu Gesunden eine höhere Rate von körperlichen Begleiterkrankungen, insbesondere Osteoporose, Schilddrüsenerkrankungen, chronische Lungenerkrankungen, Bluthochdruck und erhöhte Blutfettwerte.

Rheuma ist nicht, wie oft vermutet wird, eine Krankheit von alten Leuten. Rheumatische Erkrankungen gibt es auch bei Kindern; sehr schwere rheumatische Erkrankungen mit lebensgefährlichen Organbeteiligungen können sogar bereits bei Kleinkindern vorkommen. Und auch im Erwachsenenalter sind es gerade die gefährlicheren entzündlich-rheumatischen Erkrankungen, die häufig bereits bei jüngeren Erwachsenen beginnen und, wenn die Krankheit zu spät erkannt wird, anfangs unterschätzt und nicht von Anfang an ausreichend behandelt wird.

> **!** Jedes Jahr erkranken ebenso viele Kinder an chronisch-entzündlichem Rheuma wie an Leukämie.

8.1.3 Krankheitsverlauf

Viele rheumatische Erkrankungen verlaufen chronisch, d. h., sie entwickeln sich langsam und begleiten den Betroffenen auf Dauer, manchmal ein Leben lang. Da Schmerzen ein Hauptsymptom rheumatischer Erkrankungen sind, entwickeln die meisten Patienten ein chronisches Schmerzsyndrom. Bei Schmerzen spricht man dann von einer Chronifizierung, wenn sie länger als drei Monate anhalten.

Typisch für entzündlich-rheumatische Erkrankungen ist der schubweise Verlauf. Auf Phasen ohne akute Krankheitszeichen können immer wieder neue Schübe folgen. Nur bei jedem zehnten Betroffenen kommt es zum völligen Stillstand der Erkrankung. Rund 8 Prozent der Patienten sind therapieresistent, d. h., bei ihnen spricht keine Behandlung auf Dauer an. Hoffnung setzt man hier auf die neue Medikamentengruppe der Biologicals (TNF-α-Blocker). Doch auch wenn eine Therapie greift: Die Auswirkungen entzündlich- und degenerativ-rheumatischer Erkrankungen lassen sich nicht wieder rückgängig machen; ihr Fortschreiten kann bestenfalls aufgehalten oder verzögert werden.

8.1.4 Medizinische Behandlung

Analgetika (reine Schmerzmedikamente) und Antirheumatika sind die wichtigsten Medikamente in der Behandlung von rheumatischen Erkrankungen und die mit Abstand am häufigsten verordneten Arzneimittel in Deutschland. Die am häufigsten bei rheumatischen Erkrankungen eingesetzten Medikamente sind die nichtsteroidalen (= kortisonfreien) Antirheumatika (NSAR). Sie beeinflussen neben dem Schmerz auch die Schwellung und Entzündung, können aber folgenschwere Nebenwirkungen auslösen:

▶ Schleimhautschäden im Magen-Darm-Trakt (50 bis 70 Prozent der behandelten Patienten)

▶ Mikroblutungen (45 Prozent)

▶ Erosionen der Magenschleimhaut und Magengeschwüre (jeweils 25 Prozent)

Da diese Medikamente schmerzstillend wirken, werden die Schäden nicht oder erst spät bemerkt.

Teurer als die Behandlung mit den schmerz- und entzündungshemmenden NSAR ist die Therapie entzündlich-rheumatischer Erkrankungen mit „Basistherapeutika", die langfristig in das Krankheitsgeschehen eingreifen. Allerdings machen sie nur einen relativ geringen Anteil der verordneten Arzneimittel aus. Lediglich zwei Präparate aus dieser Gruppe sind unter den 2.000 am häufigsten verordneten Präparaten vertreten – gegenüber 103 NSAR. Biologicals bekämpfen die Entzündung und die Gelenkzerstörung, indem sie in die Regulation immunologischer Reaktionen eingreifen. Diese Medikamente erhalten nach einer Empfehlung der Deutschen Gesellschaft für Rheumatologie in erster Linie Betroffene, die bei längerer Erkrankung bislang von keinem herkömmlichen Präparat entscheidend profitieren konnten.

Neue Therapien

Seit kurzem zur Therapie zugelassene Medikamente sind Interleukin-1-Rezeptor-Antagonisten. Interleukine gehören zu den Immunregulatoren. Sie sind für den Informationsaustausch zwischen den einzelnen Entzündungszellen verantwortlich. Für Patienten mit besonders schwer therapierbarer rheumatoider Arthritis wurde zudem ein neues Therapieverfahren zugelassen: die Immunadsorption (Apherese). Hierbei wird in einer Art Blutwäsche das Blutplasma von krankheitsfördernden Eiweißen gereinigt. Das Verfahren muss über zwölf Wochen einmal wöchentlich durchgeführt werden und ist sehr teuer. Für die nächsten Jahre werden keine neuen Therapieansätze erwartet. Für bereits auf dem Markt befindliche Antirheumatika erhofft man sich, deren Wirksamkeit zu verbessern und gleichzeitig die Nebenwirkungen zu verringern.

Physiotherapie

Die Bedeutung der Physiotherapie in der Beurteilung und Behandlung von Patienten mit rheumatischen Erkrankungen ist in der Praxis allgemein akzeptiert. Physiotherapeutische Maßnahmen, zu denen Krankengymnastik, Hydrotherapie, Thermo-, Elektro- und Ultraschalltherapie gehören, erhöhen die Selbsteffizienz und verbessern (jedenfalls kurzfristig) die Funktionalität der betroffenen Gelenke. Dies zeigt sich z. B. in einer geringeren morgendlichen Gelenksteife. Allerdings gibt es nur wenige methodisch ausreichende Studien, die die Wirksamkeit dieser Behandlungsmaßnahmen zweifelsfrei nachweisen könnten.

8.1.5   Symptome und körperliche Folgen

Bei chronischen Entzündungen der Gelenke leiden die Betroffenen unter Schmerzen, Schwellungen oder Ergüssen der Gelenke. Spätfolgen sind oft Fehlstellungen und Funktionsverlust oder eine völlige Zerstörung des Gelenks. Systemisch-rheumatische Erkrankungen (entzündliche Bindegewebserkrankungen) führen zu schwerwiegenden, oft lebensgefährlichen Komplikationen durch chronische Entzündungen in Strukturen verschiedenster Organe.

Der Verlauf der Erkrankung und das Ansprechen auf eine Therapie können selbst bei gleicher Diagnose von Patient zu Patient äußerst unterschiedlich ausfallen. Zudem sind die Grenzen zwischen den verschiedenen rheumatischen Erkrankungen nicht selten fließend. So können Zeichen mehrerer einander überlappender Erkrankungen bei demselben Patienten auftreten („Overlap Syndrom").

8.1.6 Chronische Schmerzen

Akute Schmerzen haben eine wichtige Warnfunktion: Sie bewahren den Organismus vor einer weiteren Schädigung. Chronische Schmerzen, d. h. Schmerzen, die mindestens 3 bis 6 Monate andauern, haben diese Funktion verloren. Prinzipiell können alle Schmerzen chronifizieren. Besonders häufig kommt dies bei rheumatischen Erkrankungen vor.

Bei chronischen Schmerzen werden komplexe Wechselwirkungen zwischen biologischen, psychischen und sozialen Faktoren angenommen (biopsychosoziales Schmerzkonzept). Schmerz ist keine „Einbahnstraße", bei der lediglich Signale aus dem Körper an das Gehirn übermittelt werden. Vielmehr sorgen Filterprozesse des Zentralnervensystems dafür, dass eine körperliche Schädigung nicht zwangsläufig zu Schmerz führt (Stressanalgesie). So werden Verletzungen während eines Verkehrsunfalls, eines Wettkampfes, im Krieg oder beim Geschlechtsverkehr oft nicht bemerkt. Umgekehrt können Schmerzen auch ohne eine körperliche Schädigung bestehen (z. B. Phantomschmerz).

Definition

Schmerz ist das Ergebnis einer komplexen Interaktion von physiologischen und psychischen Faktoren und ein multidimensionales Phänomen, das von afferenten und efferenten Faktoren auf der Ebene des Rückenmarks moduliert wird. Neben der sensorisch-diskriminativen hat Schmerz auch eine motivational-affektive und eine kognitiv-bewertende Komponente.

Lernprozesse: Operante Konditionierung

Schmerzzustände sind für den Körper erlernbar, und zwar beispielsweise durch operante Konditionierung:

▶ positive Verstärkung: Schmerzverhalten führt zu Zuwendung und Aufmerksamkeit.
▶ negative Verstärkung: Schmerz nimmt durch Medikamenteneinnahme oder Inaktivität ab.
▶ mangelnde Verstärkung für gesundes Verhalten: Zuwendung gibt es nur bei Schmerzverhalten.

Lernprozesse: Respondentes Lernen

Normalerweise gewöhnt sich der Körper an einen Reiz, wenn er wiederholt wahrgenommen wird. Diesen Prozess nennt man Habituation, d. h. eine Abnahme der Reaktion auf den Reiz. Bei vielen chronischen Schmerzen tritt jedoch genau das Gegenteil ein, nämlich eine Sensitivierung. Ein Prozess, der dabei eine Rolle spielt, ist das respondente Lernen. Dabei wird ein Reiz, der ursprünglich nichts mit dem Schmerzgeschehen zu tun hatte, aber gleichzeitig mit dem Schmerz auftritt, nach wiederholter Darbietung selbst zum Schmerzauslöser. Beispielsweise kann ein Patient gelernt haben, Anstiege der Muskelspannung mit Reizen zu verbinden, die früher gemeinsam mit dem Schmerz auftraten (z. B. Sitzen, Gehen, Stehen). Nach erfolgter Konditionierung genügen diese Reize, um Schmerzen auszulösen. Schon der Gedanke an diese Aktivitäten kann antizipatorische Angst auslösen, die zu erhöhter Muskelanspannung und dadurch zu Schmerzen führt.

Die assoziative Verknüpfung von neutralen Reizen mit Schmerzerfahrungen kann zu einem Teufelskreis aus Schmerz, Spannung, Angst, Stress und wieder Schmerz führen.

Kognitive Faktoren

Menschen reagieren nicht nur passiv auf Reize, sondern verarbeiten Information aktiv. Patienten mit chronischen Schmerzen haben häufig negative Erwartungen hinsichtlich ihrer Fähigkeiten aufgebaut, sich zu bewegen und ihren Alltagsaktivitäten nachkommen zu können. Dazu kommt ein ausgeprägtes Gefühl des Kontrollverlusts über die Schmerzen. Solche negativen Annahmen können Hilflosigkeit hervorrufen, die zur Demoralisierung, zu Schonverhalten und Überreaktionen auf den Schmerz führt.

Viele Studien haben untersucht, welche Kognitionen besonders zum Schmerz beitragen. Dabei hat sich herausgestellt, dass das Gefühl der persönlichen Kontrolle den Schmerz vermindert. Gedanken, die zur größeren Kontrolle beitragen, sind beispielsweise:

► „Ich schaffe das schon."
► „Es wird gleich wieder besser."

Katastrophisierende Gedanken hingegen verringern die Schmerztoleranz und führen damit zu stärkeren Schmerzen. Beispiele für solche Gedanken sind:

► „Ich halte das nicht mehr aus."
► „Es wird bestimmt noch schlimmer."

Für die Entstehung und Aufrechterhaltung von chronischen Schmerzen spielen passive und vermeidende Bewältigungsstrategien sowie katastrophisierende Kognitionen eine größere Rolle als das Ausmaß der Grunderkrankung. Besonders wichtig sind Selbstwirksamkeitserwartungen, d. h. subjektive Überzeugungen zur Kontrollierbarkeit und Einflussnahme auf das Schmerzgeschehen. Selbstwirksamkeitsüberzeugungen zur Schmerztoleranz haben beispielsweise einen direkten Einfluss auf die Schmerztoleranz bei akut induzierten Schmerzen. Auch das Aktivitätsniveau von chronischen Schmerz-Patienten wird in einem größeren Ausmaß von Selbstwirksamkeitserwartungen bestimmt als durch die Intensität oder Häufigkeit der Schmerzen.

8.2 Häufige psychische Begleiterkrankungen von rheumatischen Erkrankungen

Rheumatische Erkrankungen sind die häufigste Ursache für chronische Schmerzen. Sie bewirken körperliche Einschränkungen (bis zur Schwerstbehinderung) und dadurch einen erheblichen Verlust an Lebensqualität. Psychische Störungen sind deshalb häufige Begleiterkrankungen, besonders Depressionen und Angststörungen.

8.2.1 Depression

Derzeit wird geschätzt, dass 30 bis 54 Prozent der rheumatischen Patienten an einer depressiven Störung leiden; dies steht einer Depressionsprävalenz von ungefähr 10 Prozent in der gesunden Allgemeinbevölkerung gegenüber.

Dickens et al. (2002): Rheumatoide Arthritis und Depressionsrisiko

Forschungsfragen

▶ Sind Depressionen bei Patienten mit rheumatoider Arthritis häufiger als bei demografisch vergleichbaren gesunden Personen?

▶ Gibt es Unterschiede in der Depressionsausprägung zwischen Patienten mit rheumatoider Arthritis und anderen rheumatischen Erkrankungen (z. B. Fibromyalgie)?

▶ Sind die Ergebnisse zum Depressionsrisiko abhängig von der verwendeten Depressionsdiagnostik (Fragebögen, Interview)?

▶ Welche Rolle spielt Schmerz für das Depressionsrisiko?

Auswahlkriterien der in der Analyse berücksichtigten Studien

▶ Vergleich von Patenten mit rheumatoider Arthritis mit demografisch ähnlichen, gesunden Kontrollpersonen (Alter, Geschlecht) oder Patienten mit einer anderen rheumatischen Erkrankung

▶ Verwendung standardisierter Depressionsdiagnostik (Fragebögen, Interview)

Mit diesen Auswahlkriterien konnten zwölf Studien identifiziert und in die Meta-Analyse aufgenommen werden.

Ergebnisse

▶ Patienten mit rheumatoider Arthritis haben ein höheres Depressionsrisiko als gesunde Personen.

▶ Dieses Risiko wird nicht von anderen sozio-demografischen Faktoren beeinflusst.

▶ Die Höhe des erfassten Depressionsrisikos hängt von den verwendeten diagnostischen Instrumenten ab.

▶ Das Depressionsrisiko ist umso größer, je stärker die Schmerzen sind.

▶ Patienten mit rheumatoider Arthritis haben ein geringeres Depressionsrisiko als Patienten mit Fibromyalgie, sind aber depressiver als Arthrose-Patienten.

Fazit

Depressionen sind bei Patienten mit entzündlich-rheumatischen Erkrankungen bedeutend häufiger als bei gesunden Personen, wobei das Depressionsrisiko teilweise mit der Stärke der Schmerzbelastung zusammenhängt. Obwohl die Höhe des Depressionsrisikos auch von den verwendeten diagnostischen Instrumenten abhängt, ist es unwahrscheinlich, dass die Depressionsdiagnose fälschlicherweise auf körperliche Symptome zurückzuführen ist, die durch die rheumatische Erkrankung bedingt sind.

Ursachen der Komorbidität von Depressionen und chronischen Schmerzen

Möglicherweise hängt die Komorbidität von chronischen Schmerzen und Depressionen mit Störungen im Serotoninstoffwechsel zusammen, da Serotonin bei beiden Störungen eine entscheidende Rolle spielt. Allerdings wäre damit noch nicht geklärt, was dabei Ursache und was Folge ist.

In einer Studie von Covic et al. (2006) untersuchten die Autoren psychologische und körperliche Risikofaktoren für Depression bei Patienten mit rheumatoider Arthritis. Insgesamt hatten 40 Prozent der Patienten erhöhte Werte im Depressions-Fragebogen (CES-D). Signifikante Prädiktoren für hohe Depressionswerte waren:

▶ körperliche Anspannung (Schwierigkeiten, sich zu entspannen)

▶ niedriges Selbstbewusstsein

▶ wahrgenommene Behinderung durch die Erkrankung

▶ Müdigkeit

▶ passive Bewältigungsstrategien

- Schmerzintensität
- wahrgenommener Kontrollverlust über die Schmerzen
- Grad der körperlichen Behinderung
- Überzeugung, dass die Medikamente nicht wirken

Diese Ergebnisse sind nicht nur von theoretischer, sondern auch von praktischer Bedeutung. Sie zeigen beispielsweise, wie Depressionen die Therapieadhärenz reduzieren und an welchen Stellen mit klinisch-psychologischen Interventionen in den Teufelskreis von Schmerzen, wahrgenommener Behinderung durch die Erkrankung, niedrigem Selbstbewusstsein und Depression eingegriffen werden kann.

8.2.2 Angststörungen

Angststörungen sind ebenfalls häufig bei Patienten mit rheumatischen Erkrankungen. Die Prävalenz wird auf bis zu 20 Prozent geschätzt. Damit sind Angststörungen bei diesen Patienten genauso häufig wie bei Patienten mit Herz-Kreislauf-Erkrankungen und häufiger als in der gesunden Allgemeinbevölkerung (14,5 Prozent). Frauen sind doppelt so häufig betroffen wie Männer: Rund ein Viertel der Frauen mit einer rheumatischen Erkrankung haben eine Angststörung. Dabei sind alle Arten von Angststörungen vertreten: von spezifischen Phobien über Sozialphobie, Agoraphobie mit Panikstörung bis hin zur Generalisierten Angststörung. In einer kanadischen Untersuchung (Patten et al., 2006) untersuchten die Autoren den Zusammenhang von rheumatischen Erkrankungen, Angststörungen und affektiven Störungen bei einer zufällig ausgewählten Stichprobe der Allgemeinbevölkerung. Diese Studie zeichnet aus, dass die Diagnosen mit einem strukturierten, klinisch-psychologischen Interview gestellt wurden. Dadurch wird gewährleistet, dass die Diagnosen die Kriterien einer klinischen Störung erfüllen. Hervorzuheben sind vor allem zwei Ergebnisse dieser Studie:

- Angststörungen und Depressionen tragen unabhängig von der rheumatischen Erkrankung zu einer starken Behinderung bei.
- Psychische Begleiterkrankungen werden bei Patienten mit rheumatischen Erkrankungen mit fortschreitendem Alter seltener.

Dass psychische Störungen bei älteren Patienten mit rheumatischen Erkrankungen seltener vertreten sind als bei jüngeren, mag auf den ersten Blick überraschen: So sind psychische Störungen, vor allem Depressionen, doch bei älteren Menschen in der Allgemeinbevölkerung wesentlich häufiger. Möglicherweise lernen Rheuma-Patienten mit zunehmendem Alter, mit ihrer Erkrankung und den damit einhergehenden Behinderungen besser umzugehen. Dies könnte erklären, warum jüngere Rheumakranke in größerem Maße an psychischen Störungen leiden.

> **!**
> Depressionen und Angststörungen sind häufige psychische Begleiterkrankungen bei rheumatischen Erkrankungen. Beide treten bei älteren Patienten seltener auf als bei jungen. Das Depressionsrisiko steigt mit zunehmenden Schmerzen.

8.3 Klinisch-psychologische Diagnostik bei rheumatischen Erkrankungen

8.3.1 Schmerzdiagnostik

Chronische Schmerzen sind die häufigste Ursache, warum Patienten mit rheumatischen Erkrankungen entweder selbst einen Psychologen oder Psychotherapeuten aufsuchen oder vom behandelnden Arzt dorthin überwiesen werden. Sie stehen daher häufig im Vordergrund des Erstgesprächs und sollten wegen ihrer subjektiven Bedeutung für das Krankheitsverhalten und die Lebensqualität des Betroffenen gründlich diagnostiziert werden. Die Erhebung des somatischen Befundes gehört in den Zuständigkeitsbereich der medizinischen Diagnostik. Die Schmerzdiagnostik auf verbal-subjektiver Ebene und die Erfassung des Schmerzverhaltens gehören jedoch zu den zentralen Bereichen der klinisch-psychologischen Diagnostik.

Verbal-subjektive Diagnostik

Im Interview, mit Fragebögen oder einem Schmerztagebuch werden aktuelle Schmerzen im Zusammenhang mit ihren auslösenden und aufrechterhaltenden Faktoren erfasst. Die verbal-subjektive Diagnostik ist damit die Grundlage einer Verhaltensanalyse zum Schmerzempfinden und -verhalten. Die wichtigsten Aspekte, die bei der verbal-subjektiven Diagnostik berücksichtigt werden sollten, sind:

- ▶ das Schmerzproblem und seine Entwicklung
- ▶ die Lokalisation, Dauer, Intensität und Häufigkeit der Schmerzen
- ▶ Voraussetzungen und Folgen
- ▶ Vermeidungs- und Fluchtverhalten
- ▶ zusätzliche Probleme
- ▶ Informationsdefizite und Kommunikationsprobleme

Ein Schmerztagebuch ermöglicht die kontinuierliche Aufzeichnung der Intensität, Art und Dauer von Schmerzen über mehrere Tage. Zusätzlich werden Informationen zu Aktivitäten, Medikamenteneinnahme, Befindlichkeit, belastenden Ereignissen usw. erfragt, so dass die funktionalen Bedingungszusammenhänge in einem individuellen Modell zusammengefügt werden können. Fragebögen eignen sich grundsätzlich zur Erfassung der mehrdimensionalen Aspekte von:

- ▶ Schmerzempfindung (z. B. sensorische und affektive Komponente)
- ▶ Beeinträchtigung durch den Schmerz
- ▶ Reaktionen wichtiger Bezugspersonen
- ▶ allgemeines Aktivitätsniveau

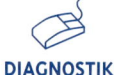

DIAGNOSTIK

Ein weiterer Einsatzbereich für Fragebögen ist die Diagnostik von Schmerzbewältigungsstrategien und schmerzbezogenen Kognitionen. Informationen, die mit diesen Fragebögen erhoben werden, können wichtige Hinweise auf die Chronifizierung des Schmerzleidens und die besonders relevanten Aspekte der Schmerzverarbeitung geben (z. B. Ablenkung, Katastrophisieren, Aktivität, Ruhe/Entspannung, schmerzbezogene Kontrollüberzeugungen etc.). Standardisierte Verfahren in der Schmerzdiagnostik sind im Internet-Auftritt zu diesem Kapitel näher beschrieben.

Erfassung von Schmerzverhalten

Im Gegensatz zur verbal-subjektiven Diagnostik verzichtet die Erfassung von Schmerzverhalten auf Selbstberichtdaten und erfasst das Schmerzverhalten durch Methoden der direkten Beobachtung oder durch Fremdbeurteilung (z. B. mit Checklisten), und zwar durch:

- die Analyse diskreter Verhaltensweisen durch direkte, aber auch videounterstützte Beobachtung
- die Analyse der Mimik
- die Erfassung nichtorganischer Symptome
- die Erfassung von körperlichen Funktionseinschränkungen, des Aktivitätsniveaus und der Medikamenteneinnahme

8.3.2 Diagnostik psychischer Störungen

Patienteninterview

Nach der Schmerzdiagnostik sollten im Interview Informationen zur vergangenen und aktuellen psychologischen Krankengeschichte erfragt werden. Weil Rheumakranke oft an einer Angststörung oder Depression erkranken, ist es wichtig, vor allem diesen Bereichen in der klinisch-psychologischen Diagnostik besondere Aufmerksamkeit zu schenken. Bei der Beurteilung von körperlichen Symptomen als Indikatoren einer Angststörung oder Depression ist zu berücksichtigen, dass einige der Beschwerden (z. B. Müdigkeit, Antriebslosigkeit, Schonverhalten, geringer Aktivitätsradius, Schlafstörungen) auch Folgen der rheumatischen Erkrankung und der damit oft einhergehenden Schmerzen sein können. Gerade die hohe Komorbidität von Depression und chronischen Schmerzen macht es manchmal schwierig, die sich z. T. stark überlappenden Symptome zu unterscheiden.

> Da Angststörungen und Depressionen unabhängig von der rheumatischen Erkrankung zu einer starken Behinderung beitragen, ist es wichtig, Symptome nicht vorschnell als Folgen der rheumatischen Erkrankung einzuordnen.

Wie bei anderen chronischen Erkrankungen eignen sich das DIPS (= Diagnostisches Interview bei psychischen Störungen) und das SKID (= Strukturiertes Klinisches Interview für DSM-IV) gut als Interviewleitfaden für die Diagnostik psychischer Beeinträchtigungen und Störungen. Die strukturierten Interviews gewährleisten eine kategoriale Zuordnung von Symptomen zu den psychischen Störungen, die in den international anerkannten Klassifikationssystemen DSM-IV und ICD-10 definiert werden. Dies ist wichtig, da die Diagnose einer psychischen Störung Behandlungskonsequenzen nach sich zieht. Allerdings wird eine psychische Störung nur dann diagnostiziert, wenn alle erforderlichen Zeit-, Verlaufs- und Beeinträchtigungskriterien erfüllt sind. Manche Patienten erfüllen nicht das Vollbild einer Störung, leiden aber trotzdem unter einer behandlungswürdigen Beeinträchtigung. Hinzu kommt, dass selbst psychische Beeinträchtigungen, die nicht die diagnostischen Kriterien für eine Störung erfüllen, die Therapieadhärenz so weit beeinträchtigen und das Schmerzverhalten beeinflussen können, dass Hoffnungslosigkeit und Hilflosigkeit entstehen, was wiederum die psychischen Beschwerden verstärkt.

Fragebögen

Zusätzlich zur kategorialen Diagnostik empfiehlt sich eine dimensionale Beurteilung durch Fragebögen, da mit dieser Methode auch subklinische Beschwerden erfasst werden. Diese Fragebögen geben auch Aufschluss über andere, in der Therapieplanung wichtige Bereiche wie Krankheitsbewältigung, Gesundheitsverhalten und Selbstmanagement. Die Fragebögen, die sich

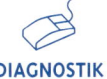

DIAGNOSTIK

in der Diagnostik des Gesundheitsverhaltens, des Selbstmanagements und von psychischen Beeinträchtigungen bei Rheumakranken bewährt haben, sind im Internet-Auftritt zu diesem Kapitel aufgeführt.

8.4 Psychologische Behandlungsverfahren

8.4.1 Therapie chronischer Schmerzen

Psychologische Schmerztherapie

Psychologische Schmerztherapie soll sowohl die Schmerzempfindung als auch die mit Schmerzen verbundenen Einschränkungen im Erleben und Verhalten verringern. Dazu werden hauptsächlich drei bewährte psychologische Verfahren eingesetzt:

▶ Biofeedback und Entspannungsverfahren
▶ Operantes Training
▶ Kognitiv-verhaltenstherapeutisches Schmerzbewältigungstraining

Biofeedback und Entspannungsverfahren. Beim Biofeedback werden Körperprozesse, die normalerweise der Wahrnehmung nicht zugänglich sind (z. B. Muskelspannung, Blutdruck), mit Geräten erfasst und dem Patienten durch ein Tonsignal oder ein Bild bewusst gemacht. Damit kann dieser Prozess wahrgenommen und schließlich beeinflusst werden. Bei chronischen Schmerzen kommt es beispielsweise häufig zu Muskelverspannungen, die kaum noch bewusst wahrgenommen werden. Werden diese Muskelverspannungen mit einem Elektromyogramm erfasst, kann man die Höhe der gemessenen Muskelspannung mit der Höhe eines Tons verbinden, den der Patient hört. Die Aufgabe des Patienten besteht dann darin, die Tonhöhe zu senken; so lernt er, die Muskelspannung zu reduzieren. Patienten üben zusätzlich zu Hause, Belastungen zu erkennen und auf diese mit Entspannung zu reagieren. Dieses Verfahren hilft dabei, den Teufelskreis aus Belastung, Schmerzen, Anspannung, Schmerzen zu unterbrechen. Besonders geeignet sind diese Verfahren bei Menschen, die im Alltag besonders stark angespannt sind und bei denen Belastungen entscheidend zur Entstehung und Aufrechterhaltung der Schmerzen beitragen.

Über die Frage, welche Prozesse die Wirksamkeit von Biofeedback erklären, besteht bislang keine Einigkeit. Vermutlich sind mehrere Prozesse beteiligt. Sicherlich finden direkte Lernprozesse statt: Physiologische Prozesse, die zur Muskelanspannung geführt haben, werden wieder „verlernt". Zusätzlich führt die Erfahrung der neu erlangten Kontrolle über die Schmerzen zu ausgeprägten kognitiven Veränderungen (z. B. in der Selbstwirksamkeitsüberzeugung, Verringerung von Hilflosigkeit etc.), die sich im Sinne der Therapie günstig auswirken.

Als weitere Verfahren, die sich an respondenten Lernmechanismen orientieren, werden Entspannungstrainings eingesetzt, vor allem die Progressive Muskelrelaxation. Dieses Entspannungsverfahren hat den Vorteil, sehr schnell erlernbar zu sein. Außerdem lernen die Patienten, zwischen An- und Entspannung zu unterscheiden. Bei chronischen Rückenschmerzen und anderen rheumatischen Erkrankungen führt die Progressive Muskelrelaxation oft zu einer Schmerzverringerung.

Operantes Training. Das Behandlungsziel im operanten Training ist die Trennung von Schmerzerfahrung und körperlicher Aktivität. Es wird vor allem bei Patienten eingesetzt, die ein deutliches Schonverhalten zeigen und übermäßig Schmerzmedikamente zu sich nehmen. Patienten lernen in dieser Therapie, schrittweise wieder körperlich aktiv zu sein, d. h. nicht bis an ihre Schmerzgrenze zu gehen. Tag für Tag und langsam wird die körperliche Aktivität gesteigert. Damit wird nicht mehr Ruhe (und Bewegungslosigkeit) durch Schmerzfreiheit belohnt, sondern körperliche Aktivität. Der stufenweise Aufbau auch alltäglicher Verrichtungen erhöht zudem die Selbstständigkeit. Auch die Partner oder enge Bezugspersonen werden in die Therapie einbezogen, indem sie lernen, nicht mehr das Schmerzverhalten mit Aufmerksamkeit zu belohnen, sondern das Aktivitätsverhalten.

Kognitiv-verhaltenstherapeutische Schmerzbewältigungstraining. Im Rahmen des Schmerzbewältigungstrainings wird angestrebt, dem Patienten eine zunehmende Kontrolle über den Schmerz zu ermöglichen. Im Gegensatz zum operanten Training wird neben dem Schmerzverhalten auch explizit das Schmerzerleben berücksichtigt. Die Patienten sollen krankheitsspezifische Informationen erhalten und lernen, dysfunktionale Kognitionen zu erkennen und diese zu verändern. Primäres Ziel ist dabei nicht die Schmerzreduktion, sondern die bessere Bewältigung des Schmerzes, letztlich also eine verbesserte Lebensqualität, die Förderung der Gesundheit und der Lebensfreude – trotz der Schmerzen. Das Programm der Schmerzbewältigung ist als ein Programm zur Selbsthilfe konzipiert.

Kognitive Behandlungsmaßnahmen schließen die Veränderung der Einstellung zum Schmerz und die Vermittlung von Bewältigungsstrategien ein. Diese Verfahren sind in der Veränderung schmerzbezogener Kontrollüberzeugungen sehr erfolgreich, selbst bei Schmerzsyndromen unterschiedlichster Ätiologie (z. B. Fibromyalgie, rheumatoide Arthritis, Rückenschmerzen). Die Veränderung des Bewältigungsverhaltens vermindert das Schmerzerleben und verbessert die psychische Befindlichkeit.

Gute, wichtige Studie

Thieme et al. (2006): Wirkung von operantem Training und Schmerzbewältigungstraining auf Schmerzen bei Fibromyalgie

Frage

Unterscheiden sich das operante Training und ein kognitiv-verhaltenstherapeutisches Schmerzbewältigungstraining in ihrer schmerzreduzierenden Wirkung bei Fibromyalgie-Patienten?

Methodik

Es fand eine randomisierte Zuweisung der Untersuchungsteilnehmer zu operantem Training, kognitiv-verhaltenstherapeutischem Schmerzbewältigungstraining und einer Gruppe mit einer Aufmerksamkeits-Kontrollbedingung statt. Die Stichprobe umfasste 125 Fibromyalgie-Patienten.

Ergebnisse

▶ Teilnehmer beider Therapiegruppen hatten nach der Behandlung weniger Schmerzen als Patienten in der Kontrollgruppe.

▶ Teilnehmer des kognitiv-verhaltenstherapeutischen Trainings zeigten Verbesserungen in Bewältigungsstrategien und der psychischen Befindlichkeit, während sich Teilnehmer des operanten Trainings besonders in Verhaltensmaßen verbesserten.

▶ Die Verbesserungen waren in beiden Therapiegruppen auch noch nach einem Jahr nach dem Therapieende stabil.

Schlussfolgerung

Beide Therapieformen sind wirksam, vor allem in den Bereichen, die durch die jeweiligen Behandlungskonzepte anvisiert werden.

Differenzielle Schmerztherapie-Indikation

Auf der Grundlage des heutigen Wissensstandes lässt sich gut beurteilen, welcher der Behandlungsansätze im Einzelfall den größten Erfolg verspricht. Das Ziel klinisch-psychologischer Diagnostik ist die Erfassung von therapierelevanten Informationen, um idealerweise eine differenzielle Indikation zur Behandlung stellen zu können.

Das operante Training ist indiziert, wenn folgende Kriterien erfüllt sind:

▶ ausgeprägtes Schmerzverhalten
▶ geringe körperliche Aktivität
▶ identifizierbare Schmerzverstärker
▶ kooperationsbereiter Partner

Kognitiv-verhaltenstherapeutisches Schmerzbewältigungstraining und Biofeedback sind indiziert, wenn folgende Kriterien erfüllt sind:

▶ hilflose Einstellung zum Schmerz
▶ hohe Belastung
▶ hohe muskuläre Reaktionsbereitschaft
▶ depressive Verstimmung

8.4.2 Behandlung psychischer Störungen

Depression

Bei rheumatischen Erkrankungen sind depressive Störungen eng mit der Intensität und Dauerhaftigkeit von Schmerzen verbunden. Wenn chronische Schmerzen erfolgreich therapiert werden, ist auch mit einer Verbesserung der depressiven Beschwerden zu rechnen. Besonders die kognitiv-verhaltenstherapeutische Behandlung von Depressionen bei chronischen Schmerzen unterscheidet sich bezüglich der Prinzipien des therapeutischen Vorgehens nicht von der kognitiv-verhaltenstherapeutischen Behandlung von Depressionen bei Patienten ohne rheumatische Erkrankung. Körperliche Aktivierung, die Korrektur dysfunktionaler Bewältigungsstrategien und der Aufbau von Selbstwirksamkeitsüberzeugung wirken der Hilflosigkeit und dem Kontrollverlust entgegen – also jenen Gefühlen, die sowohl für chronische Schmerzen als auch für Depressionen charakteristisch sind. Auch Antidepressiva werden erfolgreich zur Behandlung von Depressionen bei rheumatisch Erkrankten eingesetzt.

Angststörungen

Auch Angststörungen sind bei Patienten mit rheumatischen Erkrankungen am besten mit den bewährten kognitiv-behavioralen Methoden zu behandeln. Häufige Ängste beziehen sich auf die Schmerzen. Das damit einhergehende und die Ängste aufrechterhaltende Vermeidungsverhalten äußert sich entweder dirckt (z. B. durch agoraphobisches Vermeidungsverhalten oder Schonverhalten) oder indirekt (z. B. durch den häufigen Gebrauch und das Mitführen von Schmerzmedikamenten). In einer Expositionsbehandlung kann beispielsweise das Behandlungsziel darin bestehen, schrittweise auf die Mitnahme von Medikamenten oder anderen Sicherheitssignalen zu verzichten, wenn körperliche Aktivitäten wieder aufgenommen werden (einkaufen, spazieren gehen etc.). Wie bei den depressiven Störungen wird durch die Behandlung der chronischen Schmerzen auch die Angststörung therapiert.

8.5   Behandlung in der Praxis

Medizinische Behandlung

Idealerweise sind Rheuma-Patienten in fachärztlicher Behandlung bei einem Rheumatologen. Von 35.357 berufstätigen Internisten in Deutschland haben 579 die Zusatzbezeichnung „Rheumatologie". Von den 7.422 berufstätigen Orthopäden sind es 508. Insgesamt gibt es 311.230 berufstätige Ärzte (Stand: 31.12.2006). Außerdem gibt es 220 Krankenhäuser mit Abteilungen für Rheumatologie (internistische und/oder orthopädische Rheumatologie), 37 Krankenhäuser mit kinderrheumatologischen Abteilungen sowie 23 Rheumazentren mit 46 kooperierenden Kliniken. Für den Rehabilitationsbereich stehen 108 Reha-Kliniken mit internistischer und/oder orthopädischer Rheumatologie und/oder Kinderrheumatologie zur Verfügung. Obwohl diese Zahlen nahe legen, dass die medizinische Behandlung von Rheuma-Patienten in Deutschland flächendeckend gewährleistet ist, hält die Deutsche Gesellschaft für Rheumatologie diese Versorgungssituation nicht für ausreichend. Sie geht davon aus, dass zumindest ein Rheumatologe auf 150.000 Einwohner kommen sollte, um eine bedarfsgerechte Versorgung zu gewährleisten. Dieses Verhältnis wird jedoch nur in wenigen Ballungsgebieten erreicht.

Psychologische Behandlung

Das psychologische Behandlungsangebot in der Praxis richtet sich danach, wo sich der Patient befindet. Psychologen sind z. B. in Rheumakliniken und Rehabilitationszentren tätig. Viele Kliniken verfügen inzwischen über eine Schmerzambulanz. Wichtig für die kontinuierliche Versorgung des Patienten ist eine umfassende Weiterbetreuung, die durch internistische Rheumatologen erfolgt, die ihrerseits oft mit niedergelassenen psychologischen oder ärztlichen Psychotherapeuten zusammenarbeiten.

Die Deutsche Gesellschaft für Rheumatologie hat umfangreiche Leitlinien zur Behandlung von Rheuma-Patienten herausgegeben, die frei über das Internet erhältlich sind (http://www.dgrh.de/leitliniefruehera.html). In diesen Leitlinien wird eine umfassende Behandlung gefordert, die die individuellen medizinischen, psychosozialen, verhaltenstherapeutischen und krankheitsbezogenen finanziellen Probleme aufgreift. Trotz dieses multidisziplinären Ansatzes, der neben anderen Berufsgruppen wie Rheumatologen, Hausärzten, Physiotherapeuten, Ergotherapeuten, Sozialarbeitern und Pflegekräften auch Psychologen nennt, sind klinisch-psychologische Interventionen nicht als eigenständiger Behandlungsbereich aufgeführt. Die Anzahl der für approbierte Psychotherapeuten in Rheumakliniken, Rehabilitationszentren und Schmerzambulanzen zur Verfügung stehenden Stellen deckt mit Sicherheit nicht den Bedarf.

Zusammenfassung

„Rheuma" umfasst eine Gruppe von mehr als 400 einzelnen Erkrankungen, die einander z. T. ähneln, z. T. aber auch völlig unterschiedlich sind. Heute versteht man darunter alle Krankheiten im Bereich des Bewegungsapparates (z. B. Gelenke, Gelenkkapseln, Knochen, Muskulatur oder Sehnen), die nicht durch eine Verletzung oder durch Tumore hervorgerufen werden. Rheuma ist nicht, wie oft vermutet wird, eine Krankheit von alten Leuten. Rheumatische Erkrankungen gibt es auch bei Kindern. Die medizinische Behandlung besteht in erster Linie in der Gabe von Analgetika (reine Schmerzmedikamente) und Antirheumatika. Diese Medikamente können schwere Nebenwirkungen haben, besonders wenn sie über längere Zeiträume eingenommen werden müssen. Chronische Schmerzen sind eine häufige Folge von rheumatischen

Erkrankungen, die zu verminderter Lebensqualität führen und stark mit Depressionen und Angststörungen verbunden sind. Sie stehen häufig im Vordergrund der Beschwerden, die einen Patienten zum Psychologen oder Psychotherapeuten führen.

Angststörungen und Depressionen tragen unabhängig von der rheumatischen Erkrankung zu einer stärkeren Behinderung bei. Diagnostik und Therapie psychischer Begleiterkrankungen sind deshalb wichtig. Schmerzbezogene Kognitionen, schmerzbezogene Selbstwirksamkeitserwartungen und schmerzbezogene Bewältigungsstrategien sind für die Entstehung und Aufrechterhaltung von chronischen Schmerzen von entscheidender Bedeutung. Um den Teufelskreis aus Schmerz, Spannung, Angst, Stress, Schmerz zu unterbrechen, werden Biofeedback, Entspannungsverfahren, operantes Training und kognitiv-verhaltenstherapeutische Schmerzbewältigungstrainings eingesetzt. Die kognitiv-verhaltenstherapeutische Behandlung psychischer Begleiterkrankungen unterscheidet sich bezüglich der Prinzipien des therapeutischen Vorgehens nicht von der kognitiv-verhaltenstherapeutischen Behandlung von Patienten ohne rheumatische Erkrankung. Wenn chronische Schmerzen erfolgreich therapiert werden, ist auch mit einer Verbesserung der psychischen Beschwerden zu rechnen.

Verständnisfragen

▶ Welche Gemeinsamkeiten gibt es bei rheumatischen Erkrankungen? Was sind die häufigsten körperlichen und psychischen Folgen einer rheumatischen Erkrankung?

▶ Welche Erklärungsansätze gibt es für die Beobachtung, dass Depressionen bei rheumatisch Erkrankten eng mit Schmerzen zusammenhängen? Diskutieren Sie biologische und psychologische Hypothesen!

▶ Welche Faktoren und Prozesse tragen zur Chronifizierung von Schmerzen bei?

▶ Welche psychologischen Verfahren der Schmerzdiagnostik kennen Sie?

▶ Welche psychologischen Verfahren der Schmerztherapie kennen Sie? Welche Faktoren müssen beachtet werden, um zu entscheiden, welches Verfahren am ehesten zum Erfolg führt?

▶ Müssen psychische Störungen zusätzlich behandelt werden, oder genügt eine Schmerztherapie?

Weiterführende Literatur

▶ Basler, H.D., Franz, C., Kröner-Herwig, B. & Rehfisch, H.P. (Hrsg.) (2004). Psychologische Schmerztherapie (5., rev. Auflage). Berlin: Springer-Verlag. Standardwerk von renommierten Psychologen und Schmerztherapeuten zum aktuellen Wissensstoff für die schmerztherapeutische Fort- und Weiterbildung. Empfohlen von den Ausbildungskommissionen der DGSS und der DGPSF.

▶ Turk, D.C. & Melzack, R. (Eds.) (2001). Handbook of Pain Assessment (2nd ed.). New York: Guilford Press.

Ein ausgezeichnetes Kompendium zur Schmerzdiagnostik – es reicht von Fragebögen über Interviewmethoden bis hin zu medizinisch-diagnostischen Verfahren.

▶ Turk, D.C. & Winter, F. (2005). The Pain Survival Guide: How to reclaim your life. Washington, D.C.: American Psychiatric Association.

Eine praktische Anleitung und Selbsthilfelektüre zur Bewältigung chronischer Schmerzen.

9 Neurologische Erkrankungen

Neurologische Erkrankungen sind Krankheiten, die entweder das Zentralnervensystem (Gehirn und Rückenmark) oder das periphere Nervensystem betreffen. Demenzerkrankungen sind bei alten Menschen sehr häufig, so dass mit dem zunehmenden Alter der Allgemeinbevölkerung in den nächsten Jahren mit einem starken Anstieg der Zahl der Betroffenen gerechnet werden muss. Schlaganfälle sind in Deutschland nach dem Herzinfarkt und den Krebserkrankungen mit 15 Prozent aller Todesfälle die dritthäufigste Todesursache. Zudem sind sie die häufigste Ursache für erworbene Behinderungen im Erwachsenenalter. Da bei den meisten neurologischen Erkrankungen das Gehirn betroffen ist, sind psychische Störungen oft eine direkte Folge der körperlichen Erkrankung. Allerdings führen auch Anpassungsstörungen und psychische Fehlregulationen zu Beeinträchtigungen der Lebensqualität und psychischen Beschwerden. In diesem Kapitel werden wir sehen, wie psychische Beschwerden bei diesen Patienten diagnostiziert und behandelt werden können.

9.1 Ursachen und Entwicklung von neurologischen Erkrankungen

9.1.1 Definition

Das aus dem Griechischen stammende Wort „Neuron" bedeutet Nerv. Neurologische Erkrankungen sind also Krankheiten der Nerven oder besser: des Gehirns und des Rückenmarks. Da der Körper von Nervenbahnen durchzogen ist, die Impulse von Organen und an sie weitergeben, sind die Beschwerden bei neurologischen Krankheiten oft komplex. Eine Gedächtnisschwäche oder eine Sehstörung kann ebenso charakteristisch dafür sein wie eine plötzliche Lähmung der Beinmuskulatur.

Neurologische Erkrankungen sind so vielfältig wie ihre Ursachen, ihre Lokalisation oder die Beschwerden, die sie hervorrufen. Die einzelnen Krankheiten werden anhand folgender Kriterien zu Gruppen zusammengefasst:

▶ Gefäßerkrankungen: z. B. der ischämische Hirninfarkt und verschiedene Formen der Hirnblutungen
▶ Basalganglienerkrankungen: vor allem die Parkinson-Krankheit
▶ Neubildungen: Tumoren in Gehirn, Rückenmark und peripheren Nerven
▶ Anfallsleiden: z. B. epileptische und nichtepileptische Anfallsleiden, Migräne
▶ entzündliche Erkrankungen des Zentralnervensystems: bakterielle und virale Infektionen von Hirn- und Rückenmarksgewebe und -häuten
▶ Entmarkungskrankheiten: z. B. die Multiple Sklerose
▶ primär degenerative Erkrankungen: Demenzen (z. B. Alzheimer-Krankheit), die Motoneuronerkrankungen (Amyotrophe Lateralsklerose, spinale Muskelatrophien) und die degenerativen Kleinhirnerkrankungen (hereditäre Ataxien)

9.1.2   Krankheitsbilder, Ursachen und Epidemiologie

Gefäßerkrankungen

Der primär ischämische Hirninfarkt (eine Form des Schlaganfalls) ist Folge einer plötzlichen Minderdurchblutung (Ischämie) des Gehirns aufgrund eingeengter oder verschlossener Hirngefäße. Dies hat zur Folge, dass das Gehirn nicht mehr ausreichend mit Sauerstoff und Glukose versorgt wird. Dadurch sterben Nerven- und andere Hirnzellen in den betroffenen Hirnregionen ab. Ursache sind meist durch Arteriosklerose verengte Hirnarterien. Nach Schweregrad und Verlauf unterscheidet man vor allem die vorübergehende transitorische ischämische Attacke (TIA) und den Hirninfarkt.

Der Schlaganfall ist in Deutschland nach dem Herzinfarkt und den Krebserkrankungen mit 15 Prozent aller Todesfälle die dritthäufigste Todesursache. Unter den Schlaganfall-Ursachen bilden die ischämischen Infarkte die größte Gruppe, etwa 85 Prozent. Zudem sind sie die häufigste Ursache für erworbene Behinderungen im Erwachsenenalter. Jedes Jahr kommen 150.000 neu aufgetretene Schlaganfälle und rund 15.000 Rezidivfälle dazu. Die Prävalenz liegt bei ca. 600 pro 100.000 Einwohner. Der Schlaganfall ist der häufigste Grund für Pflegebedürftigkeit im Alter. Die Risikofaktoren sind identisch mit denen für eine Arteriosklerose, die zu einer Koronaren Herzkrankheit führt:

▶ höheres Lebensalter
▶ Rauchen
▶ erhöhte Blutfettwerte
▶ Bluthochdruck (arterielle Hypertonie)
▶ Diabetes mellitus
▶ familiäre Belastung

Basalganglienerkrankungen

Dies sind Fehlregulationen oder degenerative Prozesse in den Basalganglien des Endhirns, die eine wichtige Schaltstation zwischen einem Bewegungsentwurf und dessen situationsadäquater Ausführung darstellen. Bei der Schüttellähmung (Parkinson-Krankheit) kommt es beispielsweise zu vier Hauptsymptomen:

▶ Muskelstarre (Rigor)
▶ Muskelzittern (Tremor)
▶ Bewegungsarmut (Hypokinese) oder Bewegungslosigkeit (Akinese)
▶ Haltungsinstabilität
▶ kognitive Beeinträchtigungen

Ausgelöst wird die Parkinson-Krankheit durch das Absterben von Zellen in der Substantia nigra, einer Struktur im Mittelhirn, die den Botenstoff Dopamin herstellt. Der Mangel an Dopamin führt zu einer Verminderung der aktivierenden Wirkung der Basalganglien auf die Großhirnrinde. Neben dem Dopaminmangel wurden auch Veränderungen anderer Neurotransmitter festgestellt. So zeigte sich in einigen Regionen des Hirnstamms ein Serotonin- und Noradrenalinmangel.

Die Erkrankung beginnt meist zwischen dem 50. und 60. Lebensjahr (Gipfel: 58. bis 62. Lebensjahr), wobei Männer häufiger betroffen sind als Frauen. Ein Parkinson-Syndrom kann in seltenen Fällen auch bereits vor dem 40. Lebensjahr auftreten. In der Altersgruppe 40 bis 44 Jahre ist etwa ein Mensch von 10.000 betroffen. Die Manifestationsrate der Erkrankung steigt mit zunehmendem Alter bis ca. zum 75. Lebensjahr, dann nimmt sie wieder ab. Von den über 80-Jährigen sind etwa 1,5 bis 2,0 Prozent von einem Parkinson-Syndrom betroffen. In Deutschland wird derzeit von 300.000 bis 400.000 Betroffenen ausgegangen.

Tumoren

Tumoren des Zentralnervensystems können gut- oder bösartig sein und primär (ohne identifizierbare Ursache) oder sekundär (z. B. aufgrund von Metastasen) entstehen. Die Symptome, die zu ihrer Entdeckung führen, sind oft plötzlich auftretende Krampfanfälle, Kopfschmerzen, Schwindelgefühle oder Sehstörungen. Viele Hirntumoren sind durch neurochirurgische Maßnahmen oder Strahlentherapie gut zu behandeln. Allerdings hängt der Erfolg der medizinischen Therapie u. a. von der Lokalisation und der Wachstumsgeschwindigkeit des Tumors ab. Als Faustregel gilt, dass kognitive Beeinträchtigungen umso weniger stark ausfallen, je langsamer der Tumor wächst. Dies hat offenbar damit zu tun, dass in diesem Fall andere Hirnbereiche die beeinträchtigten oder verloren gegangenen Funktionen übernehmen (neuronale Reorganisation). Hirntumoren sind vergleichsweise selten (Inzidenz: 20 pro 100.000), treten aber in jedem Lebensalter auf.

Anfallsleiden

Epilepsie bezeichnet ein Krankheitsbild mit mindestens zwei wiederholt spontan auftretenden Krampfanfällen, die nicht durch eine vorausgehende erkennbare Ursache hervorgerufen wurden. Ein solcher epileptischer Krampfanfall ist Folge plötzlicher synchroner Entladungen von Neuronengruppen im Gehirn, die zu unwillkürlichen stereotypen Verhaltens- oder Befindungsstörungen führen. Normalerweise wird ein Anfallsleiden pharmakologisch behandelt, in schweren Fällen auch neurochirurgisch durch Entfernen des Anfallsherdes. Zu den Anfallserkrankungen werden heute auch die Migräne und die Gesichtsneuralgie gezählt. Sowohl die Anfallserkrankung selbst als auch deren Behandlung kann zu kognitiven Ausfällen und emotionalen Veränderungen führen.

> Etwa 10 Prozent der Bevölkerung hat eine erhöhte Anfallsbereitschaft, bei 5 Prozent kommt es zu einzelnen epileptischen Anfällen, und bei 0,5 Prozent entwickelt sich eine Epilepsie. Die Häufigkeitsschätzungen für Migräne schwanken zwischen 2 und 10 Prozent der Allgemeinbevölkerung.

Entzündliche Erkrankungen des Zentralnervensystems

Zu diesen Erkrankungen gehören Entzündungen der Hirnhäute (Meningitiden), die auf Bakterien oder Viren zurückgehen und neben Nackensteifigkeit, Kopfschmerzen und Fieber auch Verwirrtheitszustände, Bewusstseinstrübungen und Psychosen verursachen können. Ist das Gehirn selbst von der Entzündung betroffen, spricht man von einer Enzephalitis. Diese kann durch verschiedene Viren hervorgerufen werden, z. B. Polio-, Herpes- und Epstein-Barr-Viren und HIV. Je nach Virusart können das Gehirn, die Hirnhäute und das Rückenmark betroffen sein. Entsprechend unterschiedlich sind die kognitiven und emotionalen Auffälligkeiten. Beispiele sind die „HIV-Demenz" und die neue Variante der Creutzfeld-Jakob-Krankheit (BSE, Bovine Spongiforme Enzephalopathie).

Entmarkungskrankheiten

Die Gemeinsamkeit dieser neurologischen Erkrankungen besteht in einer Schädigung der Markscheide der Nervenbahnen. Am häufigsten ist die Multiple Sklerose (MS), deren Ursachen bis heute unbekannt sind. Vermutet wird eine Autoimmunkrankheit und/oder eine Virusinfektion. Jeder achte in eine neurologische Klinik aufgenommene Patient ist an einer MS erkrankt. Je nachdem, wo die Entmarkungsherde sind, treten verschiedene neurologische Funktionsverluste auf, z. B. Sehstörungen, Augenmuskellähmungen, motorische Ausfälle oder Sensibilitätsstörungen. Auch emotionale Veränderungen kommen vor, im weiteren Verlauf auch kognitive Auffälligkeiten. Der Krankheitsverlauf kann schubweise oder chronisch-fortschreitend sein. MS tritt bei Frauen doppelt so häufig auf wie bei Männern und manifestiert sich meistens zwischen dem 20. und 40. Lebensjahr.

Primär degenerative Erkrankungen

Demenz. Die Demenzen (lat.: dementia = ohne Geist) sind die häufigsten Erkrankungen dieser Gruppe. Eine Demenz bezeichnet ein Defizit in kognitiven, emotionalen und sozialen Fähigkeiten, die zu einer Beeinträchtigung von sozialen und beruflichen Funktionen führen und fast immer – aber nicht ausschließlich – mit einer diagnostizierbaren Erkrankung des Gehirns einhergeht. Vor allem sind betroffen:

- Lernen und Gedächtnis
- Sprache
- Aufmerksamkeit
- räumliches Orientierungsvermögen
- Planen und Handeln bei komplexeren Aufgaben
- Motorik
- Persönlichkeit (bei einigen Demenzformen)

Heute sind verschiedene, aber nicht alle Ursachen von Demenzen geklärt, und einige Formen können in einem gewissen Umfang behandelt, d. h. die Symptome im Anfangsstadium einer Demenz verzögert werden. Die am häufigsten auftretende Form der Demenz ist die Alzheimer-Krankheit. Sie ist aber bei weitem nicht die einzige.

Die Demenzen sind von allen neurologischen Erkrankungen am meisten vom Alter abhängig. Zwischen einem Lebensalter von 65 und 89 Jahren steigt die Prävalenz sprunghaft an, von unter 1 Prozent auf 23 Prozent. Jährlich erkranken in Deutschland mindestens 80.000 Menschen an einer Alzheimer-Demenz. Die Zahl der betreuungsbedürftigen Alzheimer-Patienten wird auf eine halbe Millionen geschätzt. Mit steigendem Durchschnittsalter der Gesamtbevölkerung ist mit einer stark ansteigenden Inzidenz zu rechnen.

Amyotrophe Lateralsklerose (ALS). Eine andere Form der primären degenerativen Erkrankungen ist die Amyotrophe Lateralsklerose (ALS), bei der vor allem, aber nicht nur, das erste und zweite Motoneuron betroffen sind. Bei weitgehendem Erhalt aller kognitiven Funktionen führt diese Erkrankung innerhalb von 3 bis 5 Jahren zum fortschreitenden Verlust sämtlicher Muskelfunktionen, einschließlich der Sprech- und Atemmuskulatur, und schließlich zum Tod durch Atemstillstand. Werden die Patienten im fortgeschrittenen Stadium künstlich beatmet und ernährt, können sie noch mehrere Jahre überleben.

Degenerative Erkrankungen des Kleinhirns führen zu Störungen der Bewegungskoordination (Ataxien). Eine vererbbare Form dieser insgesamt selten vorkommenden Erkrankung wird als „hereditäre Ataxie" bezeichnet. Je nachdem, welche Bewegungsabläufe betroffen sind, unterscheidet man verschiedene Ataxieformen: Als „Rumpfataxie" bezeichnet man die Unfähigkeit, gerade zu sitzen, so dass die Betroffenen nur noch mithilfe einer Stütze sitzen oder stehen können. „Standataxie" ist die Unfähigkeit, zu stehen, so dass die Betroffenen nur noch mit Hilfe steh- und gehfähig sind. Menschen mit einer Gangataxie haben ein breitbeinig-unsicheres Gangbild. Eine Ataxie bei Zielbewegungen führt zu Bewegungen falschen Ausmaßes mit Daneben-Zeigen (Dysmetrie), zu überschießend-ausfahrenden Bewegungen (Hypermetrie) oder zu unflüssig-verwackelten Bewegungen (Asynergie) und damit zur Unfähigkeit einer raschen Folge antagonistischer Bewegungen (Dysdiadochokinese).

9.2   Psychische Prozesse und Folgen

9.2.1   Häufige psychische Begleiterkrankungen

Die Besonderheit psychischer Störungen bei neurologischen Erkrankungen besteht darin, dass die körperliche Erkrankung das Zentralnervensystem betrifft. Alle psychischen Störungen sind jedoch auch Störungen der Gehirnfunktionen, so dass in diesem Fall der Entstehungs- und Manifestationsort der körperlichen und der psychischen Erkrankung gleich sind. Damit soll nicht ausgeschlossen werden, dass auch psychische Störungen entstehen können, die ursprünglich nichts mit der neuronalen Schädigung zu tun haben (z. B. als Folge einer Anpassungsstörung an die Erkrankung). Ebenso gibt es nichtneurologische körperliche Erkrankungen, deren körperliche Folgen das Zentralnervensystem betreffen können (z. B. HIV, Arteriosklerose). Für die Praxis machen diese Betrachtungen kaum einen Unterschied. Jedoch erklären sie, warum psychische Beeinträchtigungen bei neurologischen Erkrankungen ganz besonders häufig sind.

Bei fast jeder Schädigung oder Erkrankung des Gehirns kommt es auch zu psychischen Veränderungen, beispielsweise:

▶ affektive Labilität: schnell auftretende negative Gefühle, die durch die einfache Frage nach dem Befinden ausgelöst, durch Ablenkung aber auch ebenso schnell wieder beendet werden können

▶ emotionale Indifferenz: Teilnahmslosigkeit, verarmte Mimik, monotone Sprache

▶ Antriebsmangel: vor allem betroffen ist das Spontanverhalten

▶ disinhibitorische Syndrome: Enthemmung der Impulskontrolle, z. B. durch regelverletzendes Verhalten, Witzelsucht, Wutanfälle, ständiges Wiederholen einmal begonnener Handlungen (Perserveration)

▶ Verwirrtheitszustände, flüchtige Wahnsymptome und optische und akustische Halluzinationen

Depressionen gehören mit bis zu 40 Prozent zu den häufigsten psychischen Störungen, vor allem bei Patienten mit zentralen Durchblutungsstörungen (z. B. bei Schlaganfall). Allerdings kommen sie auch bei anderen neurologischen Erkrankungen sehr häufig vor. Dazu gehören die Parkinson-Erkrankung, die Alzheimer-Demenz, Epilepsie, Multiple Sklerose und Schädel-Hirn-Traumata. Angstsymptome sind bei allen neurologischen Erkrankungen häufig und treten in allen Formen (z. B. Generalisierte Angststörung, Panikstörung, Sozialphobie) auf.

Multiple Sklerose

Dalton und Heinrichs veröffentlichten im Jahr 2005 eine aufschlussreiche Meta-Analyse zur Beziehung von Multipler Sklerose und Depression.

Dalton & Heinrichs (2005): Depression bei Multipler Sklerose

Forschungsfragen

▶ Unterscheiden sich die Depressionswerte zwischen Patienten mit Multipler Sklerose und Gesunden?
▶ Haben Patienten mit Multipler Sklerose höhere Depressionswerte als Patienten mit anderen chronischen Erkrankungen?
▶ Welche Moderatorvariablen erklären die Unterschiede in den berichteten Depressionsprävalenzen?

Auswahlkriterien der in der Analyse berücksichtigten Studien

▶ Vergleich von Patienten mit Multipler Sklerose mit gesunden Kontrollpersonen oder Patienten mit einer anderen chronischen Erkrankung
▶ Verwendung standardisierter Depressionsdiagnostik (Fragebögen, Interview)
▶ Diagnose „Multiple Sklerose" anhand neurologischer Kriterien

Mit diesen Auswahlkriterien konnten 33 Studien identifiziert und in die Meta-Analyse aufgenommen werden.

Ergebnisse

▶ Patienten mit Multipler Sklerose haben ein bedeutend höheres Depressionsrisiko als gesunde Personen (durchschnittliche Effektstärke: 1,07).
▶ Im Vergleich mit Patienten, die an anderen chronischen Erkrankungen leiden (z. B. Diabetes mellitus, rheumatoide Arthritis, chronische Schmerzsyndrome), sind Depressionswerte bei Patienten mit Multipler Sklerose nicht erhöht.
▶ Depressionen treten gehäuft bei Patienten in frühen und mittleren Erkrankungsstadien auf.

Fazit

Depressionen sind bei Patienten mit Multipler Sklerose bedeutend häufiger als bei gesunden Personen. Die Beobachtung, dass Depressionen bei Patienten in einem frühen oder mittleren Erkrankungsstadium stärker ausgeprägt sind als zu einem fortgeschrittenen Erkrankungszeitpunkt, lässt darauf schließen, dass Anpassungsprozesse den Umgang mit der Erkrankung erleichtern (vgl. das Ergebnis zur geringeren Häufigkeit von psychischen Störungen bei älteren Patienten mit rheumatoider Arthritis!).

Schlaganfall

Wie eine Meta-Analyse von Hackett et al. (2005) zeigt, sind Depressionen bei Schlaganfall zwar ähnlich häufig wie bei Multipler Sklerose – sie treten aber unabhängig von der Erkrankungsdauer in jedem Krankheitsstadium mit gleicher Wahrscheinlichkeit auf. Das Depressionsrisiko hängt entscheidend vom Ort des Schlaganfalls im Gehirn ab. Sie sind besonders häufig bei linkshemisphärischen Schlaganfällen. Bekannt ist das Kommen und Gehen depressiver Episoden nach einem Schlaganfall. Dabei können zeitweise auch Angstsymptome in den Vordergrund treten.

Alzheimer-Demenz

Depressionen sind nicht immer nur eine direkte oder indirekte Folge von neurologischen Erkrankungen, sondern auch selbst ein Risikofaktor, jedenfalls für bestimmte Störungen: In einer Meta-Analyse von Ownby et al. (2006) stellte sich heraus, dass Personen, die in der Vorgeschichte eine Depression hatten, ein mehrfach erhöhtes Risiko für eine Alzheimer-Erkrankung haben. Dabei ist das Risiko für eine Alzheimer-Erkrankung umso höher, je länger die Depression andauerte. Derzeit wird untersucht, warum Depressionen das Alzheimer-Erkrankungsrisiko erhöhen. Möglicherweise haben beide Krankheiten gemeinsame Ursachen (z. B. Gefäßveränderungen im Zentralnervensystem), die das Risiko für beide Erkrankungen erhöhen. Ein Prozess, der dabei eine Rolle spielen könnte, sind lang andauernde Entzündungsprozesse, die durch Immunbotenstoffe vermittelt werden (z. B. Zytokine, TNF-α). Für die Prävention von Alzheimer-Erkrankungen könnte es sich aufgrund dieser Ergebnisse als vielversprechend herausstellen, Depressionen rechtzeitig zu behandeln.

9.2.2 Psychische Prozesse

Psychische Anpassungs- und Fehlregulationsprozesse als Reaktion auf die neurologische Erkrankung tragen entscheidend zu den Beschwerden und zu einer geringeren Lebensqualität der Betroffenen bei.

Stimulusgesteuertes Problemverhalten

Demenzkranke haben aufgrund ihrer eingeschränkten kognitiven Leistungsfähigkeit eine geringe Toleranz gegenüber Außenreizen. Beispielsweise kann das morgendliche Waschen durch einen Pfleger einen Patienten bereits an die Grenzen seiner kognitiven Aufnahmefähigkeit führen. Wird jetzt auch noch ein Radio eingeschaltet, überschreitet die Reizvielfalt die kognitiven Verarbeitungskapazitäten des Patienten. Kann sich der Betroffene nicht anders äußern, wehrt er sich mit den ihm noch zur Verfügung stehenden Mitteln, z. B. durch Abwehrhandlungen, Unruhe und Schreien. Auch mehrdeutige Reize (z. B. ein Gegenstand im Halbdunkel) und plötzlich auftretende Reize (z. B. hektisches, lautes Sprechen, plötzliche Berührungen) können zu Ängsten und abwehrenden Reaktionen führen.

Für Demenzkranke nehmen physikalische Reize der Außenwelt oft eine völlig veränderte Bedeutung an.

Operant verstärktes Problemverhalten

Patienten mit Basalganglienerkrankungen, z. B. der Parkinson-Krankheit, haben Probleme mit der Steuerung des Bewegungsablaufs. Dies führt oft zum Misslingen selbst einfacher Handlungen (z. B. Kaffee wird verschüttet, Unterschrift gelingt nicht), was von vielen Betroffenen als beschämend und als Katastrophe erlebt wird. Viele Patienten lernen deshalb, dieser als sehr aversiv erlebten Situation zu entkommen, indem sie die entsprechenden Handlungen an andere delegieren. Dies führt zwar zu einer kurzfristigen Erleichterung, vermindert mittelfristig jedoch die Chancen auf den Erhalt der verbliebenen Kompetenzen. Das Vermeidungsverhalten wird darüber hinaus auch auf weitere Bereiche ausgedehnt, so dass das Ergebnis oft ein völliger sozialer Rückzug ist. Dies verstärkt das Depressionsrisiko erheblich.

Eine besondere Form des operant verstärkten Problemverhaltens ist der „gelernte Nicht-Gebrauch". Bei vielen Schlaganfällen tritt eine unvollständige Lähmung einer Körperseite auf (Hemiparese). Der Gebrauch der Extremitäten auf der betroffenen Körperseite ist daher mühsam und führt normalerweise nicht zum Erfolg. Die meisten Patienten benutzen deshalb die gesunde, wenn auch ungeübte Extremität (z. B. die linke statt die rechte Hand). Dies wird durch den Erfolg der Handlung verstärkt, vermindert aber den Gebrauch der noch verbleibenden Funktionen in der teilweise von der Lähmung betroffenen Extremität. Die Konsequenz ist eine zusätzliche („erlernte") Immobilität, die zur Reorganisation in den betroffenen Kortexarealen führt.

Coping-Hypothese

Nach einem Schädel-Hirn-Trauma oder bestimmten Hirntumor-Operationen kommt es oft zu einer raschen Erholung und Wiederherstellung der Funktionsleistungen, zumindest in der subjektiven Wahrnehmung. Die meisten Patienten nehmen daher ihre gewohnten Alltagsaktivitäten rasch wieder auf, merken dann jedoch, dass es deutliche Schwierigkeiten in der Gedächtnis- und Aufmerksamkeitsleistung gibt. Das führt dazu, dass Alltagshandlungen, die vor der Erkrankung problemlos ausgeführt werden konnten, nur noch mit großer Anstrengung zu bewältigen sind. Damit treten Überforderungssituationen auf, die zu schweren psychischen Beeinträchtigungen führen können.

9.3 Klinisch-psychologische Diagnostik bei neurologischen Erkrankungen

In der klinisch-psychologischen Diagnostik bei neurologischen Erkrankungen sollten die üblichen klinisch-psychologischen Methoden (Fragebögen, Interviews) durch eine neuropsychologische Diagnostik ergänzt werden.

9.3.1 Neuropsychologische Diagnostik

Die neuropsychologische Untersuchung dient dem Ziel, die kognitiven, emotionalen, motivationalen und behavioralen Folgen einer neurologischen Erkrankung zu identifizieren und nach Möglichkeit die Art der Störung, ihre Ausprägung und ihre Dauer zu erfassen. Dabei spielt die Diagnostik von Schwächen und Einschränkungen eine ebenso große Rolle wie die Beurteilung von Ressourcen und Stärken des Patienten. Diese Informationen fließen in die Planung therapeutischer Maßnahmen, in die Prognose und in die Bewertung von Behandlungsmaßnahmen ein, und sie dienen als Grundlage für sozialrechtliche Entscheidungen.

Eine neuropsychologische Diagnostik dauert in der Regel zwischen zwei und vier Stunden, die auf mehrere Termine verteilt sein können. Zu den wesentlichen Elementen gehören:

▶ Vorgeschichte
▶ Verhaltensbeobachtung
▶ Gedächtnis-, Aufmerksamkeits- und Wahrnehmungstests
▶ Exekutivfunktionstests (Handlungsplanung und -regulation)
▶ Stimmung
▶ Krankheitseinsicht
▶ Motivation
▶ intellektuelles Leistungsniveau

Eine wichtige Dimension der neuropsychologischen Diagnostik ist die Beurteilung der Funktions- und Partizipationseinschränkungen. Die „International Classification of Functioning, Disability and Health" (ICF) ist eine von der WHO erstellte und herausgegebene Klassifikation zur Beschreibung des funktionalen Gesundheitszustandes, der Behinderung, der sozialen Beeinträchtigung und der relevanten Umweltfaktoren von Menschen (http://www.who.int/classifications/ifc/en/). Das spezifische Paradigma der Klassifikation wird in den Teilklassifikationen Körperfunktionen und Körperstrukturen, Aktivitäten und (gesellschaftliche) Teilhabe sowie personenbezogene Faktoren operationalisiert. Sie liegt unter dem Titel „Internationale Klassifikation der Funktionsfähigkeit, Behinderung und Gesundheit" in deutscher Übersetzung vor (http://www.dimdi.de/static/de/klassi/icf/index.htm).

Die „International Classification of Functioning, Disability and Health" (ICF) löste die erste von der WHO erstellte Klassifikation von Behinderungen, die „International Classification of Impairment, Disability and Handicap" (ICIDH), ab. Diese basierte auf dem „Krankheitsfolgenmodell", einem störungs- und defizitorientierten Ansatz. Mit der ICF soll dagegen ein ressourcenorientierter Ansatz verfolgt werden.

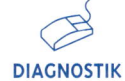

DIAGNOSTIK

Die wichtigsten diagnostischen Instrumente in einer neuropsychologischen Diagnostik sind standardisierte und normierte Testverfahren, mit denen die Art und Ausprägung kognitiver Einschränkungen erfasst werden. Einige wichtige Testverfahren sind im Internet-Auftritt zu diesem Kapitel aufgeführt.

Darüber hinaus geben Verhaltensbeobachtungen während der Testdurchführung (beispielsweise, wie die Testanweisung verstanden wird) wichtige Hinweise auf kognitive, emotionale und motivationale Beeinträchtigungen.

9.3.2 Diagnostik psychischer Störungen

Psychische Störungen bei neuronalen Erkrankungen sind oft die unmittelbare Konsequenz einer Hirnschädigung. So sind die depressiven Symptome bei vielen Parkinson-Patienten auf die Parkinson-spezifischen Neurotransmitterstörungen zurückzuführen. Darüber hinaus können psychische Störungen aber auch Folge einer nichtgelungenen Krankheitsbewältigung sein. Die kategoriale Diagnostik nach DSM-IV macht keine Aussagen über die Ursachen der Störung, beispielsweise werden dort die Spezifikationen unter den jeweiligen psychischen Störungen eingeordnet. Im ICD-10 gibt es dagegen gesonderte Kategorien (z. B. F06: „andere psychische Störungen aufgrund einer Schädigung oder Funktionsstörung des Gehirns oder einer körperlichen Erkrankung"). Für die Behandlung haben diese Unterschiede der diagnostischen Kategoriensysteme keine Bedeutung. Nur durch Einbezug der neuropsychologischen Diagnostik-Ergebnisse ist ein Zuwachs der therapierelevanten Informationen gewährleistet.

Wie bei anderen chronischen Erkrankungen eignen sich das DIPS (= Diagnostisches Interview bei psychischen Störungen) und das SKID (= Strukturiertes Klinisches Interview für DSM-IV) gut als Interviewleitfaden für die Diagnostik psychischer Beeinträchtigungen und Störungen. Beide Interviews gewährleisten eine kategoriale Zuordnung von Symptomen zu den psychischen Störungen, wie sie nach DSM-IV und ICD-10 definiert werden. Dies ist wichtig, da die Diagnose einer psychischen Störung Behandlungskonsequenzen nach sich zieht.

Fragebögen

Zusätzlich zur kategorialen Diagnostik empfiehlt sich eine dimensionale Beurteilung durch Fragebögen, da mit dieser Methode auch subklinische Beschwerden erfasst werden. Fragebogenverfahren müssen bei neurologisch Erkrankten jedoch mit besonderer Vorsicht eingesetzt werden:

▶ Eventuelle Konzentrations- und Aufmerksamkeitseinschränkungen machen die Beantwortung von Selbstberichtfragebögen schwierig.

▶ Körperliche Symptome, die in den Fragebögen als Hinweis auf eine psychische Störung interpretiert werden (z. B. Müdigkeit, Obstipation), sind oft eine Folge der neurologischen Erkrankung (z. B. Parkinson).

9.4 Psychologische Behandlungsverfahren

9.4.1 Behandlung psychischer Störungen

Psychotherapie

Die Behandlung psychischer Störungen richtet sich mit gewissen Modifikationen nach dem Vorgehen in der Behandlung nichtneurologisch erkrankter Personen. Für die Behandlung der häufigsten psychischen Begleiterkrankungen, Depressionen und Angststörungen, eignen sich vor allem kognitiv-verhaltenstherapeutische Verfahren. Über ihre nachgewiesene Wirksamkeit bei nichtneurologisch Erkrankten hinaus bieten diese Interventionen die Möglichkeit, den kognitiven Anteil und die Verhaltenskomponente der Behandlung den Erfordernissen des Patienten anzupassen. Dies ist wichtig, da viele Patienten aufgrund ihrer neurologischen Erkrankung kognitive Einschränkungen haben, die es ihnen schwer machen, beispielsweise die Konzentrationsleistung aufzubringen, die in einer einstündigen kognitiven Therapie erforderlich ist.

Insgesamt betrachtet gibt es leider erst wenig methodisch gut durchgeführte Studien zur Wirksamkeit psychotherapeutischer Verfahren in der Behandlung psychischer Störungen bei Patienten mit neurologischen Erkrankungen. Die bisher publizierten Meta-Analysen zeigen, dass psychotherapeutische Verfahren bei verschiedenen neurologischen Erkrankungen unterschiedlich wirksam sind:

▶ Bei Schlaganfall (Hackett et al., 2004) und bei Epilepsie (Ramaratnam et al., 2005) ist ein Erfolg von Psychotherapie bislang nicht eindeutig nachzuweisen.
▶ Bei der Alzheimer-Erkrankung (Sitzer et al., 2006) und bei Multipler Sklerose (Thomas et al., 2006) verbessern psychotherapeutische Verfahren (z. B. kognitives Training, kognitiv-verhaltenstherapeutische Verfahren) die psychische Befindlichkeit und kognitive Leistungen.

Vermutlich spiegeln diese Ergebnisse die enorme Vielfalt der Patienten und ihre unterschiedlichen Krankheitsverläufe wider, die es schwer machen, systematische Untersuchungen durchzuführen.

Psychopharmaka

Psychopharmaka werden mit unterschiedlichem Erfolg eingesetzt. Meta-Analysen zeigen, dass vor allem selektive Serotonin-Wiederaufnahmehemmer (SSRI) bei der Depressionsbehandlung von Alzheimer- und Parkinson-Patienten nützlich sein können (Thompson et al., 2007; Weintraub et al., 2005), während Schlaganfall-Patienten wenig profitieren (Hackett et al., 2004).

! Es wird empfohlen, bei der Verordnung von Psychopharmaka zu berücksichtigen, dass Patienten mit neurologischen Erkrankungen häufig empfindlicher auf Arzneimittelnebenwirkungen reagieren.

9.4.2 Therapie von psychischen Anpassungs- und Fehlregulationsprozessen

Therapie von stimulusgesteuertem Problemverhalten

Bei eindeutig stimulusgesteuertem Problemverhalten kann durch einfache Reizkontrollmaßnahmen das Umfeld des Patienten so verändert werden, dass das Problemverhalten verringert wird oder völlig verschwindet. Eine wichtige Voraussetzung für ein solches Vorgehen ist eine sorgfältige Verhaltensanalyse, damit entsprechende Reizkontrollmaßnahmen auch zum Ziel führen. Bewährt haben sich beispielsweise einfache Symptomtagebücher, die gemeinsam von Betreuern und Angehörigen ausgefüllt werden.

Therapie operant verstärkten Problemverhaltens

Das Ziel der Therapie operant verstärkten Problemverhaltens ist die Unterbrechung der Verstärkungskette, die zur Vermeidung von Alltagsaktivitäten und zum Problemverhalten führt. Dazu müssen in einer Verhaltensanalyse die positiven und negativen Verstärker identifiziert und in einer anschließenden Verhaltenstherapie die Kontingenzen geändert werden. Im Sinne einer kognitiven Vorbereitung ist es vor allem bei Patienten mit einer Basalganglienerkrankung zu Beginn der Therapie sehr hilfreich, gemeinsam ein Erklärungsmodell zu erarbeiten, aus dem die wichtige Funktion der aufrechterhaltenden Bedingungen für den Patienten hervorgeht. In den anschließenden Sitzungen werden dann verschiedene kognitive Strategien geübt („Jetzt bloß nicht zittern" wird ersetzt durch „Ich probier es mal"), die dann in den folgenden Expositionsübungen eingesetzt werden. Erwünschtes Verhalten, d. h. Verhalten, dass dem Problemverhalten entgegengesetzt ist (z. B. Konfrontation mit einer sozialen Situation statt deren Vermeidung), wird systematisch durch die Angehörigen oder durch die Patienten selbst durch eine Belohnung verstärkt.

Eine besondere Form der Behandlung des „gelernten Nicht-Gebrauchs" bei Patienten mit einer Hemiparese ist das Bewegungsinduktionstraining (Bauder et al., 2001). Dabei wird der gesunde Arm mit einer Schiene an zwölf Tagen über 90 Prozent der Wachzeit immobilisiert. Der von der Hemiparese betroffene Arm wird über acht Tage für jeweils mindestens sieben Stunden feinmotorisch trainiert. Dies führt zu einer funktionellen Verbesserung des betroffenen Arms, die – wie mit bildgebenden Verfahren nachgewiesen werden kann – auf kortikaler Ebene zu einer Reorganisation der zugehörigen Repräsentationsfelder führt. Inzwischen gibt es auch vielversprechende Ansätze, mit demselben Prinzip kompensatorische Kommunikationsversuche (paraverbales Verhalten, andere den Satz fertig sprechen lassen etc.) zu unterbinden, um die verbleibende Sprechkapazität des Patienten zu trainieren. Beispielsweise kann in einer Trainingssitzung der Sichtkontakt zwischen Patient und Therapeut durch eine Stellwand unterbunden werden, so dass der Patient gezwungen ist, sich verbal zu äußern, anstatt durch non- und paraverbales Verhalten die Kommunikation aufrechtzuerhalten.

Therapie neuropsychologischer Defizite

Bei Patienten mit einem raschen Erholungsverlauf nach einem Schädel-Hirn-Trauma bleiben oft noch neuropsychologische Einschränkungen zurück, die im Alltag sehr schnell zu Überforderung und psychischen Belastungen führen können. Die Therapie richtet sich nach den spezifischen Leistungseinschränkungen. Sehr wichtig ist jedoch, dass die Belastungssituationen und deren Belastungsaspekte identifiziert sowie deren Wahrnehmung geschult wird. Entspannung, Problemlösen und Stressbewältigungsstrategien werden dann zuerst in den Therapiesitzungen trainiert, bevor sie im Alltag eingesetzt werden.

Angehörigenbetreuung

Neurologische Erkrankungen betreffen nicht nur die Patienten, sondern auch ihre Angehörigen. Viele Partner und Freunde gehen durch verschiedene Bewältigungsphasen: Steht am Anfang oft die Sorge um das Überleben des Patienten, ändert sich dies im Verlauf der Rehabilitation. Wenn deutlich wird, dass die Genesung nicht vollständig ist, gibt es bei Angehörigen häufig die Einstellung, dass sich der Patient nur nicht genug anstrenge. Anschließend kommt es oft zu Entmutigung, Hilflosigkeit und Depression, die zu einer Trennung führen können. Dazu kommt, dass Angehörige das Problemverhaltens des Patienten oft unabsichtlich durch die Verstärkung dysfunktionaler Patientenreaktionen verschlimmern.

Beratungsangebote für Angehörige und, wenn indiziert, eine Psychotherapie sind daher sinnvolle Maßnahmen. Sie umfassen eine Beratung im Umgang mit problematischen Verhaltensweisen der Patienten, Stressbewältigungstrainings und Hilfe bei der Suche nach weiterer Unterstützung (z. B. Pflegedienste).

9.5 Behandlung in der Praxis

Medizinische Behandlung

Die Bundesarbeitsgemeinschaft für Rehabilitation hat 1998 ein Phasenmodell der neurologischen Rehabilitation festgelegt, in dem je nach Zustand des Patienten verschiedene Pfade durch das Phasenmodell führen (s. Übersicht).

Übersicht

Phasenmodell der neurologischen Rehabilitation

Phase A: Medizinische Akutbehandlung	Patient wird beatmet (intensivmedizinische Behandlung).
Phase B: Frührehabilitation	Patient ist nicht mehr beatmungspflichtig, aber bewusstlos oder bewusstseinsgetrübt.
Phase C: Postprimäre oder weiterführende Rehabilitation	Patient ist kooperativ, aber pflegebedürftig.
Phase D: Medizinische Rehabilitation (Anschlussheilbehandlung)	Patient ist selbstständig in der Ausführung von Alltagsverrichtungen.
Phase E: Nachsorge und Langzeitbetreuung	Weitere Begleitung bei der beruflichen und psychosozialen Wiedereingliederung ist notwendig.

Falls sich bei Patienten im Anschluss an die Phasen B und C kein Fortschritt zeigt und sie pflege- oder betreuungsbedürftig bleiben, folgt Phase F (zustandserhaltende Dauerpflege).

Diese Rehabilitationsmaßnahmen finden in Deutschland je nach Rehabilitationsphase in Kliniken (Phasen A und B), speziell ausgerüsteten Rehabilitationszentren (Phasen C und D) oder Pflegeheimen (Phase F) statt. Die Nachsorge und Langzeitbetreuung (Phase E) wird in der Regel von ambulanten Diensten gewährleistet.

Psychologische Behandlung

Das psychologische Behandlungsangebot in der Praxis richtet sich danach, in welcher Rehabilitationsphase sich der Patient befindet. Mit Ausnahme der Phase A leisten Psychologen während aller Phasen einen bedeutenden Beitrag zur Rehabilitation neurologisch erkrankter Menschen.

In den Leitlinien für die Rehabilitation nach Schlaganfall der Deutschen Rentenversicherung (http://www.reha-qm.de/resources/05_Leitlinie+Schlaganfall+Pilotversion.pdf) finden sich beispielsweise unter den „evidenzbasierten Therapiemodulen" für Phase D:

▶ Krankheitsbewältigung
▶ Entspannungstraining
▶ Information und Gesundheitsförderung
▶ kognitive Therapie
▶ Kommunikationstraining

Allerdings gibt es leider starke regionale und institutionsbezogene Unterschiede in der Anzahl der zur Verfügung stehenden und tatsächlich besetzten Stellen für die psychologische und psychotherapeutische Versorgung neurologisch Erkrankter.

Zusammenfassung

Neurologische Erkrankungen sind Krankheiten der Nerven, des Gehirns und Rückenmarks. Dazu gehören:

▶ Gefäßerkrankungen (z. B. Schlaganfall)
▶ Basalganglienerkrankungen (z. B. die Parkinson-Krankheit)
▶ Hirntumoren
▶ Anfallsleiden (z. B. Epilepsie)
▶ Entzündungen des Zentralnervensystems
▶ Entmarkungskrankheiten (z. B. Multiple Sklerose)
▶ Demenzen (z. B. Alzheimer-Krankheit)
▶ Motoneuronerkrankungen (z. B. Amyotrophe Lateralsklerose)

Schlaganfälle sind in Deutschland nach dem Herzinfarkt und den Krebserkrankungen mit 15 Prozent aller Todesfälle die dritthäufigste Todesursache. Zudem sind sie die häufigste Ursache für erworbene Behinderungen im Erwachsenenalter.

Die Demenzen sind von allen neurologischen Erkrankungen am meisten vom Alter abhängig. Mit steigendem Durchschnittsalter der Gesamtbevölkerung ist mit einer stark ansteigenden Inzidenz zu rechnen.

Bei fast jeder Schädigung oder Erkrankung des Gehirns kommt es auch zu psychischen Veränderungen, beispielsweise zu emotionalen Auffälligkeiten, Antriebsmangel oder Enthemmung durch Verlust von Impulskontrolle.

Depressionen gehören mit bis zu 40 Prozent zu den häufigsten psychischen Störungen, vor allem bei Patienten mit zentralen Durchblutungsstörungen (z. B. bei Schlaganfall). Allerdings kommen sie auch bei anderen neurologischen Erkrankungen sehr häufig vor.

Psychische Anpassungs- und Fehlregulationsprozesse (z. B. operant verstärktes Problemverhalten) als Reaktion auf die neurologische Erkrankung tragen entscheidend zu den Beschwerden und einer geringen Lebensqualität der Betroffenen bei.

In der klinisch-psychologischen Diagnostik bei neurologischen Erkrankungen sollten die üblichen klinisch-psychologischen Methoden (Fragebögen, Interviews) durch eine neuropsychologische Diagnostik ergänzt werden.

Depressionen und andere psychische Beschwerden sind mit kognitiv-verhaltenstherapeutischen Verfahren gut zu behandeln. Psychologische Interventionen werden erfolgreich in der Therapie operant verstärkter Verhaltensweisen eingesetzt (z. B. Bewegungsinduktionstraining).

Verständnisfragen

▶ Welche Hauptkategorien neurologischer Erkrankungen kennen Sie? Was unterscheidet und was verbindet sie?

▶ Welche Besonderheit zeichnet neurologische Erkrankungen hinsichtlich psychischer Störungen und Verhaltensauffälligkeiten gegenüber anderen chronisch-körperlichen Erkrankungen aus? Hat dies eine Bedeutung für Diagnostik und Behandlung? Begründen Sie Ihren Standpunkt!

▶ Welche Erklärungsansätze gibt es für die Beobachtung, dass Depressionen bei neurologischen Erkrankungen häufig sind? Für welche Gruppe neurologischer Erkrankungen ist gezeigt worden, dass Depressionen nicht nur eine Folge, sondern auch ein Risikofaktor sein können? Wie erklärt man das?

▶ Welche psychischen Anpassungs- und Fehlregulationsprozesse tragen zu Beschwerden und eingeschränkter Lebensqualität von neurologisch erkrankten Menschen bei? Wie werden diese behandelt?

▶ Welche kognitiven und behavioralen Bereiche müssen in der neuropsychologischen Diagnostik berücksichtigt werden?

▶ Was muss bei der psychotherapeutischen Behandlung neurologisch erkrankter Menschen berücksichtigt werden? Diskutieren Sie Vor- und Nachteile kognitiv-verhaltenstherapeutischer Interventionen für diese Patientengruppe!

Weiterführende Literatur

▶ Gauggel, S. & Kerckhoff, G. (Hrsg.) (1997). Fallbuch der Klinischen Neuropsychologie. Göttingen: Hogrefe.
Praxisnaher Überblick über den gegenwärtigen Stand der Neurorehabilitation anhand von 35 Fallbeispielen. Durch die Darstellung individueller Behandlungsverläufe werden grundlegende Kenntnisse über Verfahren und Strategien der Behandlung und Beratung hirngeschädigter Menschen vermittelt.

▶ Gauggel, S. & Herrmann, M. (Hrsg.) (2008). Handbuch der Neuro- und Biopsychologie. Handbuch der Psychologie, Band 8. Göttingen: Hogrefe.
Kompakter und anschaulicher Überblick über Grundlagen und Anwendungsbereiche der Neuro- und Biopsychologie, zentrale Konzepte der neuropsychologischen Diagnostik, Therapie und Rehabilitation und eine Darstellung der häufigsten Erkrankungen des Zentralnervensystems.

▶ Snyder, P.J., Nussbaum, P.D. & Robins, D.L. (2006). Clinical Neuropsychology: A pocket handbook for assessment (2nd ed). Washington, D.C.: American Psychological Association.
Praktische Orientierungshilfe für Neuropsychologen oder Anwender neuropsychologisch-diagnostischer Verfahren und Therapeuten. Mit über 100 Tabellen zur Kurzübersicht, Listen, Diagrammen, Fotos und Entscheidungsdiagrammen bietet dieses Buch wichtige Entscheidungshilfen für Diagnostik und Behandlung.

Anleitung zur Nutzung des Internet-Supports

In jedem der vorliegenden Kapitel tauchen an geeigneter Stelle Verweise auf einen entsprechenden Internet-Support auf. Wie gelangt man zu diesen Supports? Nun, das ist ganz einfach: Alle Supports können Sie im Internet sehen und downloaden, und zwar unter www.beltz.de, auf der Seite des jeweiligen Buches (auffindbar auch über die Eingabe der ISBN im Suchefeld). Hier werden zu jedem Kapitel detaillierte Informationen und Empfehlungen zu jenen Verfahren gegeben, die sich in der Diagnostik und Behandlung der jeweiligen Störung bewährt haben. Auch kann das diagnostische und therapeutische Vorgehen anhand von ausführlichen Fallbeispielen eingeübt werden. Zusätzlich helfen Übungsfragen und Vorschläge zum therapeutischen Vorgehen dabei, Behandlungspläne zu entwerfen.

Die Supports sind in folgende Bereiche untergliedert:

▶ Adressen: Hier werden die wichtigsten Internet-Adressen zu der jeweiligen Erkrankung bzw. Störung aufgelistet.
▶ Zusammenfassung: In diesem Teil wird der Inhalt des jeweiligen Kapitels in Form einer Liste kurz zusammengefasst.
▶ Praxisübungen: Dieser Teil widmet sich konkreten Vorgehensweisen innerhalb der Therapie, z. B. kognitiv-verhaltenstherapeutischen Interventionen, Methoden der Gesundheitsförderung, Motivationsinterviews etc.
▶ Diagnostik: In diesem Teil werden primär die wichtigsten Diagnostik-Fragebögen vorgestellt.
▶ Verständnisfragen: Hier finden Sie Fragen, anhand derer Sie Ihren Wissensstand überprüfen und das erlernte Wissen in die Tat umsetzen können. Die Fragen sollen dazu anregen, sich intensiv mit der praktischen Anwendung diagnostischer und therapeutischer Methoden anhand konkreter Fallbeispiele auseinanderzusetzen.

Insgesamt bietet der Internet-Support detaillierte Informationen und ist als praktische Lernhilfe konzipiert, um geeignete psychologische, diagnostische und therapeutische Verfahren anzuwenden.

Achtung beim Ausdrucken. Bitte geben Sie im Druck-Menü die jeweils gewünschten Seiten an. Anderenfalls würde das gesamte Dokument gedruckt.

Glossar

Achtsamkeitsbasierte Kognitive Therapie („Mindfulness-Based Cognitive Therapy", MBCT). Eine neue Form der Kognitiven Verhaltenstherapie, die klassische kognitiv-behaviorale Techniken mit nichtklinischen Behandlungsmethoden (Meditation) verbindet.

Adhärenz. Befolgung von Behandlungsempfehlungen. Um die aktive Beteiligung von Patienten an den Entscheidungsprozessen zu betonen, hat sich der Begriff „Adhärenz" gegenüber dem früher üblichen „Compliance" durchgesetzt.

Aktivitätsinduzierte Thermogenese. Anteil des Gesamtenergieverbrauchs, der durch körperliche Aktivität entsteht. Durchschnittlich beträgt er 15 Prozent bei Nicht-Sportlern, kann bei sportlich aktiven Menschen jedoch ein Mehrfaches erreichen.

Angina pectoris (Brustenge). Engegefühl, Druckgefühl und Schmerzen in der Brust, die Ausdruck einer Minderdurchblutung des Herzmuskels sein können.

Anpassungsstörung. Psychische Störung, die als Reaktion auf belastende Lebensereignisse, z. B. eine schwere Erkrankung, auftreten kann.

Anthropometrie. Bestimmung der Hautfaltendicke an definierten Körperstellen.

Apoptose. Programmierter Zelltod; wird durch die genetische Information der betroffenen Zelle selbst herbeigeführt.

Arteriosklerose. Chronischer Umbauvorgang von arteriellen Gefäßen, der zu einem Elastizitätsverlust und einer Einengung des Gefäßvolumens führt.

Autonomes Nervensystem. Nervensystem, das Sympathikus, Parasympathikus und das Darmnervensystem umfasst. Steuerung unwillkürlicher Organfunktionen und der viszeralen Wahrnehmung.

Binge Eating Disorder (BED). Hauptmerkmal der BED sind häufig wiederkehrende Essanfälle, bei denen große Mengen hochkalorischer Speisen in kurzer Zeit gegessen werden. Oftmals haben die Betroffenen das Gefühl, während des Essanfalls nicht aufhören zu können.

Biofeedback. Verfahren, bei dem die Person die Kontrolle über körperliche Vorgänge durch optische oder akustische Rückmeldung der jeweiligen Körpersignale erlernt.

Bluthochdruck (Hypertonie). Der Blutdruck wird mit zwei Werten angegeben. Als optimaler Blutdruck gilt ein Wert unter 120 zu 80 (120/80 mm Hg). Der erste Wert gibt dabei den systolischen Blutdruck an – dies ist der höchste Druck, der bei der Kontraktion des Herzens erreicht wird. Der zweite Wert beschreibt den diastolischen Blutdruck – darunter versteht man den geringsten Druck, der in den Schlagadern herrscht, während das Herz sich mit Blut füllt. Es gibt, abhängig vom Alter, bestimmte Normalwerte. Ist der Blutdruck anhaltend erhöht, liegt eine Hypertonie (Blutdruckhochdruck) vor. Nach Weltgesundheitsorganisation-Kriterien gilt ein systolischer Blutdruck, der mehr als 120 mm Hg beträgt, oder ein diastolischer Blutdruck, der mehr als 80 mm Hg beträgt, als grenzwertig. Ein systolischer Blutdruck, der mehr als 140 mm Hg aufweist, oder ein diastolischer Blutdruck, der mehr als 90 mm Hg beträgt, definiert eine Hypertonie.

Body-Mass-Index (Körpermasse-Index). Quotient aus dem Körpergewicht in Kilogramm und der quadrierten Körperlänge in Meter (BMI = Gewicht in kg/Länge in m^2). Da der BMI hoch mit dem Körperfettanteil korreliert (0,6 bis 0,8), kann er als Annäherungsmaß für den Körperfettanteil genutzt werden.

Bypass-Operation. Operativer Eingriff, bei dem eine Blutgefäßbrücke über das vom verschlossenen Herzkranzgefäß betroffene Gebiet gelegt wird, um so die Durchblutung wiederherzustellen.

Chronische Krankheit. Sich langsam entwickelnde oder lang andauernde Erkrankung. Eine Erkrankung kann chronisch sein und trotzdem eine akute Komponente haben. Einige chronische Erkrankungen, z. B. Epilepsie, zeichnen sich durch akute Schübe (Anfälle) aus.

Chronisch-obstruktive Bronchitis. Andauernde entzündliche Veränderung der Bronchien.

Diabetes mellitus. Sammelbegriff für verschiedene Störungen des Stoffwechsels, deren Leitbefund eine Überzuckerung des Blutes (Hyperglykämie) ist. In Entstehung, Verlauf, Epidemiologie und Behandlung werden hauptsächlich zwei Typen unterschieden. Typ-1-Diabetes und Typ-2-Diabetes.

Diätinduzierte Thermogenese. Zur Verdauung der verzehrten Nahrung benötigte Energie (ca. 10 bis 15 Prozent des Gesamtenergiebedarfs). Nahrungsmittel unterscheiden sich in der zur

Verarbeitung benötigten Energie. Fett braucht die geringste Energiemenge, Eiweiß die höchste.

Disability Adjusted Life Years (DALY). Maß zur Berechnung der durch den vorzeitigen Tod verlorenen und mit Behinderung gelebten Lebensjahre. Seit dem Entwicklungsbericht der Weltbank im Jahre 1993 gibt es dieses Konzept, das die gesellschaftliche Bedeutung verschiedener Krankheiten misst. Dabei werden die mit einer Behinderung gelebte Lebenszeit und die durch vorzeitigen Tod verlorene Lebenszeit kombiniert.

DNS (Desoxyribonukleinsäure, auch: DNA). Träger der genetischen Information in der Zelle.

Effektstärke. Statistisches Maß, das angibt, wie groß die beobachtete mittlere Differenz in dem jeweils betrachteten Parameter zwischen behandelten Patienten und Kontrollpersonen ist. Eine Effektstärke von d = 0,50 bedeutet beispielsweise, dass sich diese Gruppen um eine halbe Standardabweichung unterscheiden.

Essanfall. Bei einem Essanfall werden oft große Mengen Nahrung während einer kurzen Zeit gegessen. Charakteristisch ist dabei das Gefühl, nicht mehr aufhören zu können.

Exposition (Reizkonfrontation). Verhaltenstherapeutische Intervention, bei der der Patient mit angstauslösenden Reizen (externe Reize: Situationen, Objekte; interne Reize: Gedanken, körperliche Wahrnehmungen) konfrontiert wird, um eine dauerhafte Habituation zu erreichen. Der Patient lernt, dass er die Konfrontation bewältigt, ohne dass die gefürchtete Katastrophe eintritt. Expositionen können in der Realität (in vivo) oder in der Vorstellung (in sensu) durchgeführt werden, in abgestufter Form (graduell) oder massiert (Reizüberflutung).

Gen. Funktionelle Einheit der DNS, die die genetische Information für ein Genprodukt (Protein) enthält.

Glykolisiertes Hämoglobin (HbA1c). Der HbA1c-Wert gibt den Anteil des „gezuckerten" roten Blutfarbstoffs (Hämoglobin) am Gesamthämoglobin wieder. Die Menge des HbA1c ist abhängig von der durchschnittlichen Blutzuckerkonzentration über einen gewissen Zeitraum (Wochen bis Monate). Je höher der Blutzuckerspiegel über diesen Zeitraum, desto höher auch der HbA1c-Wert.

Hämoblastose. Bösartige Neubildung des blutbildenden und des lymphatischen Systems.

Hemiparese. Unvollständige Lähmung einer Körperseite (z. B. nach einem Schlaganfall).

Hydrodensiometrie (Unterwasserwiegen). Verfahren zur Bestimmung des Körperfettanteils.

Hyperglykämie. Erhöhter Blutzucker, Leitsymptom des Diabetes mellitus.

Hypoglykämie. Unterzuckerung.

Insulin. Körpereigenes Hormon, das Zucker (Glukose) vom Blut in die Zellen transportiert, wo der Zucker als Brennstoff zur Energiegewinnung dient oder in einen Speicherstoff (Glykogen) umgewandelt wird. Insulin ist das einzige Hormon, das in der Lage ist, den Blutzuckerspiegel zu senken.

Insulinresistenz. Die Körperzellen reagieren zu wenig oder gar nicht auf Insulin; Krankheitsmechanismus bei Typ-2-Diabetes.

Inzidenz. Anzahl der Neuerkrankungen über den benannten Zeitraum (z. B. ein Jahr).

Karzinom. Bösartige Geschwulst des Deckgewebes, z. B. Haut, Darmschleimhaut.

Koronarangioplastie. Eingriff, bei dem durch einen Herzkatheter ein verengtes Herzkranzgefäß aufgedehnt wird.

Koronare Herzkrankheit. Arteriosklerose der Herzkranzgefäße. Die häufigste Folge einer schließlich zum Tode führenden Koronaren Herzkrankheit ist der Herzinfarkt, d. h. der vollständige Verschluss eines oder mehrerer Herzkranzgefäße.

Kortisol. Hormon, das durch die Nebennierenrinde nach Stimulation durch das adrenokortikotrope (nebennierenrindenstimulierende) Hormon ACTH aus der Hypophyse gebildet wird. Kortisol hat ein breites Wirkungsspektrum und wird u. a. verstärkt bei Stress ausgeschüttet. Es wirkt entzündungshemmend und immunsuppressiv.

Lungenemphysem. Nicht mehr umkehrbare Überblähung der Lungen und Zerstörung der am Gasaustausch beteiligten Lungengewebsstrukturen.

Makroangiopathie. Folgeerkrankungen des Diabetes mellitus, z. B. Koronare Herzkrankheit, Herzinfarkt, Schlaganfall und Durchblutungsstörungen in den Beinen (periphere Verschlusskrankheit).

Meta-Analyse. Verfahren, das die Zusammenfassung von verschiedenen Untersuchungen zu einem wissenschaftlichen Forschungsgebiet ermöglicht. Dabei werden die empirischen Einzelergebnisse statistisch ausgewertet, um zu einer Effektstärken-Einschätzung zu kommen. Es soll untersucht werden, ob ein Effekt vorliegt und wie groß dieser ist. Meta-Analysen sind den so genannten narrativen Überblicksarbeiten ähnlich, die die einschlägige Literatur zu einem wissenschaftlichen Thema strukturiert vorstellen und mit kritischen Kommentaren versehen. Sie unterscheiden sich von ihnen dadurch, dass sie Kriterien für die Auswahl der Primärstudien festlegen. Dadurch verringert sich die mögliche Anzahl der Untersuchungen, die in eine Meta-Analyse aufgenommen werden können.

Metabolisches Syndrom. Häufig auftretende Kombination der Risikofaktoren Adipositas, Diabetes mellitus, erhöhte Blutfettwerte und Bluthochdruck.

Mikroangiopathie. Folgeerkrankungen des Diabetes mellitus an kleinen arteriellen Blutgefäßen, z. B. diabetische Retinopathie (eine Netzhauterkrankung des Auges), diabetische Nierenfunktionsstörung und Schäden an den kleinen Gefäßen der Haut im Bereich von Ferse und Zehen (Druckstellen) („diabetischer Fuß").

Natürliche Killerzellen. Unterklasse von Lymphozyten, die ohne vorherige Antigen-Exposition Zielzellen zerstören können.

Neurotransmitter. Botenstoffe zur Übertragung von Informationen zwischen Neuron und Zielzelle. Zu den wichtigsten Neurotransmittern gehören Acetylcholin, Dopamin, Noradrenalin, Adrenalin und Serotonin.

Positive Verstärkung. Annahme, dass die positive Konsequenz zu einer erhöhten Auftretenswahrscheinlichkeit der vorausgehenden Reaktion führt.

Prävalenz. Häufigkeit einer Erkrankung zu einem Zeitpunkt (Punktprävalenz) oder innerhalb eines Zeitraums (z. B. Lebenszeitprävalenz).

Randomisierte, kontrollierte Studie („randomised controlled trial", RCT). Bestes Studiendesign zur Überprüfung der Wirkung einer Maßnahme oder Intervention. Alle randomisierten Studien sind auch kontrollierte Studien. Kontrolliert heißt die Studie, weil die Ergebnisse in der Studiengruppe mit denen der Kontrollgruppe ohne Intervention oder einer Kontrollintervention verglichen werden.

Randomisierung. Im Zusammenhang mit Studien gebrauchter Begriff, der bedeutet, dass die Zuordnung zu einer Behandlungsgruppe nach dem Zufallsprinzip erfolgt. Zweck der Randomisierung ist zum einen der Ausschluss der Einflussnahme des Untersuchers (Befangenheit) auf die Zuordnung einer Behandlung (und dadurch auf die Studienergebnisse), zum anderen die Sicherstellung der gleichmäßigen Verteilung von bekannten und nichtbekannten Einflussfaktoren auf alle Gruppen. Dazu muss die Anzahl der zu untersuchenden Personen ausreichend groß sein. Form und Durchführung der Randomisierung müssen in der Studie angeführt werden.

Ruheumsatz. Zur Aufrechterhaltung lebenswichtiger Funktionen (Herzschlag, Atmung, Temperaturregulation, Stoffwechsel etc.) benötigte Energie. Maßgeblich wird der Ruheumsatz vom Anteil der mageren Körpermasse (Muskulatur) bestimmt, da diese im Gegensatz zur Fettmasse stoffwechselaktiv ist.

Sarkom. Bösartige Geschwulst des Bindegewebes.

Selektive Serotonin-Wiederaufnahmehemmer (SSRI). Antidepressiva, die die Serotonin-Konzentration im Gehirn durch Hemmung der Wiederaufnahme von Serotonin im präsynaptischen Spalt hemmen.

Spirometer. Gerät, mit dem aufgezeichnet wird, wie viel Luft maximal ein- oder ausgeatmet werden kann oder wie schnell nach tiefster Einatmung innerhalb einer Sekunde wieder ausgeatmet werden kann (Test: Sekundenstoßtest; Ergebnis: Einsekundenkapazität).

Synapse. Verbindungsstelle zur Übertragung von Informationen von einem Neuron auf ein anderes Neuron, eine Muskelzelle oder ein Organ; besteht aus präsynaptischem Endknöpfchen, synaptischem Spalt und postsynaptischer Membran.

Verhaltensanalyse. Psychologisches Diagnoseverfahren, bei dem verhaltenssteuernde Bedingungen (z. B. auslösende oder aufrechterhaltende Faktoren) systematisch über die Fremd- und Selbstbeobachtung identifiziert werden.

Years of Life Lost (YLL). Maß zur Berechnung der durch den vorzeitigen Tod verlorenen Lebensjahre. Diese entsprechen im Wesentlichen der Anzahl von Todesfällen, multipliziert mit der verbliebenen Lebenserwartung in dem Alter, in dem der Tod vorzeitig eintritt. YLL heißt in etwa „durch den vorzeitigen Tod verlorene Lebensjahre". Im zugrunde liegenden Konzept wird die gesellschaftliche Bedeutung verschiedener Krankheiten gemessen.

Years of Life with Disability (YLD). Maß zur Berechnung der Beeinträchtigung des normalen, beschwerdefreien Lebens durch eine Krankheit. YLD heißt in etwa „mit Behinderung gelebte Lebensjahre". Das zugrunde liegende Konzept misst die gesellschaftliche Bedeutung verschiedener Krankheiten.

Zytokine. Peptide, die vor allem die Proliferation und Differenzierung von Zielzellen einleiten bzw. regulieren. Eine Untergruppe der Zytokine wird dementsprechend als Wachstumsfaktoren bezeichnet. Viele Zytokine spielen außerdem eine wichtige Rolle für immunologische Reaktionen, die dann allgemein als Mediatoren bezeichnet werden (z. B. Lymphokine, Interleukine, Monokine).

Zytostatika. Medikamente zur Verhinderung der Zellteilung und des Zellwachstums, die häufig zur Krebsbehandlung (Chemotherapie) eingesetzt werden.

Literatur

Antoni, M.H. (2003). Stress management effects on psychological, endocrinological, and immune functioning in men with HIV infection: empirical support for a psychoneuroimmunological model. Stress, 6, 173–188.

Antoni, M.H., Wimberly, S.R., Lechner, S.C. et al. (2006). Reduction of cancer-specific thought intrusions and anxiety symptoms with a stress management intervention among women undergoing treatment for breast cancer. American Journal of Psychiatry, 163, 1791–1797.

Antonovsky, A. (1997). Salutogenese. Zur Entmystifizierung der Gesundheit. Tübingen: dgvt-Verlag.

Astrup, A., Grunwald, G.K., Melanson, E.L., Saris, W.H.M. & Hill, J.O. (2000). The role of low-fat diets in body weight control: a meta-analysis of ad libitum dietary intervention studies. International Journal of Obesity and Related Metabolic Disorders, 24, 1545–1552.

Atkins, C.J., Kaplan, R.M., Timms, R.M., Reinsch, S. & Lofback, K. (1984). Behavioral exercise programs in the management of chronic obstructive pulmonary disease. Journal of Consulting and Clinical Psychology, 52, 591–603.

Ayers, S., Baum, A., McManus, C., Newman, S., Wallston, K., Weinman, J. & West, R. (Eds.) (2007). Cambridge Handbook of Psychology, Health and Medicine (2nd rev. ed.). Cambridge: Cambridge University Press.

Barth, J., Schumacher, M. & Herrmann-Lingen, C. (2004). Depression as a risk factor for mortality in patients with coronary heart disease: a meta-analysis. Psychosomatic Medicine, 66, 802–813.

Basler, H.D., Franz, C., Kröner-Herwig, B. & Rehfisch, H.P. (Hrsg.) (2004). Psychologische Schmerztherapie (5., rev. Auflage). Berlin: Springer.

Bauder, H., Taub, E. & Miltner, W. (2001). Behandlung motorischer Störungen nach Schlaganfall. Göttingen: Hogrefe.

Bjarnason-Wehrens, B. et al. (2007). Deutsche Leitlinie zur Rehabilitation von Patienten mit Herz-Kreislauferkrankungen. Clinical Research in Cardiology, Suppl 2: III/1–III/54. DOI: 10.1007/s11789-007-0001-0.

Bouchard, C. (2007). The biological predisposition to obesity: beyond the thrifty genotype scenario. International Journal of Obesity, 31, 1337–1339.

Bray, G.A. (1998). Contemporary Diagnosis and Management of Obesity. Newton, PA: Handbooks in Healthcare.

Carney, R.M. et al. (2004). Depression and late mortality after myocardial infarction in the Enhancing Recovery in Coronary Heart Disease (ENRICHED) Study. Psychosomatic Medicine, 66, 466–474.

Centers for Disease Control and Prevention (1992). 1993 revised classification system for HIV infection and expanded surveillance case definition for AIDS among adolescents and adults. Morbidity and Mortality Weekly Report, 41, RR-17 (http://www.cdc.gov/MMWR/preview/MMWRhtml/00018871.htm. Stand: 03/03/08).

Ciesla, J.A. & Roberts, J.E. (2001). Meta-analysis of the relationship between HIV infection and risk for depressive disorders. American Journal of Psychiatry, 158, 725–730.

Coventry, P.A. & Gellatly, J.L. (2007). Improving outcomes for COPD patients with mild-to-moderate anxiety and depression: a systematic review of cognitive behavioural therapy. British Journal of Health Psychology, April 18 (Epub ahead of print).

Covic, T., Tyson, G., Spencer, D. & Howe, G. (2006). Depression in rheumatoid arthritis: demographic, clinical and psychological predictors. Journal of Psychosomatic Research, 60, 469–476.

Dalton, E.J. & Heinrichs, R.W. (2005). Depression in multiple sclerosis: a quantitative review of the evidence. Neuropsychology, 19, 152–158.

Deutsche Adipositas-Gesellschaft, Deutsche Diabetes-Gesellschaft, Deutsche Gesellschaft für Ernährung, Deutsche Gesellschaft für Ernährungsmedizin (2007). Evidenzbasierte Leitlinie. Prävention und Therapie der Adipositas (http://leitlinien.net. Stand: 12/03/08).

Diabetes Prevention Program Research Group (2002). Reduction in the incidence of Type 2 Diabetes with lifestyle intervention or metformin. New England Journal of Medicine, 346, 393–403.

Dickens, C., McGowan, L., Clark-Carter, D. & Creed, F. (2002). Depression in rheumatoid arthritis: a systematic review of the literature with meta-analysis. Psychosomatic Medicine, 64, 52–60.

Ehlert, U. (Hrsg.) (2003). Verhaltensmedizin. Berlin: Springer.

Evans, D.L. et al. (2005). Mood disorders in the medically ill: scientific review and recommendations. Biological Psychiatry, 58, 175–189.

Ezzati, M., Hoorn, S.V., Rodgers, A., Lopez, A.D., Mathers, C.D. & Murray, C.J.L. (2003). Estimates of global and regional potential health gains from reducing multiple major risk factors. Lancet, 362, 271–280.

Fairburn, C.G. & Cooper, Z. (1993). The Eating Disorder Examination. In C.G. Fairburn & G.T. Wilson (Eds.), Binge Eating: Nature, assessment and treatment (12th ed.) (pp. 317–360). New York: Guilford.

Faltermaier, T. (2005). Gesundheitspsychologie. Stuttgart: Kohlhammer-Urban.

Fehm-Wolfsdorf, G., Kerner, W. & Peters, A. (1997). Blutglukose Wahrnehmungs-Training (BGAT). Patientenmanual. Lübeck: Institut für Verhaltensmedizin.

Friedman, M. & Powell, L. (1984). The diagnosis and quantitative assessment of Type A behavior: Introduction and description of the videotaped structured interview. Integrative Psychiatry, July, 123–129.

Gauggel, S. & Kerckhoff, G. (Hrsg.) (1997). Fallbuch der Klinischen Neuropsychologie. Göttingen: Hogrefe.

Gauggel, S. & Herrmann, M. (Hrsg.) (2008). Handbuch der Neuro- und Biopsychologie. Handbuch der Psychologie, Band 8. Göttingen: Hogrefe.

Goodwin, P.J., Lesczc, M., Ennis, M. et al. (2001). The effect of group psychosocial support on survival in metastatic breast cancer. New England Journal of Medicine, 345, 1719–1726.

Hackett, M.L., Anderson, C.S. & House, A.O. (2004). Interventions for treating depression after stroke. Cochrane Database of Systematic Reviews, Issue 3. DOI: 10.1002/14651858. CD003437.pub2.

Hackett, M.L., Yapa, C., Parag, V. & Anderson, C.S. (2005). Frequency of depression after stroke: a systematic review of observational studies. Stroke, 36, 1330–1340.

Härter, M., Baumeister, H. & Bengel, J. (Hrsg.) (2007). Psychische Störungen bei körperlichen Erkrankungen. Berlin: Springer.

Halkitis, P.N., Gomez, C.A. & Wolitski, R.J. (2005). HIV + Sex: The psychological and interpersonal dynamics of HIV-seropositive gay and bisexual men's relationships. Washington, D.C.: American Psychological Association.

Häussler, B. et al. (2006). Weißbuch Diabetes in Deutschland. Bestandsaufnahme und Zukunftsperspektiven der Versorgung einer großen Volkskrankheit. Stuttgart: Thieme.

Helmick, C.G. et al. (2008). Estimates of the prevalence of arthritis and other rheumatic conditions in the United States. Part 1. Arthritis and Rheumatism, 58, 15–25.

Hilbert, A. & Tuschen-Caffier, B. (2006). Eating Disorder Examination: Deutschsprachige Übersetzung. Münster: Verlag für Psychotherapie.

Himelhoch, S. & Medoff, D.R. (2005). Efficacy of antidepressant medication among HIV-positive individuals with depression: a systematic review and meta-analysis. AIDS Patient Care and STDs, 19, 813–822.

Himelhoch, S., Medoff, D.R. & Oyeniyi, G. (2007). Efficacy of group psychotherapy to reduce depressive symptoms among HIV-infected individuals: a systematic review and meta-analysis. AIDS Patient Care and STDs, 21, 732–739.

Ismail, K., Winkley, K. & Rabe-Hesketh, S. (2004). Systematic review and meta-analysis of randomised controlled trials of psychological interventions to improve glycaemic control in patients with type 2 diabetes. Lancet, 363, 1589–1597.

Johnston, M. & Vögele, C. (1993). Benefits of psychological preparation for surgery: a meta-analysis. Annals of Behavioral Medicine, 15, 245–256.

Jopson, N.M. & Moss-Morris, R. (2003). The role of illness severity and illness representations in adjusting to multiple sclerosis. Journal of Psychosomatic Research, 54, 503–511.

Jordan, J., Bardé, B. & Zeiher, A.M. (Eds.) (2007). Contributions Toward Evidence-Based Psychocardiology: A systematic review of the literature. Washington, D.C.: American Psychological Association.

Kabat-Zinn, J. (1990). Full Catastrophe Living: Using the wisdom of your body and mind to face stress, pain and illness. New York: Dell.

Kerr, J., Weitkunat, R. & Moretti, M. (Hrsg.) (2006). ABC der Verhaltensänderung. München: Elsevier, Urban & Fischer.

Kiecolt-Glaser, J.K. & Glaser, R. (1999). Psychoneuroimmunology and cancer: fact or fiction? European Journal of Cancer, 35, 1603–1607.

Kimm, S.Y.S., Glynn, N.W., Obazarnek, E., Kriska, A.M., Daniels, S.R., Barton, B.A. & Liu, K. (2005). Relation between the changes in physical activity and body-mass index: a multi-center longitudinal study. Lancet, 366, 301–307.

Kohlmann, C.W., Küstner E., Schuler M. & Tausch A. (1994). Der IPC-Diabetes-Fragebogen. Bern: Huber.

Köllner, V. & Broda, M. (Hrsg.) (2005). Praktische Verhaltensmedizin. Stuttgart: Thieme.

Kraemer, H.C., Stice, E., Kazdin, A., Offord, D. & Kupfer, D. (2001). How do risk factors work together? Mediators, moderators, and independent, overlapping, and proxy risk factors. American Journal of Psychiatry, 158, 848–856.

Kulzer, B. (1995). Angst vor Unterzuckerungen: das „Hypoglykämie-Angstinventar". In B. Kulzer & C.W. Kohlmann (Hrsg.), Diabetes und Psychologie. Diagnostische Ansätze (S. 64–80). Bern: Huber.

Kulzer, B., Hermanns, N., Maier, B. & Haak, T. (2004). MEDIAS 2. Mainz: Kirchheim-Verlag.

Kulzer, B., Albus, C., Herpertz, S., Kruse, J., Lange, K. & Petrak, F. (2007). Psychosoziales und Diabetes mellitus. Diabetologie, 2 (Suppl 2), S184–S190.

Lacasse, Y., Goldstein, R., Lasserson, T.J. & Martin, S. (2006). Pulmonary rehabilitation for chronic obstructive pulmonary disease. Cochrane Database of Systematic Reviews, Issue 4. DOI: 10.1002/14651858. CD003793.pub2.

Lange, K. & Hirsch, A. (2002). Psycho-Diabetologie. Mainz: Kirchheim-Verlag.

Llewelyn, S. & Kennedy, P. (Eds.) (2003). Handbook of Clinical Health Psychology. Chichester: Wiley.

Luebbert, K., Dahme, B. & Hasenbring, M. (2001). The effectiveness of relaxation training in reducing treatment-related symptoms and improving emotional adjustment in acute non-surgical cancer treatment: a meta-analytical review. Psychooncology, 10, 490–502.

Lustman, P.J., Griffith, L.S., Freedland, K.E., Kissel, S.S. & Clouse, R.E. (1998). Cognitive behavior therapy for depression in type 2 diabetes mellitus: a randomized, controlled trial. Annals of Internal Medicine, 129, 613–621.

Martin, S., Schneider, B., Heinemann, L., Lodwig, V., Kurth, H.-J., Kolb, H. & Scherbaum, W.A. for the ROSSO Study Group (2006). Self-monitoring of blood glucose in type 2 diabetes and long-term outcome: an epidemiological cohort study. Diabetologia, 49, 271–278.

McNabb, W.L. & Elpern, E.H. (1991). Behavior modification in COPD. In N.S. Cherniak (Ed.), Chronic Obstructive Pulmonary Disease (pp. 535–541). Philadelphia: Saunders.

Oerlemans, M.E.J., van den Akker, M., Schuurman, A.G., Kellen, E. & Buntinx, F. (2007). A meta-analysis on depression and subsequent cancer risk. Clinical Practice and Epidemiology in Mental Health, 3, 29 (http://www.cpementalhealth.com/content/3/1/29. Stand: 03/03/08).

Ornish, D., Scherwitz, L.W. et al. (1998). Intensive lifestyle changes for reversal of coronary heart disease. Journal of the American Medical Association, 280/23, 2001–2007.

Ott, M.J., Norris, R.L. & Bauer-Wu, S.M. (2006). Mindfulness meditation for oncology patients: a discussion and critical review. Integrative Cancer Therapies, 5, 98–108.

Ownby, R.L., Crocco, E., Acevedo, A., John, V. & Loewenstein, D. (2006). Depression and risk for Alzheimer disease. Archives of General Psychiatry, 63, 530–538.

Patten, S.B., Williams, J.V.A. & Wang, J. (2006). Mental disorders in a population sample with musculoskeletal disorders. BMC Musculoskeletal Disorders, 7, 37.

Paul, T. & Thiel, A. (2004). Eating Disorder Inventory-2. Deutsche Version. Göttingen: Hogrefe.

Petermann, F. & Pudel, V. (Hrsg.) (2003). Adipositas. Göttingen: Hogrefe.

Petrie, K.J., Weinman, J., Sharpe, N. & Buckley, J. (1996). Role of patients' view of their illness in predicting return to work and functioning after myocardial infarction. British Medical Journal, 312, 1191–1194.

Petrie, K.J., Cameron, L.D., Ellis, C.J., Buick, D. & Weinman, J. (2002). Changing illness perceptions after myocardial infarction: An early intervention randomized controlled trial. Psychosomatic Medicine, 64, 580–586.

Prince, M., Patel, V., Saxena, S., Maj, M., Maselko, J., Phillips, M.R. & Rahman, A. (2007). No health without mental health. Lancet, 370, 859–877.

Pudel, D. & Westenhöfer, J. (1989). Fragebogen zum Eßverhalten (FEV). Handanweisung. Göttingen: Hogrefe.

Ramaratnam, S., Baker, G.A. & Goldstein, L.H. (2005). Psychological treatments for epilepsy. Cochrane Database of Systematic Reviews, 19(4). CD002029.

Rees, K., Bennett, P., West, R., Davey Smith, G. & Ebrahim, S. (2004). Psychological interventions for coronary heart disease. Cochrane Database of Systematic Reviews, Issue 2. DOI: 10.1002/14651858. CD002902.pub2.

Renneberg, B. & Hammelstein, P. (Hrsg.) (2006). Gesundheitspsychologie. Berlin: Springer.

Rief, W. & Birbaumer, N. (Hrsg.). (2006). Biofeedback-Therapie (2. Aufl.). Stuttgart: Schattauer.

Rueda, S., Park-Wyllie, L.Y., Bayoumi, A.M., Tynan, A.M., Antoniou, T.A., Rourke, S.B. & Gazier, R.H. (2006). Patient support and education for promoting adherence to highly active antiretroviral therapy for HIV/AIDS. Cochrane Database of Systematic Reviews, 19(3). CD001442.

Schneider, S., Schmitt, G. & Richter, W. (2006). Prevalence and correlates of inflammatory arthritis in Germany: data from the First National Health Survey. Rheumatology International, 27, 29–38.

Schwarzer, R. (Hrsg.) (2005). Gesundheitspsychologie. Enzyklopädie der Psychologie: Gesundheitspsychologie, Band 1. Göttingen: Hogrefe.

Schwarzer, R., Jerusalem, M. & Weber, H. (Hrsg.) (2002). Gesundheitspsychologie von A bis Z. Göttingen: Hogrefe.

Sephton, S.E., Sapolsky, R.M., Kraemer, H.C. & Spiegel, D. (2000). Diurnal cortisol rhythm as a predictor of breast cancer survival. Journal of the National Cancer Institute, 92, 994–1000.

Sitzer, D.I., Twamley, E.W. & Jeste, D.V. (2006). Cognitive training in Alzheimer's disease: a meta-analysis of the literature. Acta Psychiatrica Scandinavica, 114, 75–90.

Spiegel, D. (2001). Mind matters – group therapy and survival in breast cancer. New England Journal of Medicine, 345, 1767–1768.

Spira, J.L. & Reed, G.M. (2002). Group Psychotherapy for Women with Breast Cancer. Washington, D.C.: American Psychological Association.

Strauß, B., Berger, U., von Troschke, J. & Brähler, E. (Hrsg.) (2004). Lehrbuch Medizinische Psychologie und Medizinische Soziologie. Göttingen: Hogrefe.

Thieme, K., Flor, H. & Turk, D.C. (2006). Psychological pain treatment in fibromyalgia syndrome: efficacy of operant behavioural and cognitive behavioural treatments. Arthritis Research & Therapy, 8(4): R121.

Third Joint Task Force of European and Other Societies on Cardiovascular Disease Prevention in Clinical Practice (2003). European guidelines on cardiovascular disease prevention in clinical practice. European Heart Journal, 24(17), 1601–1610.

Thomas, P.W., Thomas, S., Hillier, C., Galvin, K. & Baker, R. (2006). Psychological interventions for multiple sclerosis. Cochrane Database of Systematic Reviews, 25(1). CD004431.

Thompson, S., Herrmann, N., Rapoport, M.J. & Lanctôt, K.L. (2007). Efficacy and safety of antidepressants for treatment of depression in Alzheimer's disease: a metaanalysis. Canadian Journal of Psychiatry, 52, 248–255.

Turk, D.C. & Melzack, R. (Eds.) (2001). Handbook of Pain Assessment (2nd ed.). New York: Guilford Press.

Turk, D.C. & Winter, F. (2005). The Pain Survival Guide: How to reclaim your life. Washington, D.C.: American Psychiatric Association.

Tuschen-Caffier, B. & Florin, I. (2002). Teufelskreis Bulimie. Ein Manual zur psychologischen Therapie. Göttingen: Hogrefe.

Van Damme, S., Crombez, G. & Eccleston, C. (2004). Disengagement from pain: the role of catastrophic thinking about pain. Pain, 107, 70–76.

Vögele, C. (2005). Etiology of obesity. In S. Munsch & P. Beglinger (Eds.), Obesity and Binge Eating Disorder (Series Bibliotheka Psychiatrica) (pp. 62–73). Freiburg: Karger.

Vögele, C. (2005). Kinder und Heranwachsende mit HIV oder AIDS. In: P.F. Schlottke, R.K. Silbereisen, S. Schneider & G.W. Lauth (Hrsg.), Enzyklopädie der Psychologie, D/II/6: Störungen im Kindes- und Jugendalter – Verhaltensauffälligkeiten, Kap. 13 (S. 411–442). Göttingen: Hogrefe.

Vögele, C. & Ellrott, T. (2006). Ernährung, Über- und Untergewicht. In A. Lohaus, M. Jerusalem & J. Klein-Heßling (Hrsg.), Gesundheitsförderung im Kindes- und Jugendalter (S. 176–200). Göttingen: Hogrefe.

Vögele, C. & von Leupoldt, A. (2008). Mental disorders in Chronic Obstructive Pulmonary Disease. Respiratory Medicine, 102, 764–773.

Weintraub, D., Morales, K.H., Moberg, P.J., Bilker, W.B., Balderston, C., Duda, J.E., Katz, I.R. & Stern, M.B. (2005). Antidepressant studies in Parkinson's disease. Movement Disorders, 20, 1161–1169.

Whitaker, R., Vögele, C., McSherry, K. & Goldstein, E. (2006). Chronic illness as a stimulus to eupraxia in patient-centred medicine: The example of long-term diagnosis with HIV. Chronic Illness, 2, 311–320.

Willett, W.C. (2002). Balancing life-style and genomics research for disease prevention. Science, 296, 695–698.

Williams, M., Teasdale, J., Segal, Z. & Kabat-Zinn, J. (2007). The Mindful Way Through Depression. New York: Guilford Press.

Sachwortverzeichnis

Das Wissen der Klinischen Psychologie – angewandt bei Psychischen Störungen

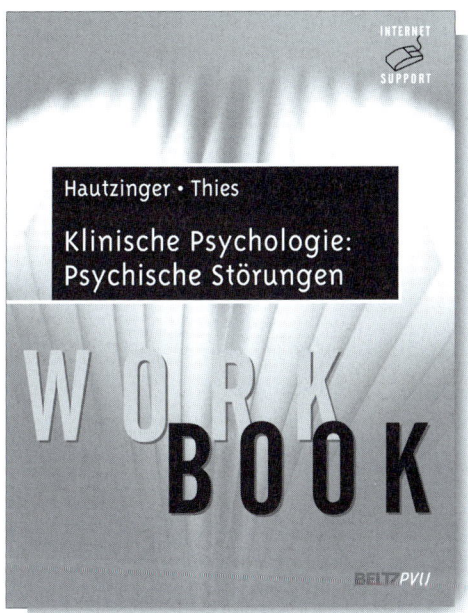

Angesichts der Zunahme psychischer Probleme in der Bevölkerung kommt der Klinischen Psychologie wachsende Bedeutung zu. Entsprechend hoch ist der Bedarf an gut ausgebildeten Psychologen, Psychotherapeuten und psychologisch geschulten Fachleuten.

Das Workbook vermittelt Wissen über die wichtigsten psychischen Störungen – ihre Entstehung, Diagnostik und Behandlung – und dies kurz und bündig, verständlich und durch viele Beispiele aus der Praxis interessant und nachvollziehbar geschrieben. Im Einzelnen zeichnet es sich aus durch:

▶ Gliederung nach ICD-10
▶ viel Praxisbezug, Fallbeispiele, an die Fragen zur Selbstüberprüfung geknüpft sind
▶ Übersichten zu Psychopharmaka und Diagnostik (ICD-DSM-Gegenüberstellungen)
▶ Glossar
▶ Zusammenfassungen und weiterführende kommentierte Literatur am Kapitelende
▶ Internet-Support mit Prüfungsfragen, Definitionen und Übungen.

Insgesamt ein faszinierend zu lesendes Lehrbuch, ideal zum Lernen und Verstehen!

Martin Hautzinger • Elisabeth Thies
Klinische Psychologie:
Psychische Störungen
Workbook. Mit Internet-Support
2008. XII, 193 Seiten. Broschiert.
ISBN 978-3-621-27651-1

Verlagsgruppe Beltz • Postfach 100154 • 69441 Weinheim • www.beltz.de

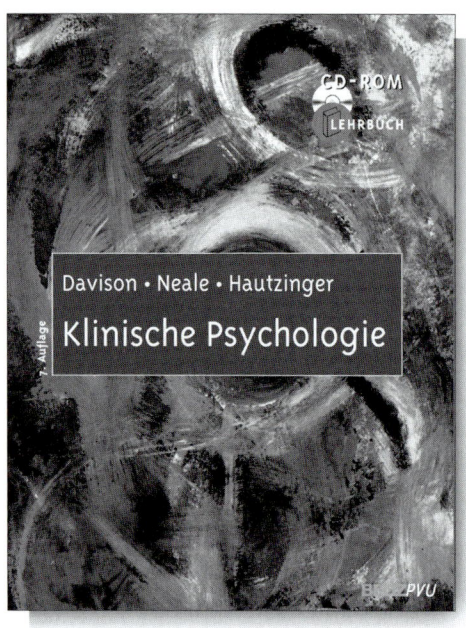

Das ganze Spektrum psychotherapeutischer Verfahren

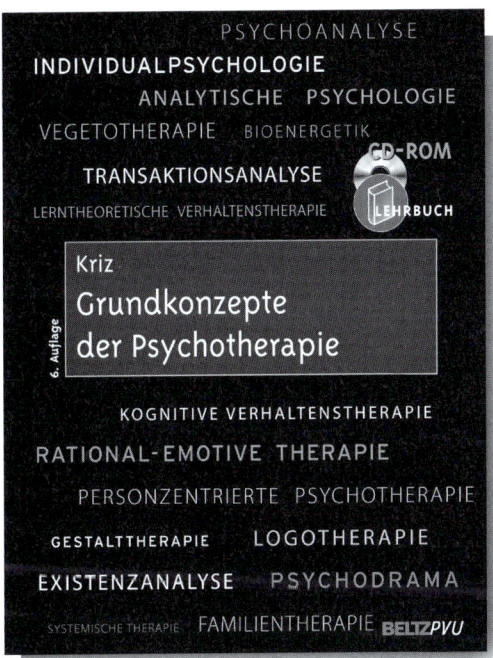

„Grundkonzepte der Psychotherapie" hat sich zum Standardwerk etabliert. Für die vollständig überarbeitete 6. Auflage wurden zahlreiche Hinweise aus der Leserschaft berücksichtigt. Die wichtigste Neuerung: viele Fallbeispiele auf beiliegender CD-ROM!

Durch die handbuchartig gehaltenen Kapitel und ein detailliertes Sachwortverzeichnis eignet sich das Buch vorzüglich zum gezielten Nachlesen und Nachschlagen. Zusammenfassungen am Kapitelende und (Selbstüber-)Prüfungsfragen helfen, sich in die Vorgehensweisen der verschiedenen Therapieschulen einzuarbeiten. Schaubilder verdeutlichen historische Zusammenhänge der Psychotherapieverfahren.

Nicht nur Studierende der Psychologie, sondern alle, die sich einen Überblick über psychotherapeutische Verfahren schaffen wollen, werden dieses Buch schätzen.

Inhalte der CD-ROM:

▶ Verständnisfragen
▶ Zusammenfassungen
▶ Fallbeispiele zu den Psychotherapieverfahren

Jürgen Kriz
Grundkonzepte der Psychotherapie
6., vollst. überarb. Auflage 2007
Mit CD-ROM
XXVI, 326 S., Geb.
ISBN 978-3-621-27601-6

Verlagsgruppe Beltz • Postfach 100154 • 69441 Weinheim • www.beltz.de

Psychologie der Spiritualität

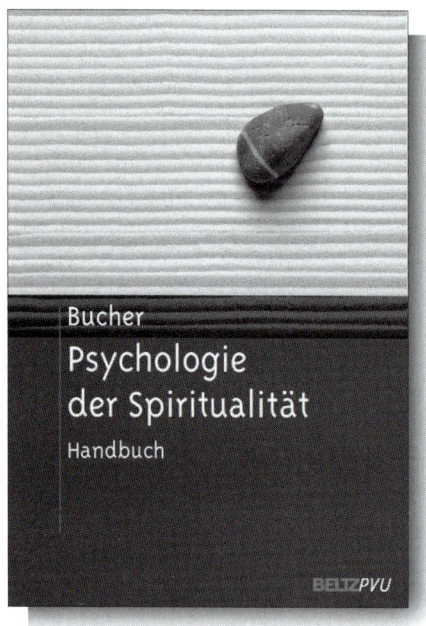

Anton Bucher
Psychologie der Spiritualität
Handbuch
2007. Gebunden. VII, 232 Seiten.
ISBN 978-3-621-27615-3

Im Leben der Menschen verliert institutionalisierte Religiosität, vor allem die Zugehörigkeit zu den großen Kirchen, an Bedeutung – das Interesse an individuell erlebter Spiritualität aber wächst. Sie wird deswegen auch in der Psychologie immer mehr zum Thema.

Vor allem die angelsächsische Psychologie widmet sich zunehmend der Spiritualität. Auch im deutschen Sprachraum wird das Interesse an Spiritualität größer, nicht zuletzt an Spiritualität als Ressource in Therapie und Beratung. Noch allerdings hat sie sich in der Fachdiskussion nicht etabliert – man kann Psychologie studieren, ohne je mit Spiritualität in Berührung zu kommen. Dieses Handbuch gibt erstmals einen umfassenden Überblick zum Thema.

Aus dem Inhalt:
▶ Warum ist Spiritualität in der Psychologie aktuell und notwendig?
▶ Was ist Spiritualität?
▶ Spirituelle Entwicklung
▶ Effekte von Spiritualität
▶ Spiritualität und Psychotherapie

Ein Buch, in dem sich Psychologen, Theologen, Studierende, Lehrende und Trainer ebenso festlesen werden wie interessierte Laien.

Verlagsgruppe Beltz • Postfach 100154 • 69441 Weinheim • www.beltz.de

Das erfolgreiche Praxishandbuch – aktualisiert und erweitert

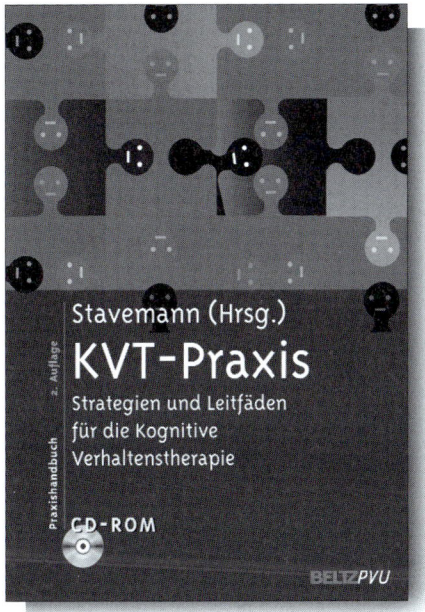

Stavemann bietet ein praktisches Handbuch zur KVT im Allgemeinen und im Besonderen: Was ist zu berücksichtigen, wenn Patienten im therapeutischen Prozess sich selbst oder andere gefährden, eine Straftat gestehen oder einen Anfall erleiden? Das KVT-Praxishandbuch gibt für den Normalfall wie für besondere Settings und Klienten pragmatische Therapiestrategien und Anwendungsbeispiele.

Die Kapitel folgen einem einheitlichen Aufbau, beschreiben therapeutisches Vorgehen und Strategien, Einsatz für Leitfäden und Arbeitsmaterialien und gehen auf phasentypische Probleme und Widerstände ein.

Die CD-ROM enthält alle notwendigen Arbeitsmaterialien.

Neue Themen der 2. Auflage:
- KVT mit traumatisierten Patienten
- Achtsamtkeitsbasierte KVT
- KVT und ACT

u. a.

Harlich H. Stavemann (Hrsg.)
KVT-Praxis
Strategien und Leitfäden für
die Kognitive Verhaltenstherapie
2., vollst. überarb. Auflage 2008
Mit CD-ROM
Gebunden. XXIII, 706 Seiten.
ISBN 978-3-621-27634-4

Verlagsgruppe Beltz • Postfach 100154 • 69441 Weinheim • www.beltz.de

Biologische Psychologie

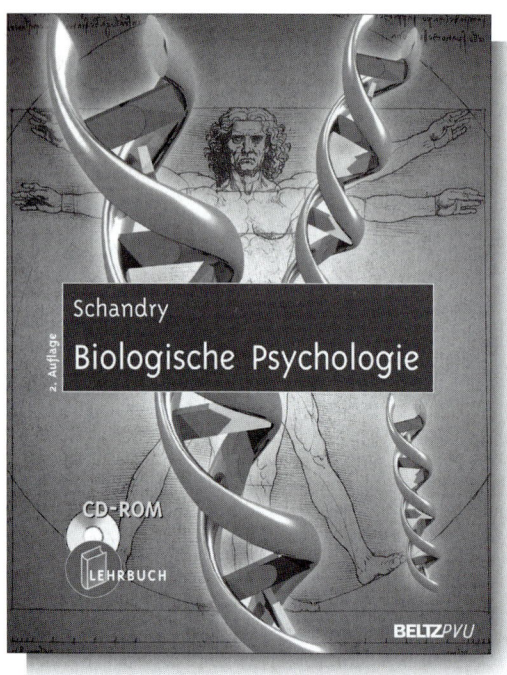

Rainer Schandry
Biologische Psychologie
2., überarb. Auflage 2006
XXII, 666 S., Geb.
mit CD-ROM
ISBN 978-3-621-27590-3

Seine Beliebtheit verdankt „der Schandry" vor allem seinem einfachen, verständlichen Stil, seiner Anschaulichkeit und Lebendigkeit. Diese Biologische Psychologie kann man richtig gut lesen, damit macht das Lernen einfach Spaß.

Presse- und Leserstimmen zur 1. Auflage
„Seit nicht allzu langer Zeit haben die etablierten Lehrbücher Konkurrenz bekommen. Ein souveränes und modernes Lehrbuch, prima geeignet für Studenten in Haupt- und Nebenfach."
www.literaturtest.de
„Besonders hervorzuheben ist der didaktisch kluge Aufbau des Buches. Es vermittelt einen verständlichen Zugang zu den komplexen Zusammenhängen der Biologischen Psychologie."
www.socialnet.de
„In Layout und Textgestaltung klar und übersichtlich strukturiert. Die Lesbarkeit und Verständlichkeit dieses Buches ist sehr hoch."
Psychiatrische Praxis

Das Besondere am „Schandry":
Man erfährt viel über Themen, die im klinischen Bereich von Relevanz sind, etwa Schmerz, Stress, Drogen und Sexualität.

Neu in der 2. überarbeiteten Auflage:
CD-ROM mit Prüfungsfragen, Zusammenfassungen und Definitionen und den Abbildungen des Buchs – zum Rekapitulieren und Lernen.
Ideal zur Selbstüberprüfung!

Verlagsgruppe Beltz • Postfach 100154 • 69441 Weinheim • www.beltz.de